家庭急救手册

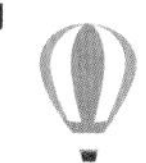

胡维勤◎主编

22种发生概率高的急症

43种须紧急处理的意外伤害

10种交通、出行事故及自然灾害

10种婴儿、孕妇、老人意外

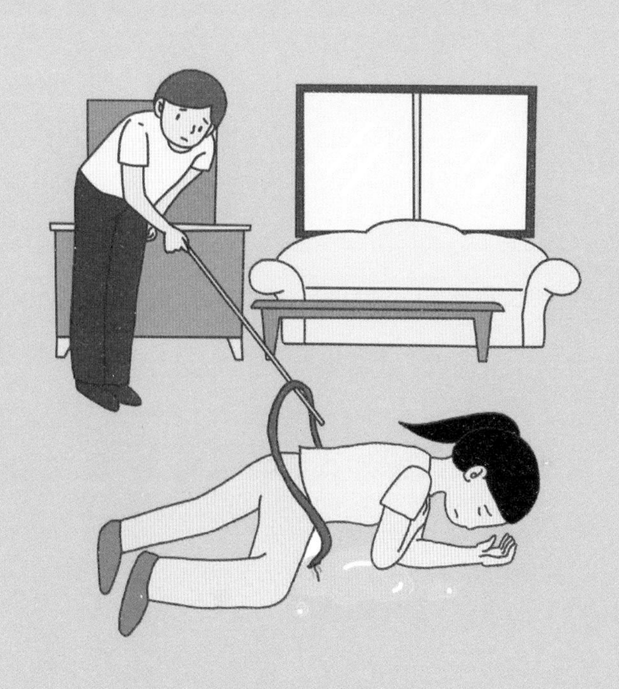

黑龙江出版集团
黑龙江科学技术出版社

图书在版编目（CIP）数据

家庭急救手册 / 胡维勤主编. -- 哈尔滨 : 黑龙江科学技术出版社, 2017.6
ISBN 978-7-5388-9160-7

Ⅰ. ①家… Ⅱ. ①胡… Ⅲ. ①急救一手册 Ⅳ. ①R459.7-62

中国版本图书馆CIP数据核字(2017)第041024号

家庭急救手册

JIATING JIJIU SHOUCE

主　　编　胡维勤
责任编辑　马远洋
摄影摄像　深圳市金版文化发展股份有限公司
策划编辑　深圳市金版文化发展股份有限公司
封面设计　深圳市金版文化发展股份有限公司
出　　版　黑龙江科学技术出版社
　　　　　地址：哈尔滨市南岗区建设街41号　邮编：150001
　　　　　电话：（0451）53642106　传真：（0451）53642143
　　　　　网址：www.lkcbs.cn　www.lkpub.cn
发　　行　全国新华书店
印　　刷　深圳市雅佳图印刷有限公司
开　　本　723 mm×1020 mm　1/16
印　　张　15
字　　数　280千字
版　　次　2017年6月第1版
印　　次　2017年6月第1次印刷
书　　号　ISBN 978-7-5388-9160-7
定　　价　48.00元

目录
CONTENTS

Part 1 急救是保障家庭幸福的必修课

Part 2 家庭急救的主要操作技术

三、气道异物阻塞急救法

四、外伤急救四步法

五、其他常用急救操作技术

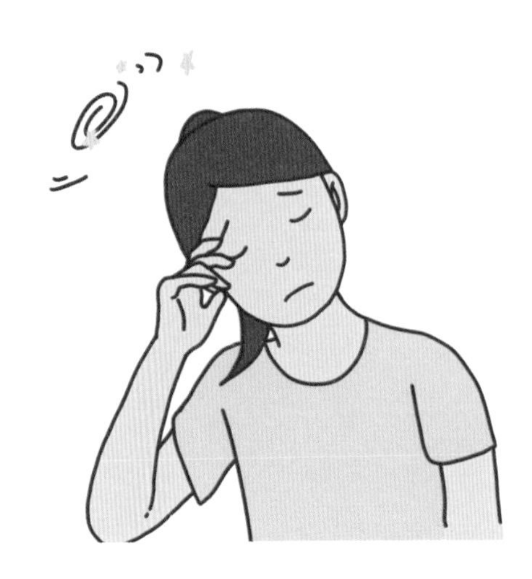

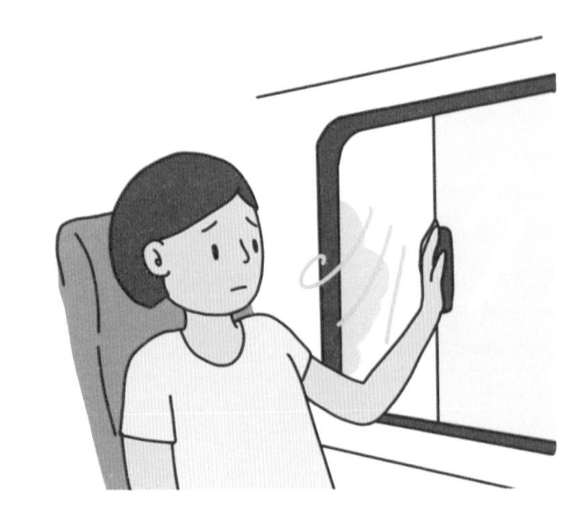

Part 3 常见急症的家庭急救

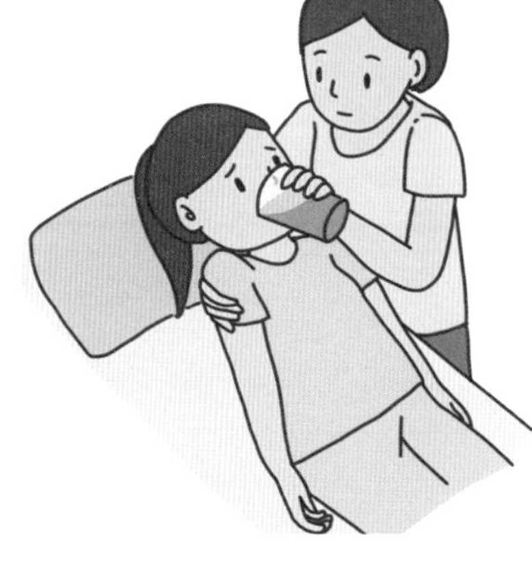

Part 4 意外伤害的家庭急救

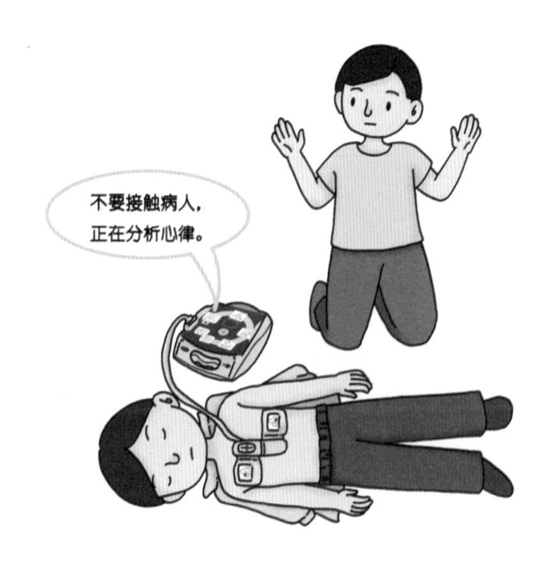

Part 5 突发事故及灾难的家庭急救

Part 6 特殊人群的家庭急救

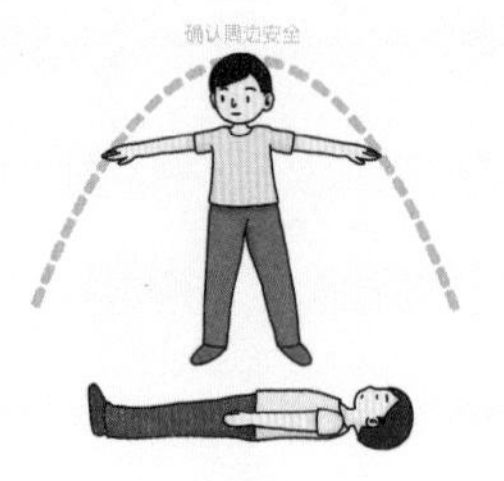
确认周边安全

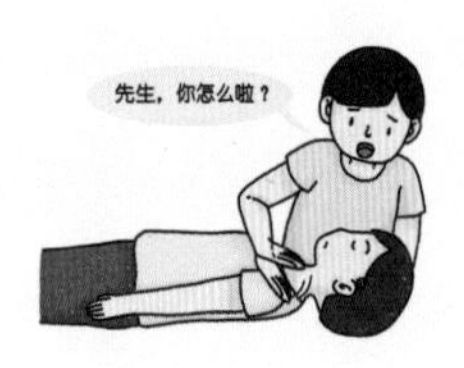
先生，你怎么啦？

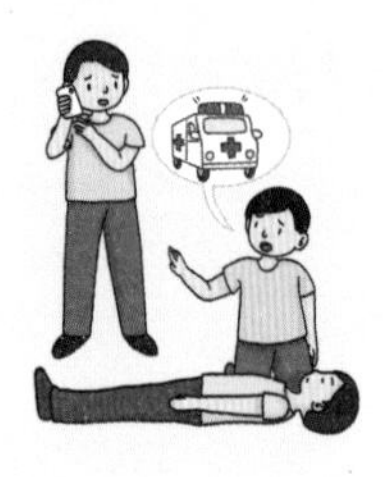

Part 1

急救是 保障家庭幸福的必修课

俗话说，“病来如山倒”，在现实的家庭生活中，每一个家庭成员随时都有可能遭受急病的袭击及突如其来的意外伤害。一旦发生紧急状况，在第一时间采取科学的应对措施，是减少伤害、保护生命的唯一途径。因此，每一个家庭成员都有必要在平时多掌握一些急救知识，学会一些简单的急救措施。

一、守护家人，学做“第一救助者”

家人的健康是家庭幸福的基本条件，每个家庭成员都健康无忧，才能安享天伦之乐。但随着现代社会的发展与时代的进步，人们的活动空间越来越大，除了每天前往工作场所、娱乐场所，一到节假日，还可以去外地旅游，更有人酷爱运动，如滑雪、攀岩等。家里的电器设施、出行的交通工具也越来越花样繁多，如此一来，发生意外伤害的隐患也越来越多。

家人有可能面临哪些安全隐患？

- ○急症发作
- ○家用电器着火
- ○厨房着火
- ○煤气、燃气泄漏
- ○食物、药物、酒精中毒
- ○触电
- ○溺水
- ○切割伤
- ○异物入体
- ○骨折、软组织损伤
- ○私家车事故
- ○被困电梯
- ○地震、台风等自然灾害

除了以上列举的家庭常见安全隐患，还有很多意想不到的突发事件会威胁到家人的健康和生命安全。面对突发的险情，身边最亲近的家人往往是“第一目击者”，因此也最有可能成为“第一救助者”。为此，每一位家庭成员都有必要多储备一些必要的家庭急救知识，以便在关键时刻化险为夷，守护安全。

“黄金 6 分钟”，你必须比“120”更快！

突然倒地的患者如果心跳停止，其实还有机会把他从“鬼门关”拉回来，那就是进行“心肺复苏术”。心肺复苏术是在全世界广泛普及的最常用的急救术，但你知道吗？进行心肺复苏的黄金时间只有短短的 6 分钟！错过了这一时间，很可能便无力回天了，因为人体心脏停跳 4 ～ 6 分钟之后，大脑就会发生不可逆的死亡。因此，作为“第一救助者”，你必须比“120”更快！

心肺复苏术最重要的就是立刻做，越早做越好。美国的研究表明，急症发作病人在被送到医院前，有 1/4 ～ 1/3 的人接受过“第一救助者”的心肺复苏术，从而保住了生命。

二、现代急救的理念和原则

过去，人们将抢救危重急症、意外伤害病人的希望完全寄托于医护人员身上，这种传统观念往往使病人丧失了最佳的抢救时间。现在，随着急救医学的迅速发展，现代急救成为立足现场的急救，在院外现有的条件下，“第一目击者”对伤病员实施有效、紧急的救护措施，可以挽救生命，减轻伤残和痛苦。

急救现场化：如果遇到生命受到威胁的病人或伤员，即使医生的水平再高、设备再好，也是鞭长莫及；有时若将伤病员不经处理直接运送至医院，还有可能加重伤情或病情。因此，“家庭”这个现场的急救至关重要，往往可以挽救生命、减轻痛苦、减少后遗症的发生，为医院的后续救治争取时间、创造条件。

急救信息化：急救的全称是“救援医疗服务”，也称为EMS（Emergency Medical Service），在为伤病员进行现场急救之前，应利用最快捷的通信手段，迅速拨打急救电话——120，建立快速反应的急救信息通道，启动EMS，并确保与急救中心的信息联络保持通畅，如手机不要关机或占作他用。

急救普及化：急救不仅是一种高尚的行为，更是一门科学，只有学习和掌握了相应的急救知识和技能，才能达到救死扶伤的目的，避免事与愿违。急救的普及已成为一个国家、民族、城市文明程度的标志之一，不少发达国家已经实现了急救的全民普及。

现场急救的原则

对突发事件进行现场救护时，需要遵循以下原则：

- 保持镇定，冷静地判断事故发生现场的各种状况，在采取急救措施前，先保证自己和伤病员处在安全的环境中。
- 迅速判断伤病员的状况，分清轻重缓急，以“先救命，后治伤”的原则，果断实施救护措施。
- 第一时间拨打“120”“110”等急救电话，如果自己要参与救护，需以坚定的口吻指定身边的人拨打电话。
- 充分利用事发现场所能支配的人力、物力协助救护。
- 可能的情况下，边治伤边进行心理安抚，尽量减轻伤病员的痛苦。

三、现场急救的四大步骤

现场急救应遵循四个操作流程，遇到突发情况，首先回忆“ABCD”四大步骤，并严格按照顺序一步一步展开现场急救，切忌手忙脚乱，盲目施救。

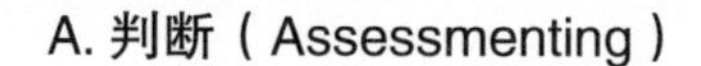

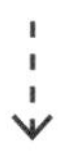

B. 开始（Beginning）

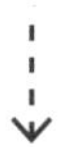

C. 拨打（Calling）

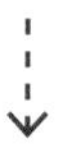

D. 实施（Doing）

A 判断现场环境是否安全。

救援人员进入现场之前，首先应观察、了解整个现场的环境情况。第一，现场情况往往能够提示事故的性质、造成的伤亡程度；第二，观察现场情况能够避免即将继续发生的危险及可能造成的损伤。救援人员需注意自我保护，科学施救。必要时，马上请求消防队、工程救险等具备专业技能及专业器材的救援人员到现场支援。

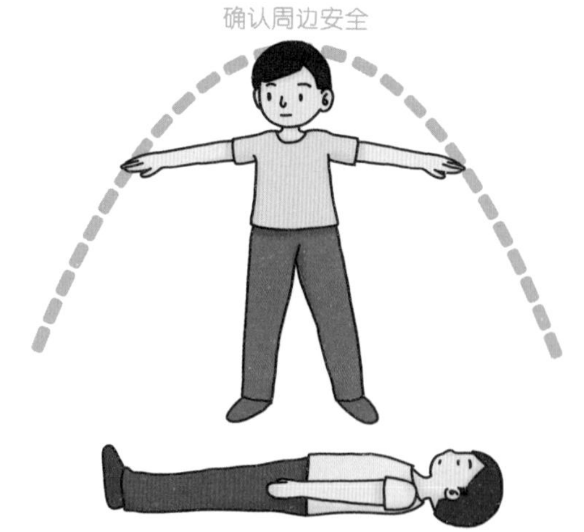

B 开始检查伤病员的知觉反应、呼吸情况。

跪在伤病员身边，用手稍用力地拍打其双肩，同时大声询问：“先生（女士），你怎么啦？”如果伤病员能慢慢转醒过来，说明没有大碍。如果伤病员完全没有反应，说明其已经丧失意识。接着用 5 ~ 10 秒观察伤病员的胸部、腹部有无起伏，判断有无呼吸。

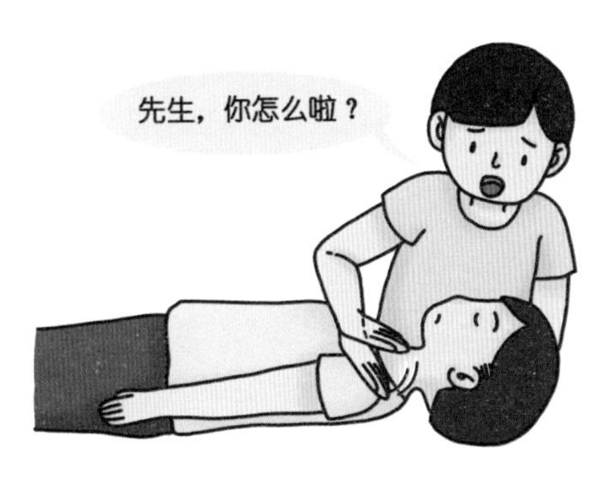

C 立即拨打“120”急救电话。

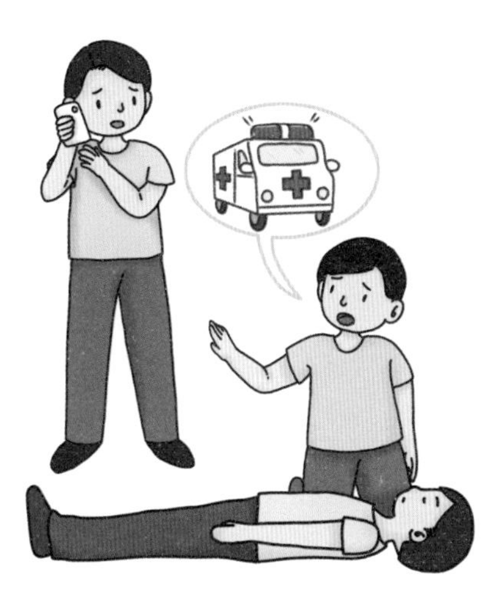

如果伤患者意识丧失、呼吸停止或者呈喘息样呼吸，应立即拨打“120”急救电话。如果现场只有一名抢救者，打电话可能会延误施救，此时可立即挥舞手臂、高声呼救，以寻求旁人拨打“120”急救电话，尽快获得专业援救。也可以使用手机的免提功能，一边打电话一边进行现场急救。溺水、创伤、药物中毒及 8 岁以下儿童属于情况特别紧急者，应先徒手心肺复苏 2 分钟，再打急救电话求救。

D 实施具体急救技术。

急救的基本功能包括心肺复苏术，海姆立克急救法，外伤的止血、包扎、固定与搬运术等。在进行心肺复苏术时，需要多找 1 或 2 人交替进行，同时另派人寻找附近是否有可供使用的自动体外心脏除颤仪（AED）。如果伤病员经过急救，情况得到缓解，需要将其摆放成恢复体位，即稳定侧卧位，继续观察其伤病情况，同时等待专业医疗人员前来救护。

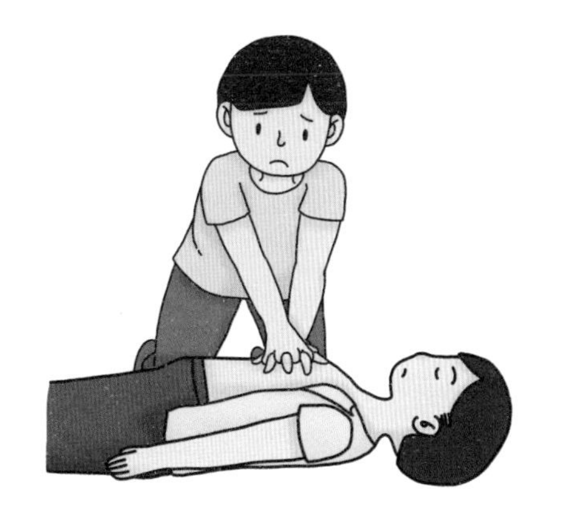

四、如何正确拨打“120”

我国统一急救电话号码为“120”，拨打这个号码是向急救中心呼救的最简便快捷的方式。当家人突发急症或受到意外伤害时，要立即拨打该电话，获得急救中心、急救站或附近医疗机构的帮助，请专业人员前来进一步抢救。“120”医疗急救电话免收电话费，公用电话不用投币、插磁卡即可直接拨打，手机在锁机、欠费状态下也可直接拨打。

拨打“120”急救电话的一般流程

1 接通急救电话后，保持沉着、冷静，注意语言清晰、准确、精练，重点说明以下情况：

- 伤病员的姓名、性别、年龄等。
- 伤病员的简要病情和受伤、发病时间，当前主要出现什么症状，如胸痛、意识不清、呼吸困难、被汽车撞伤了、流血不止等，如果了解伤病员的病史，要一并说明。
- 已经采取了哪些现场急救措施，救治效果如何。
- 伤病员当前位置的详细地址、门牌号或楼号、单元、楼层、房间号。如果在公共场合，说明具体位置，如不清楚，可说明附近有何标志性建筑。

2 约定好等候、接应救护车的确切地点。等车的地点最好选择就近的公交车站、较大的路口、胡同口、著名单位门前、标志性建筑、醒目的公共设施等处。这样可以尽量避免救护车因地理环境生疏而造成的延误，从而更快地到达伤病员身边。

3 回答“120”受理台要了解的其他相关问题，并等待“120”受理台挂机之后，再结束通话，切勿急忙挂机，以免造成对方遗漏重要细节。

4 结束通话后，尽量及时前往约定好的地点接应救护车，保持手机畅通，不要占线。见到救护车之后应主动上前接应，带领急救人员赶赴现场，切忌将伤病员扶到或抬到等待救护车的地点，以免在搬运途中加重病情或伤情。

注意事项

- ☐ 电话接通后，首先确认对方是否为医疗急救中心。
- ☐ 如果是意外伤害，要先说明伤害的性质，如触电、爆炸、塌方、溺水、火灾、中毒、交通事故等，再报告伤者的受伤部位和情况。
- ☐ 尽可能说明伤病员患病或受伤的确切时间。
- ☐ 如果不是自己去接救护车，务必记得留下接应救护车的人的姓名和电话号码，以便医护人员尽快找到联系人。
- ☐ 在救护车到达之前，迅速清理门前、楼道等处堆放的杂物、自行车等，以免影响伤病员的搬运。
- ☐ 陪同去医院的家属要迅速准备好伤病员需要带走的药品、衣物等。如果是中毒病人，需要把可疑药品带上；如果是断肢患者，要带上断离的肢体。

其他常用急救电话

“110”报警电话

“110”报警电话除负责受理刑事、治安案件外，还接受群众突遇的、个人无力解决的紧急危难求助。如发现溺水、坠楼、自杀，老人、儿童或智障人员、精神疾病患者走失，或者遇到危险，水、电、气、热等公共设施出现险情、灾情等，均可拨打“110”报警。遇到各种自然灾害或交通事故也应及时报警。报警时要讲清案发时间、地点、方位，自己的姓名和电话号码。报警后，要保护现场，保留物证。

“119”火警电话

“119”火警除了救援火灾外，还参加其他各种灾难或事故的抢险救援工作，包括单位和群众遇险求助时的救援救助；建筑物倒塌事故的抢险救援；恐怖袭击等突发事件的应急救援；各种危险化学品泄漏事故的救援；空难及重大事故的抢险救援；水灾、风灾、地震等重大自然灾害的抢险救灾等。拨打“119”时需准确报出灾情状况、有没有人被困，如果灾情发生新变化，要立即再次告知，以便调整应援部署。

“122”交通事故报警电话

发生交通事故或交通纠纷时，可及时拨打“122”报警电话，说出自己的姓名、年龄、住址及联系电话，准确报出事故发生的地点及人员、车辆伤损情况，回答对方提出的问题，并待对方挂机之后，你再挂机。交通事故造成人员伤亡时，应同时立即拨打“120”，不要破坏现场和随意移动伤者。

五、家庭必备的急救医药用品

现代家庭一般都备有常用药，以备患病时使用，除了感冒药、止痛片等一般常用药品，还应该包括各种有可能用到的医药用品，成为一个“急救医药包”。一旦发生意外，可以利用里面的应急救护物品进行急救和互救。如果有条件的话，还可以准备一个“防灾救援包”，放一些食品、饮用水、电池等物品，并注意定期更换，避免过期。

急救医药包必备用品

解热止痛药：阿司匹林、去痛片、消炎痛等。

治感冒类药：扑感敏、康泰克、感冒通、强力银翘片、白加黑感冒片等。

止咳化痰药：必咳平、咳必清、蛇胆川贝液等。

抗生素：氟哌酸、复方新诺明、乙酰螺旋霉素、头孢霉素等。

胃肠解痉药：普鲁本辛、654-2等。

助消化药：吗丁啉、多酶片、神曲等。

通便药：大黄苏打片、甘油栓、开塞露等。

止泻药：藿香正气水、十滴水、易蒙停等。

抗过敏药：息斯敏、扑尔敏、苯海拉明等。

外用消炎消毒药：医用酒精、碘酒、碘伏、紫药水等。

外用止痛药：风湿膏、红花油等。

其他常用药：风油精、清凉油、活络油、眼药水等。

医疗用品类：纱布、绷带、止血带、胶布、创可贴、消毒棉签、器材消毒用酒精、体温计、剪刀等。

Tips

如果家里有特殊病人，如冠心病病人、高血压病病人、糖尿病病人等，还需要适当添置一些对症的应急药品，如硝酸甘油片、心痛定片、安定片、利血平、速效救心丸等。

家庭常用药备忘录

解热止痛药

止痛药不能轻易使用，应在明确病因的前提下使用，否则容易掩盖疾病真相，延误诊治。另外，止痛药仅限于急性剧烈疼痛时使用，而且是短期的，不能反复多次使用。必须注意，作用快的解热止痛药用于高热病人或用量较大时，可因出汗过多，体温骤降而产生虚脱现象。

治感冒类药

感冒药一般含解热止痛抗炎成分，对胃部有刺激，空腹服用容易导致胃溃疡、胃出血，严重者有可能危及生命。此类药最好饭后 15 ~ 30 分钟服用，可减少药物对胃肠道的刺激，有利于药物吸收。市售感冒药的使用请依照医师建议，并详读说明书。

退热药

发热只是一种症状，很多疾病都可以引起发热。发热时，首先要针对疾病本身进行治疗，使用退热药只是一种辅助手段。此外，退热药如果使用不当会造成危害，因此不能盲目乱用。如果只是体温稍微偏高，不建议服用退热药。

止咳化痰药

市售止咳药片适用于呼吸道炎症引起的咳嗽，但不适用于痰多、痰黏稠的病人，否则咳嗽中枢被抑制后，会导致痰更难咳出，致使胸闷难受，甚至引起呼吸道阻塞，使病情加剧。止咳糖浆常用于急性气管炎与支气管炎及肺炎、肺气肿等引起的刺激性干咳、阵咳，痰多病人同样禁用。

助消化药

助消化药能促进胃肠道的消化功能。大多数助消化药本身就含有消化酶的主要成分，用于消化道分泌液不足时，可以发挥替代疗法的作用。一般来说，健康人体对食物的消化功能非常强。婴幼儿由于发育尚未完全，老年人由于胃肠道功能减退，有可能出现消化不良。

止泻药

此类药通过提高胃肠张力，改变胃肠道的运动功能，抑制肠道蠕动从而减缓食物的推进速度，使水分有充分的时间吸收，从而达到止泻的作用。此外，通过吸附或收敛作用，阻止肠内的异常发酵，减少毒物在肠内的吸收及对肠黏膜的刺激，或者通过直接保护肠黏膜，减少渗出而发挥止泻作用。

胃肠药

不同的胃肠药有不同的功效，不是

所有的胃肠痛都适合用同一种药。比如，有的胃肠药有明显的抗酸止痛作用，用于治疗急性胃痛、胃酸过多、胃溃疡、十二指肠炎。还有一种主要用于治疗胃部胀满、上腹疼痛及食道反流引起的消化疾病。使用时需注意区分。

抗过敏类药

服用抗过敏类药应特别注意时间和次数。凡是轻度过敏的患者，一般每天只需服药一次。根据过敏发作时间不同，服药时间应有所区别。过敏症状出现于白天者，应于早晨服药；症状出现于傍晚者，则应在睡前服药；不良反应大的过敏药，最好在睡前服用。

速效救心丸

家中有老人的，要常备速效救心丸用于治疗和预防心绞痛的突然发作，发作时可以含服 1 ~ 2 分钟，症状即可很快缓解，争取抢救的时间。用药前应找出患者心绞痛的发作规律，切勿等典型的心绞痛发作之后再含服。为了更快地发挥药效，可用牙齿将其咬碎再含在舌下。服药时应取坐姿，站着含服头部的位置较高，周身血管扩张而导致血压降低，容易引起晕厥。用量一般为 4 ~ 6 粒，含服 5 分钟后起效，若用药 10 分钟后症状仍未缓解，应立即送医院治疗。含服时若感觉药品失去应有的苦辣味和凉麻感，说明药物已经失效，应另换新药。

眼药水

眼药水应密封保存在阴凉遮光处，不宜放在温度较高或阳光直射的地方，以免失效。眼药水、眼药膏一经开封，要在一定时间内用完，以免疗效降低或失效。用药期间，若出现过敏反应或其他异常症状，应马上停药，并及时到医院诊治。此外，婴儿和老年人因耐受力小，每次只滴 1 滴药水就够了。用药次数应遵医嘱或说明书，不要随意少用或停用。

外用药

有些外用药能透过皮肤的皮质层被吸收进血液，引起胎儿或婴幼儿中毒，造成胎儿或婴幼儿神经系统器官的损害，因此，女性在妊娠期间应慎用外用药。有些外用药含有硝酸咪康唑，这种成分具有局部刺激性，如果患者的皮肤局部较为敏感，易发生接触性皮炎，或者因局部刺激发生灼感、红斑、脱皮、起泡等症状，应慎用，如出现上述症状，应及时停用，以免皮肤损伤加重或发生感染。

六、应急医药包的保存

可以选择一个合适的药箱来存放家庭急救医药用品，置于家里的小橱柜、抽屉里。在医药用品的选择和日常保存时还应注意以下事项：

选择不良反应较小的老药：一般来说，老药的不良反应已经得到充分的暴露，说明书上都有明确的说明，一旦出现严重的不良反应，由于医务人员具有充分的了解，后期救治也比较容易。新药由于使用时间短，可能会出现一些意想不到的反应，并不适于家庭备用。

合理存放：药物常因光、热、水分、空气、酸、温度等外界条件影响而变质失效。因此家庭保存的药物最好分别装入棕色瓶内，将盖拧紧，放置于避光、干燥、阴凉处，以防止变质失效。个别的应放在冰箱里（如眼药水）。

分类标注：将内服药和外用药、处方药和非处方药、药品与保健品分开放置。标注药名、规格、数量、有效期、适应证、用法用量、禁忌证、不良反应、注意事项等。

注明有效期和失效期：药品均有有效使用期和失效期，过了有效期便不能再使用，否则会影响疗效，甚至会带来不良后果。散装药应按类分开，并贴上醒目的标签，写明存放日期、药物名称、用法、用量、失效期。每 2 ~ 3 个月应定期对备用药品进行检查，及时更换。

定期检查：对于存放的药品，应定期进行全面检查，注意观察外观变化。如片剂产生松散，变色；糖衣片的糖衣粘连或开裂；胶囊剂的胶囊粘连或开裂；丸剂粘连霉变或虫蛀；散剂严重吸潮、结块、发霉；眼药水变色、混浊；软膏剂有异味、变色或油层析出等情况时，则不能使用，需要立即更换。

照顾特殊家庭成员：小药箱放在方便拿取而小孩子又拿不到的地方，最好不要上锁。特殊归档如慢性病（冠心病、高血压病、糖尿病、癫痫等）患者日常用的药，可根据医嘱设档单放。此外，家庭急救药箱中严禁混入家庭成员过敏的药物。

保留说明书：药品是特殊商品，使用得当可防治疾病，使用不当会危害健康。用前一定要与说明书对照一下。

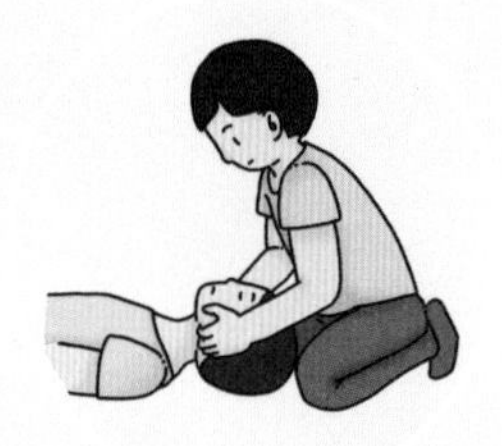

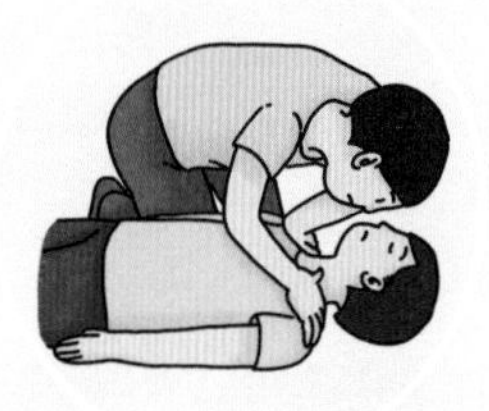

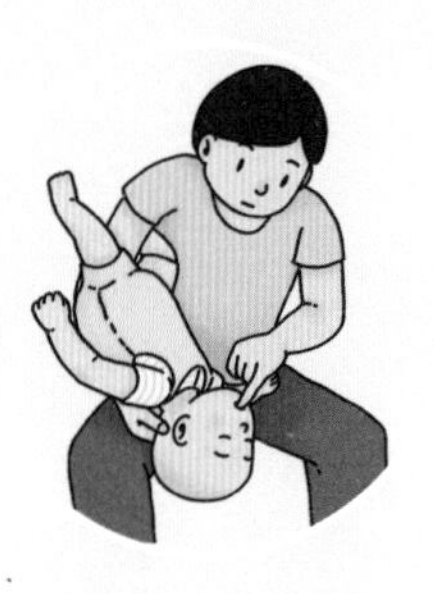

Part 2

家庭急救
的主要操作技术

急救不同于普通的医疗知识，除了需要我们掌握一定的医学常识，还需要我们具备亲自操作相关技术的能力。急救的操作要点虽然以理论为基础，但只有通过平时多练习，才能真正熟悉和掌握，到了关键时刻才能避免慌乱、失误。本章就为您介绍在家庭急救中必须掌握和熟悉的一些操作技术。

一、急救的初步检查

遇到紧急状况，比如突然倒地的伤病员，第一时间应对其进行初步检查，确定伤病的性质，然后决定具体采用哪种方法进行急救。

1. 现场评估与判断病情

在各种突发事件中，我们首先要做的，就是对现场情况进行客观的评估，对伤病员所处的状态进行科学的判断，分清病情的轻重缓急，确保急救环境的安全。

评估环境和救护人员自身的安全性

现场评估 救援人员进入现场前，首先应评估整个现场的环境情况。评估时要保持镇定，迅速观察、了解现场情况，包括引起伤病员受伤和发病的原因、受伤人数，伤病员、旁观者及自身是否身处险境，伤病员周围是否仍有威胁生命的因素存在，等等。

保障自身安全 救护者需要明白，在事发现场进行救护时，救护者自身也有可能受到威胁和伤害，所以应首先确保自身安全。在进行救护时，不要试图兼顾太多的工作，应充分了解个人能力有限，同时发挥团队精神，及时选定合适的旁观者、热心人进行分工合作，共同救助。

适当使用防护品 在现场救护中，为了保护救护人员自身的安全，有时候需要适当地使用一些防护用品，其目的是尽可能隔离病源体或危险因素。

判断病人的意识、气道、呼吸、循环体征

在确定事故现场安全后，就要立即开始对伤病员的状况进行初步的检查，具体内容包括检查意识、气道、呼吸、循环体征等重要的生命特征。如果发现伤病员的情况比较危急，应立即确认并进行相应的处理。

意识 首先判断伤病员的意识是否清醒。蹲在或跪在伤病员身边，轻拍其双肩，大声询问："喂，先生（女士），你怎么啦？"如果没有反应，还可以进一步掐按人中穴给予疼痛刺激，同时观察伤病员是否睁眼、发出声音或有肢体运动，以确定伤病员是否有意识。如果伤病员一直没有任何反应，就表示他（她）已经丧失意识，陷入昏迷状态。

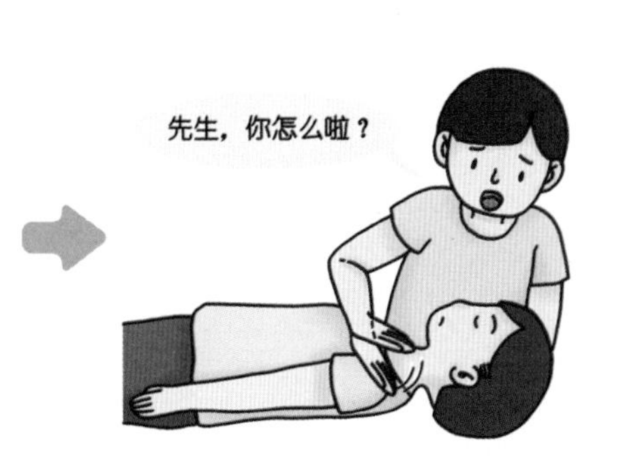

气道 接着需要检查伤病员的气道是否畅通。如果伤病员说话断断续续，或者听到异常的呼吸声，如哮喘音、痰鸣音、鼾声呼吸等，说明气道部分梗阻。如果伤病员有意识，但不能说话、咳嗽，那么很有可能是气道完全梗阻，应立即检查气道。如果伤患者能够正常回答问题，声音清晰，回答切题，无异常呼吸声，说明意识清楚、呼吸畅通，不需要进一步检查呼吸和心跳。

呼吸 下一步观察伤病员的呼吸。正常人每分钟呼吸 12 ~ 24 次，呼吸平稳，节奏一致；危重病人的呼吸则呈现各种异常，如变快、变慢、变浅、不规则。如果发现呼吸停止，必须立即进行人工呼吸（先开放气道）。如果已判断出意识丧失，同时呼吸也变得不正常，可以推测此时患者已经没有心跳。

循环体征 最后要对伤病员的循环体征进行检查，也就是判断患者是否具有脉搏和心跳，以及检查出血状况。检查方法包括触摸颈动脉搏动，观察面色改变、咳嗽和肢体运动。首先触摸颈动脉，如果没有颈动脉搏动，即可确定患者没有心跳，必须立刻开始进行徒手心肺复苏。

如果伤病员的颈动脉有搏动，则不需要进行心肺复苏，那么可以进一步确认循环体征。这时需要同时触摸患者的颈动脉和桡动脉搏动，对比检查两个动脉的搏动状况。如果颈动脉和桡动脉同时都能摸到搏动，说明血液循环还可以；如果仅能摸到颈动脉搏动而桡动脉搏动消失，说明伤病员已完全休克。

如果是外伤，应快速观察伤者是否有明显的出血。如果有出血，尤其是喷射状出血（动脉出血），必须立即用手指按压止血，否则其很快就会失血死亡。

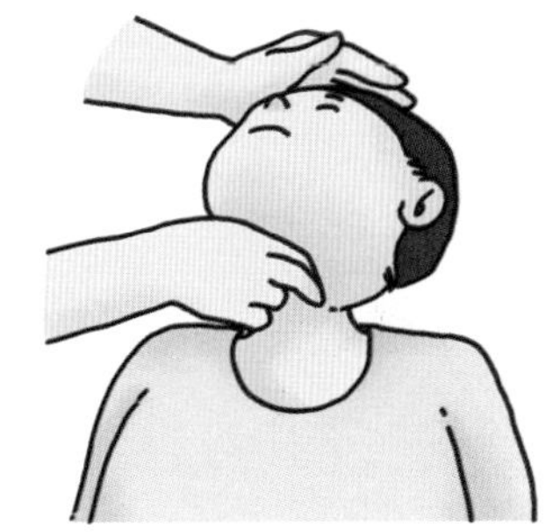

2. 开放气道

氧气是维持生命不可或缺的因素。发生意外的伤病员往往会出现气道阻塞，因此及时为患者打开气道，才能使氧气输送到全身各个部位，以维持生命的延续。检查和开放伤病员的气道对挽救生命非常重要，必须第一时间进行。

为什么会发生气道阻塞?

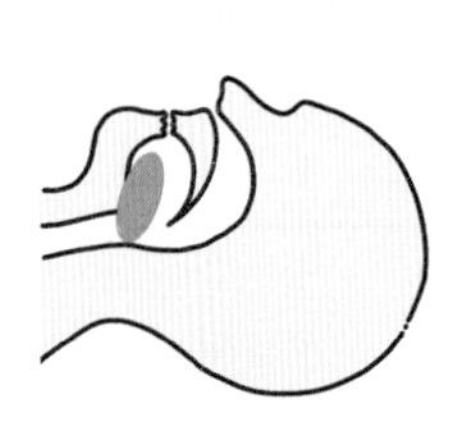

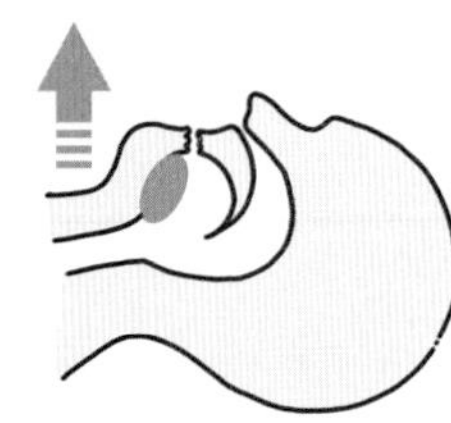

当伤病员的意识丧失后，尤其是心跳停止后，全身肌张力就会迅速下降，包括咽部与舌肌的肌张力下降，导致舌肌往后坠落，很有可能阻塞气道，严重者甚至不能呼吸。如果将伤病员的下颌托起，使头部适当后仰，便可使舌体离开咽部，从而使气道开放。

畅通气道

压额提颌法

【操作方法】

救护者用一手的小鱼际放置在伤病员的前额并稍用力向下压；另一只手的食指、中指并拢，置于伤病员下颌部的骨性部分，将下颌向上提起。通过左右手的配合使得伤病员头部后仰，下颌向上抬起。成人头部后仰的程度以下颌角与耳垂之间的连线与患者仰卧的平面垂直为度，此时伤病员双侧的鼻孔朝着正上方，即后仰角度为90°，儿童的后仰角度为60°，婴儿的后仰角度为30°。

【注意事项】

①手指不要压迫到伤病员的颈前部、颌下软组织，以免对气道造成进一步压迫。

②抬起的程度应适当，不要使伤病员的颈部过度伸展。

③脊柱受伤者，以及怀疑颈椎有损伤者，不宜使其头部后仰，此时开放气道应改用“双手托颌法”，以免进一步加重颈椎损伤。

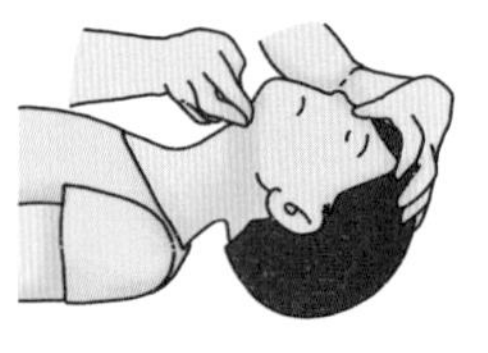

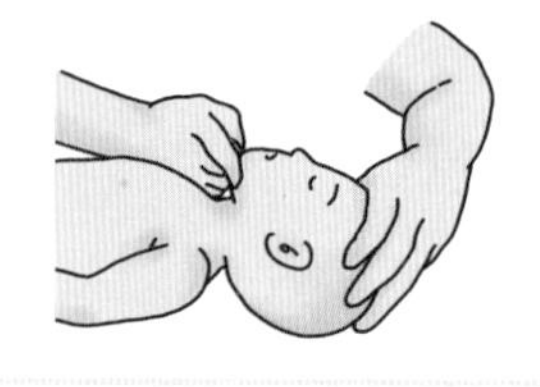

双手托颌法

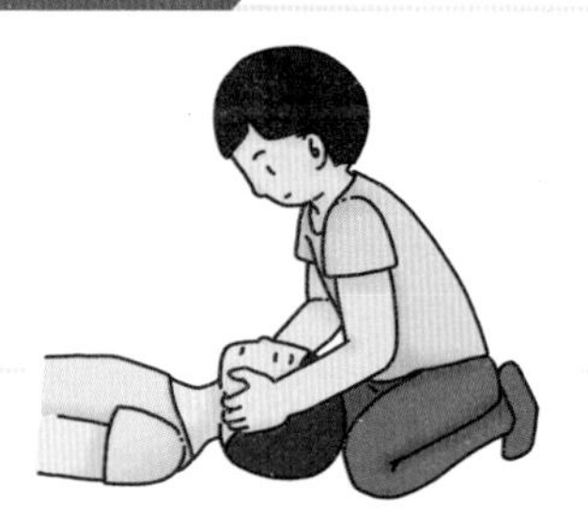

【操作方法】

救护者跪在伤病员头部前侧，双手手指放在伤病员下颌角，拇指在上，四指在下托住，然后稍用力向上托并向前推，抬起伤病员的下颌。

【注意事项】

①此方法适用于怀疑颈椎、脊柱外伤的患者。

②使伤病员的头始终保持正中位，不能使头后仰，更不可使头左右扭动。

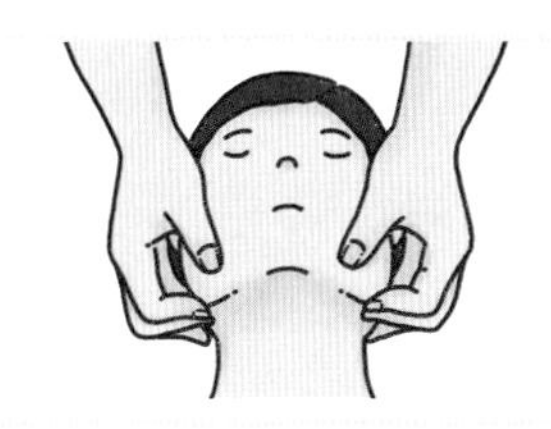

清除异物

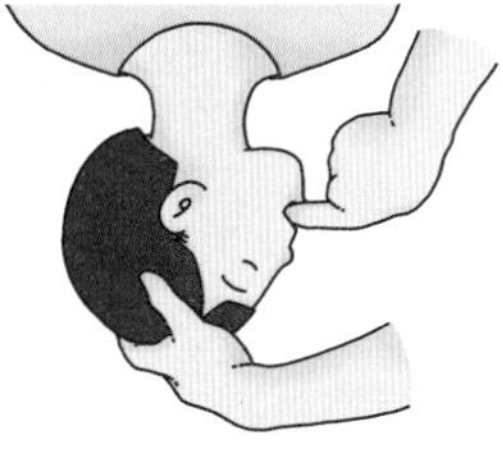

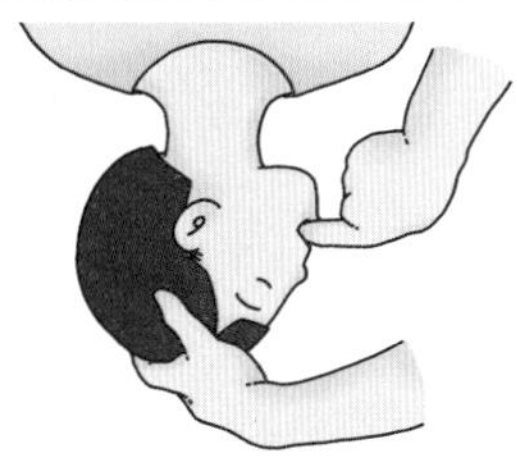

【操作方法】

检查伤病员的口腔及气道内是否有明显的异物，如果看到明显的异物，如呕吐物、脱落的牙齿等，应迅速将其取出。可用手指将异物挖出、勾出。如果患者没有脊柱损伤，可将其头部偏向一侧，方便清理口腔异物。

为婴儿清理口腔异物时，救助者可取坐位，稍分开两腿，一手托住婴儿的颈肩部，同时将手放于同侧腿上，使婴儿头朝下并面朝救助者的方向；用另一只手较细的手指（如小指）小心地勾出异物。

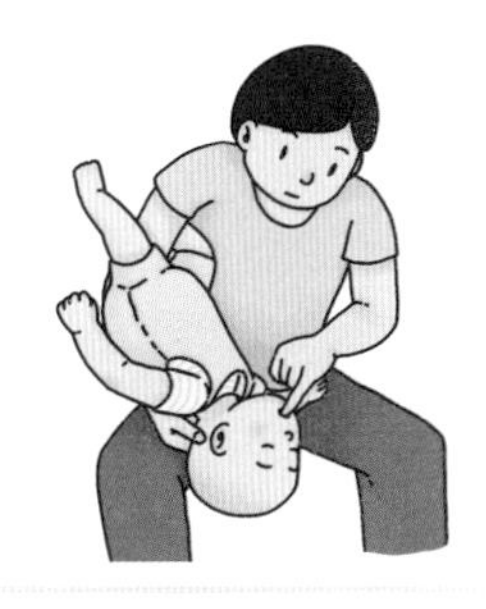

【注意事项】

用手指勾出异物时，应小心操作，注意避免将异物推入到更深处。

检查呼吸

【操作方法】

在进行开放气道的操作之后，救助者需利用看、听、触 3 种方法，在 5 ~ 10 秒钟内，判断伤病员的气道是否已经通畅，以及自主呼吸是否恢复正常。

一看，观察伤病员的胸部、上腹部是否有节律地上下起伏；二听，将耳朵贴近伤病员的口鼻，听其是否有呼吸声；三触，将面颊贴近伤病员的口鼻，感觉是否有呼吸形成的气流。

如果胸廓没有起伏，并且没有听到、触到气体从口鼻呼出，则表明伤病员不存在呼吸，应立即给予人工呼吸救护措施。如果伤病员呼吸不正常，如呈喘息状，也需要进行人工呼吸。

【注意事项】

“一看、二听、三触”这一评估过程要尽可能快速进行，不宜超过 10 秒钟，以免耽误进行人工呼吸的时间。

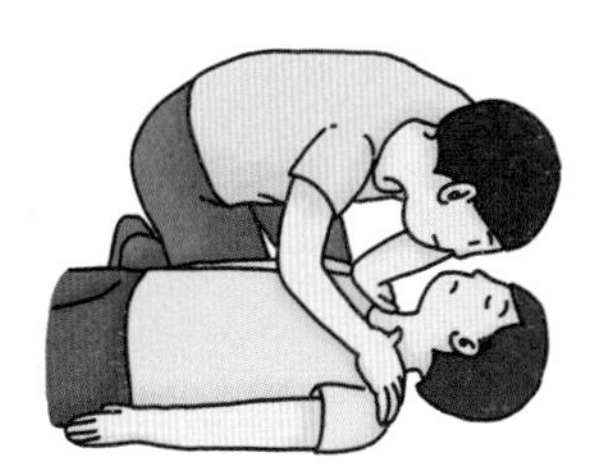

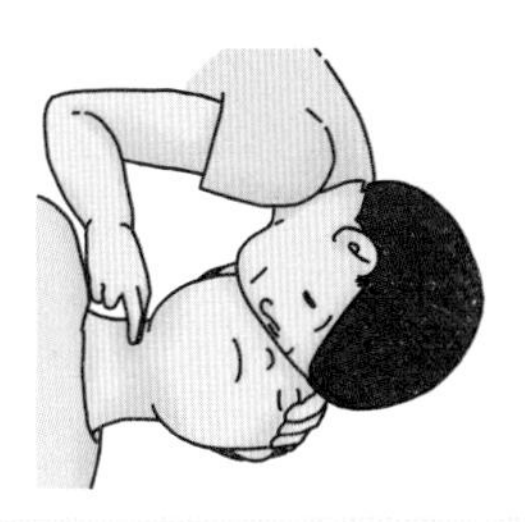

3. 检查脉搏

检查脉搏是急救中需要掌握的一项基本技术，在对伤病员的状况进行初步判断时，以及进行心肺复苏术的过程中，都需要检查脉搏。需要注意的是，对于 1 岁以内的婴儿，检查脉搏的方式和成人及儿童不同。

成人及儿童

【操作方法】

判断心脏跳动应选择大动脉测定脉搏有无搏动。对于成人及儿童，一般来说触摸颈动脉，在 5 ~ 10 秒内通过颈动脉是否搏动判断病人有无心跳。

颈动脉的位置：用一只手的食指、中指轻轻置于病人的颈中部（甲状软骨）中线，然后将手指向一侧滑动至甲状软骨和胸锁乳突肌之间的凹陷处，即是颈动脉的位置。手指稍用力向颈椎方向按压即可触到颈动脉是否搏动。操作时，在病人的左右两侧颈动脉分别触摸 5 秒，确定有无搏动。

【注意事项】

①检查颈动脉时不可用力压迫，避免刺激颈动脉窦，使得迷走神经兴奋，反射性地引起心脏停搏。

②不可同时触摸双侧颈动脉，以防阻断脑部血液供应。

③检查时间不要超过 10 秒，对于已经无反应、无呼吸的伤病员，马上进行心肺复苏才是关键。

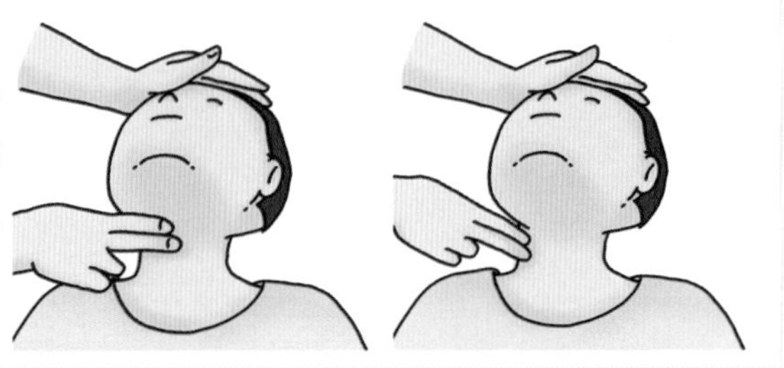

1 岁以下的婴儿

【操作方法】

婴儿的颈部肥短，颈动脉较难触摸，应该选择其他大动脉，如股动脉、肱动脉。

股动脉位于大腿内侧，腹股沟韧带下方。检查时使婴儿平躺，一只手扶住其胳膊，另一只手的食指、中指放在靠近自己一侧腿的股动脉处，稍加力度检查是否有搏动。

肱动脉位于上臂内侧中央、肘和肩关节之间。检查时将婴儿的手臂打开，一只手固定婴儿头部，另一只手的食指、中指放置于肱动脉位置，稍加用力检查是否有搏动。

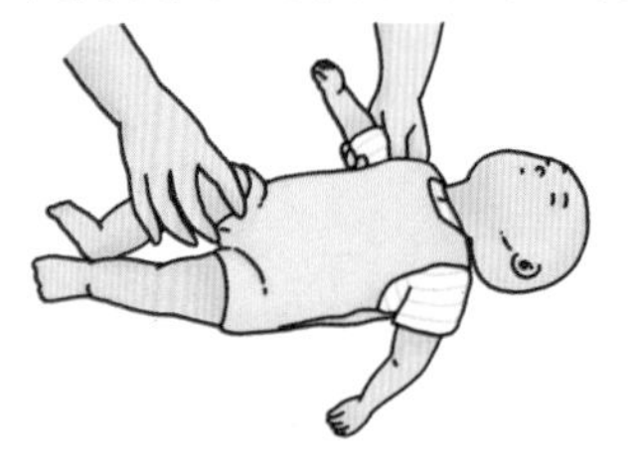

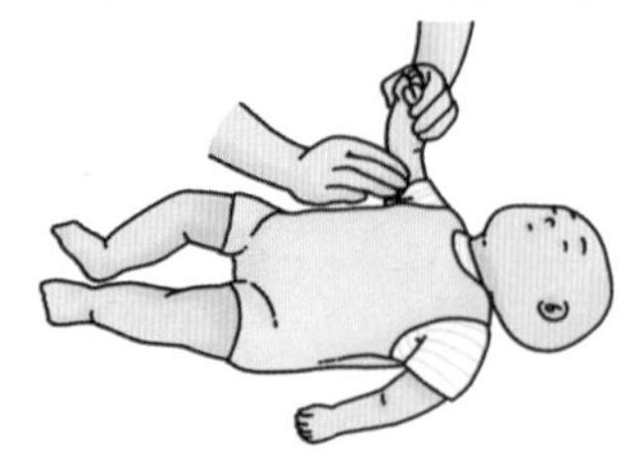

【注意事项】

操作应迅速，在 5 ~ 10 秒内判断婴儿有无心跳。

4. 摆放成稳定侧卧位

对于仍有心跳和呼吸，只是意识丧失而陷入昏迷的伤病员，以及频繁呕吐的伤病员，为了保持其气道通畅，并防止呕吐物呛入肺部造成窒息，应该立即将其摆放成“稳定侧卧位”，即“昏迷体位”“复原卧位”。

【操作方法】

1 将平躺的伤病员一侧上肢抬起，放在头的一侧，手肘呈直角弯曲。

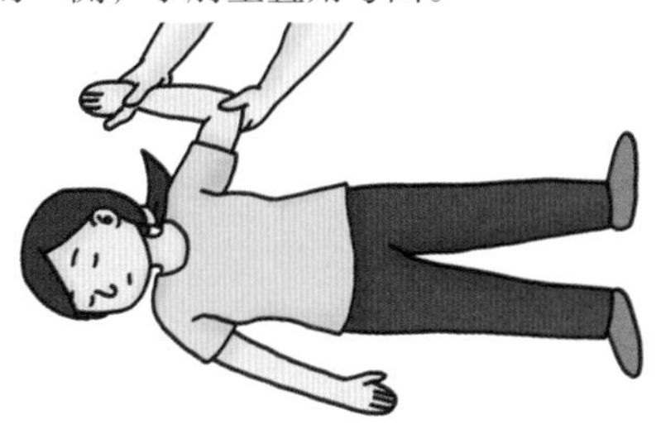

2 将另一手掌搭放在对侧肩上。

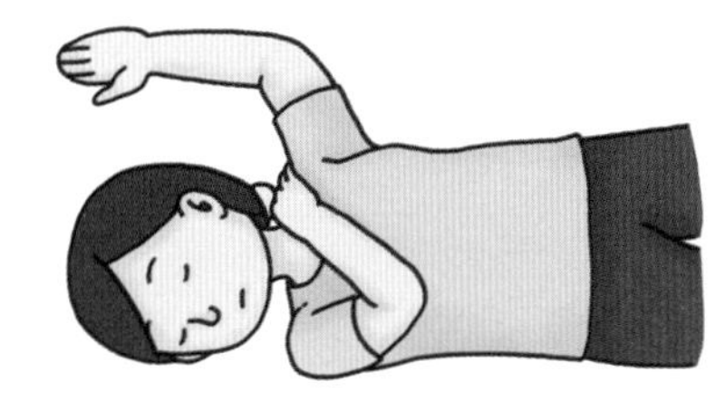

3 将搭肩一侧手臂的同侧下肢弯曲，注意防止身体前倾。

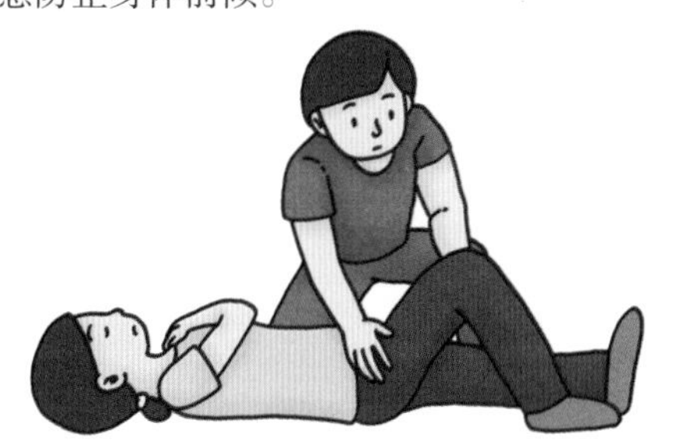

4 救助者分别将两手放在伤病员该侧的肩部和膝关节处，固定好。

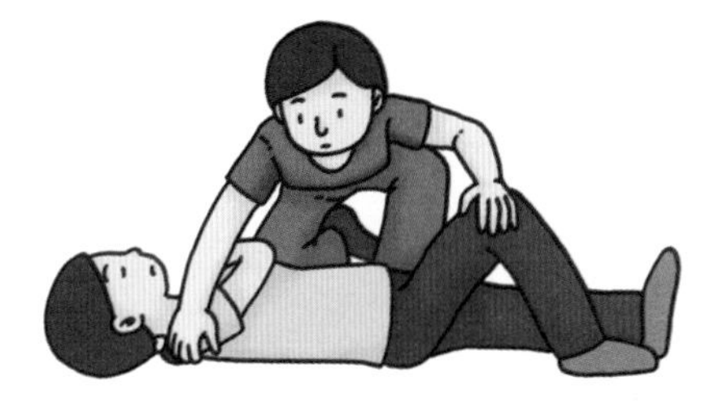

5 稍用力将伤病员水平翻转成侧卧位，此时伤病员的手掌在脸侧，气道通畅。

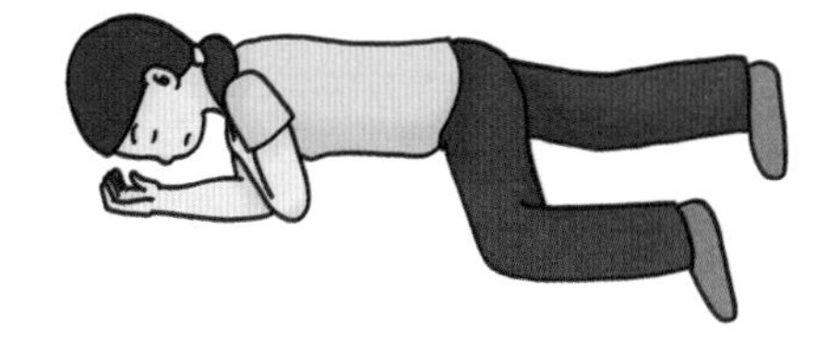

【注意事项】

①使伤病员处于真正侧卧的位置，切勿将其头部垫高，以利于液体自口腔流出。

②侧卧位应能保持稳定，避免胸部受压而妨碍呼吸。

③对于摆放好昏迷体位的伤病员，还应注意保暖，防止其受凉。

④对伴有躁动不安或抽搐的病人，应防止坠床，必要时使用保护带，防止摔伤。

⑤保持观察伤病员的心跳和呼吸，一旦发生心脏骤停或呼吸停止，立即进行心肺复苏。

二、心肺复苏术

心肺复苏术（CPR）指为恢复心脏骤停患者的自主循环、呼吸和脑功能所采取的一系列急救措施。心脏一旦停止跳动，如果得不到即刻抢救复苏，在 4 ~ 6 分钟之后就可造成人体重要器官组织不可逆的损伤，超过 10 分钟即会发生脑死亡，失去挽救的机会。因此一旦发现心搏骤停，应立即在现场实施心肺复苏术进行急救。这项技术是从 20 世纪 60 年代延续至今，全球最为推崇、最为普及，也是最为有效的急救技术。目前采用的心肺复苏术历经了 50 年以上的经验积累，以美国心脏协学会为准则。

黄金 6 分钟，你知道吗?

有数据表明，所有猝死病人中，约有 90% 发生于医院以外的各种场合，其中，65% 死于发病后的 15 分钟内，35% 死于发病后 15 分钟 ~ 2 小时。可见，绝大部分病人根本来不及被送去医院，救护车也不可能在几分钟内到达病人身边，病人极有可能猝死在发病现场或去医院的途中。另有我国上海市的一项数据表明，市民对心脏骤停需要及时采取心肺复苏，以及心肺复苏的最佳时间只有“黄金 6 分钟”的知晓率仅为 11.6%，而能够操作心肺复苏术的市民仅有 7.6%。而在欧洲和美国，心肺复苏术的普及率均超过了 80%，美国一年中通过 CPR 存活的人数达到了 10 万人。

与心肺复苏相关的知识

①大脑是人体耗氧量最高的组织，耗氧量占全身总耗氧量的 20% ~ 30%（婴幼儿可高达 50%），因此脑组织对缺氧最为敏感，心脏停跳 3 ~ 4 秒，人便会出现头晕、黑蒙；心脏停跳 10 ~ 20 秒，人便会丧失意识，跌倒在地。

②心脏骤停发生后，脑组织比其他组织先受到严重损害，抢救不及时易留下后遗症。

③每延误 1 分钟，抢救成功率会下降 10%。抢救越早，复苏成功率越高，后遗症也越少。

- 心肺复苏术，做永远比不做强!

  治病救人，“做错不如不做，不做不如做对”，唯有心肺复苏术，做错也比不做强。因为此时伤病员的心跳已经停止，不做心肺复苏术肯定会迅速死亡，做了就有可能转危为安，挽回生命。当然，能做对更好，正确的按压手法可以避免病人发生肋骨骨折等不必要的意外伤害。

心脏骤停的常见原因

在家庭生活中，当存在以下情况时，就极有可能发生心脏骤停。无论何种原因导致的心脏骤停，进行心肺复苏的徒手操作方法基本是相同的。

①**冠心病：**其中急性心肌梗死是冠心病中严重的一种类型，其导致的心脏骤停占总数的 80% 以上。

②**其他心脏病：**如心肌炎、心脏瓣膜病、主动脉夹层动脉瘤、先天性与获得性长 Q-T 综合征、Brugada 综合征等。

③**各类急症：**如重症哮喘、大咯血、张力性气胸、肺梗死、急性上消化道大出血、出血性坏死型胰腺炎、脑出血、休克等。

④**急性中毒、过敏：**如洋地黄类药物中毒、奎尼丁中毒、亚硝酸钠中毒、有机磷农药中毒、氰化物中毒、青霉素过敏、血清制剂过敏等。

⑤**意外事故：**如触电、溺水、窒息、严重外伤等。

如何迅速判断家人出现心脏骤停？

（1）突然跌倒在地，意识丧失，有些伴有一过性、全身性、痉挛性抽搐；翻开眼睑，可见双侧眼球上吊、固定。

（2）出现喘息样呼吸，继而呼吸停止。

（3）颈动脉搏动消失。

（4）心音消失。

（5）皮肤、口唇、脸颊、指甲床变得青紫、苍白或出现花斑。

（6）双侧瞳孔散大，对光反射消失。

以上判断依据中，第（1）、（2）两项最为重要、呈突发性；第（3）～（6）项均需要经过一定的检查。若家人出现以上第（1）、（2）两项的反应，就应该立即实施心肺复苏术，而不要再进行其他检查，以免耽误抢救时间。

- 为什么胸外按压可以抢救生命？

  当人的心脏突然停止跳动时，血液已经不具备继续流动的动力，身体的各个器官和组织开始失去氧气和营养供应，面临衰竭的危险。但这时肺部其实还有足够的空气可以使用，只要在心脏刚刚停跳的几分钟之内，通过胸外按压的手法暂时取代心脏瓣膜的功能，就有可能重新建立流动的血液循环。正确的操作可以使心脏排血量达到正常时的 25% ～ 30%，脑血流量可达到正常时的 30%，能够保证机体最低限度的需要，保住生命。

1. 成人徒手心肺复苏术

以下操作步骤是为意识丧失、呼吸消失或仅有喘息声的8岁以上伤患者进行的心肺复苏技术。

▼ 单人心肺复苏术徒手操作（CPR）的8步流程

评估现场环境的安全性
↓
判断有无意识及呼吸
↓
拨打“120”急救电话
↓
将患者摆成复苏体位
↓
胸外心脏按压
↓
开放气道
↓
口对口人工呼吸
↓
重新评估呼吸和循环

评估现场环境的安全性

发现伤者倒地后，为了保障自己、伤患者和旁人的安全，首先要观察、了解整个现场的环境情况，确定现场是否安全。如果伤病员周围存在危险因素，可在不威胁自身安全的情况下，将其转移至安全地带，如利用可以紧急避险的掩体，在做好自我防护的情况下进行救护。

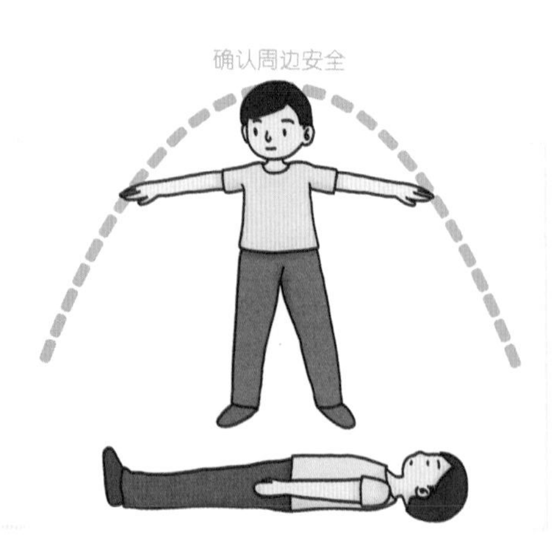

判断有无意识及呼吸

【操作方法】

① 双手轻拍伤患者的双肩，凑近伤患者的耳边大声呼喊：“喂！你怎么样了？”仔细观察其有无反应，除了应答反应，还需观察其有无肢体运动。

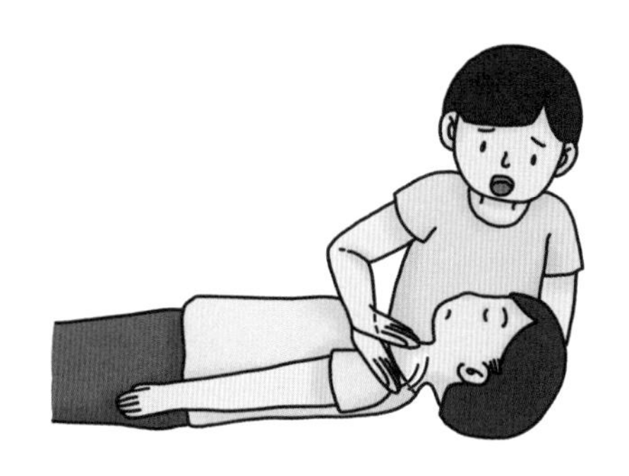

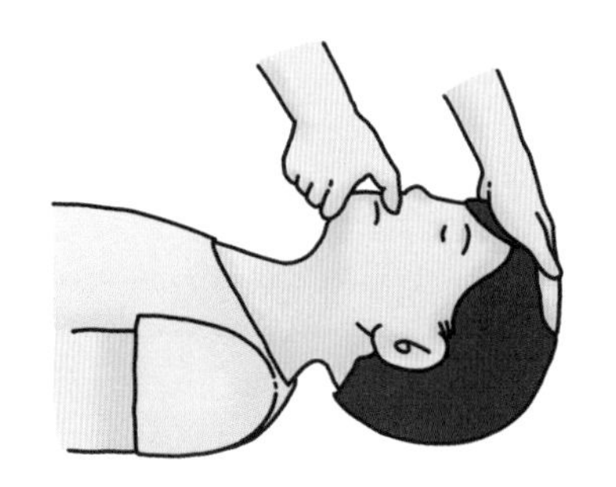

② 如果伤患者对声音刺激无任何反应，可掐按人中穴 5 秒钟，同时观察其胸部、腹部有无起伏，判断呼吸是否正常。

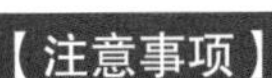

呼唤伤患者时，只能以手掌拍肩，并掌握合适的力度。切勿晃动伤患者的头部，或使劲来回摇动其双肩，以免对脊柱损伤的伤者造成二次伤害。

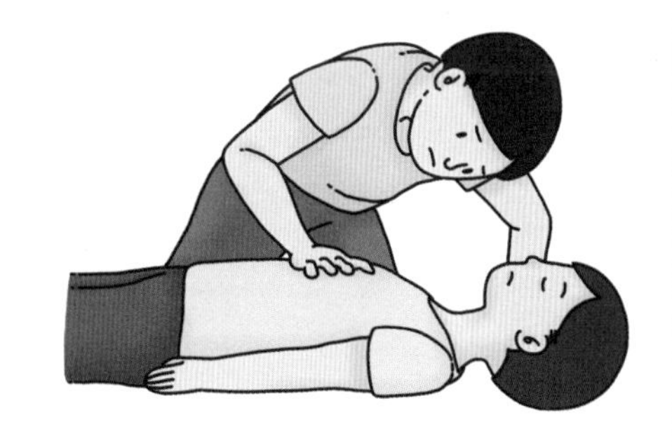

重要提示

- 如果伤患者对声音无反应，同时无呼吸或呼吸不正常（如喘息样呼吸），即可判断心搏骤停，应立即做好实施心肺复苏术的准备。

拨打“120”急救电话

【操作方法】

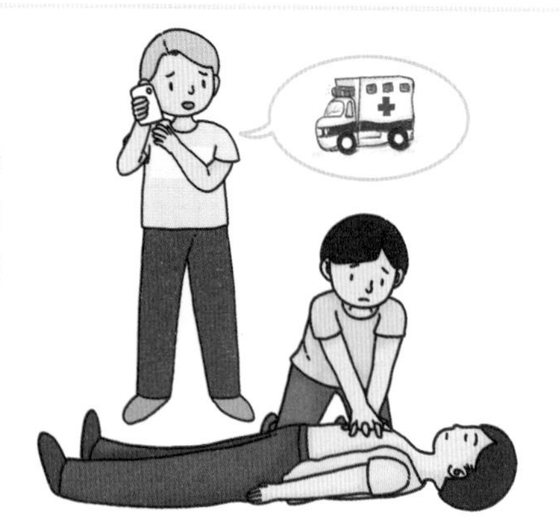

确定伤患者心脏骤停之后，如果现场有一位以上的救护者，其中一人应立即拨打“120”急救电话，同时另一人开始对伤患者进行心肺复苏术。

如果现场只有一位救护者，则救护者应立即举起手臂，同时高声呼救：“快来人救命啊！有人晕倒了，快打‘120’，然后来帮我！”寻求帮助时语气要坚定清楚，如果有很多人围观，需要迅速地指定某个人拨打电话，如用手指着某个人说：“先生！帮我打‘120’！对，就是你！我们可以救他！快帮我打‘120’！”不要让对方有迟疑的机会。

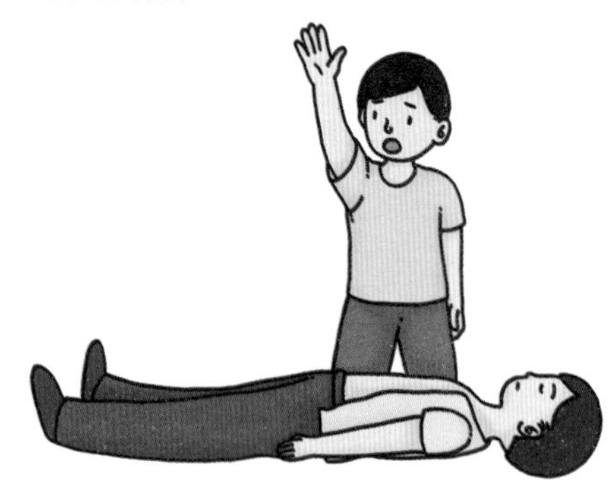

【注意事项】

对于溺水、创伤、药物中毒等紧急情况，应先徒手做心肺复苏5个循环（约2分钟），再打“120”急救电话求救。

- 利用手机的免提功能

  如果施救者手边有手机，建议拨通“120”之后开启免提功能，并将音量调大，然后将手机放在身边的地上，这样能一边对伤患者进行心肺复苏，一边通过电话获得“120”专业医护人员的帮助。

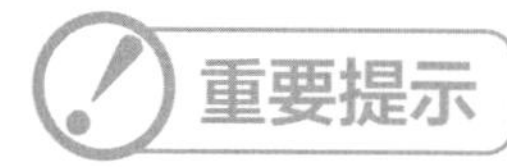

- 在拨打完“120”求救后，救护者须立即开始进行心肺复苏术。

将患者摆成复苏体位

【操作方法】

凡不是仰卧位的伤患者，一律需要摆放成仰卧位，又称作“复苏体位”。

1 救护者迅速跪在俯卧位或侧卧位的伤患者身体一侧，将伤患者的双上肢向上伸直，再将外侧下肢搭在内侧下肢上。

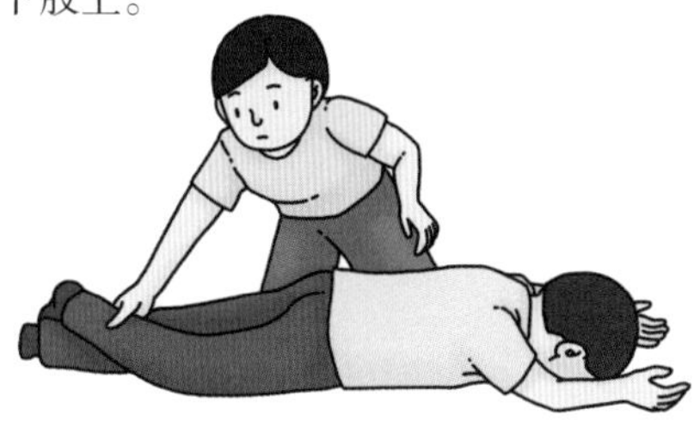

2 救护者的一只手固定在伤病员后颈部，另一只手固定在其外侧腋部。

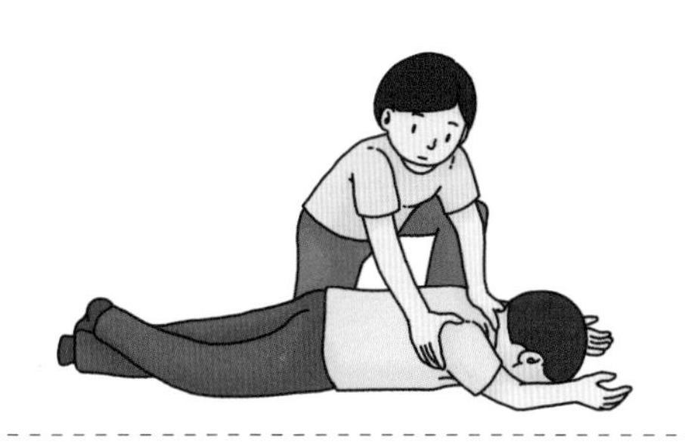

3 救护者稍用力将患者整体翻动成为仰卧位，使其头、颈、肩、腰、髋在同一条直线上。

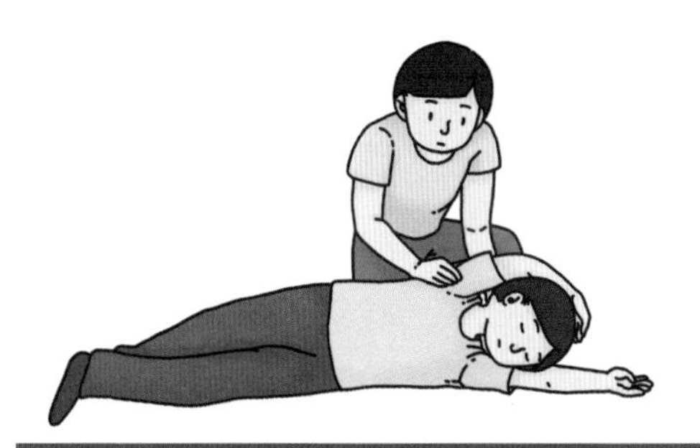

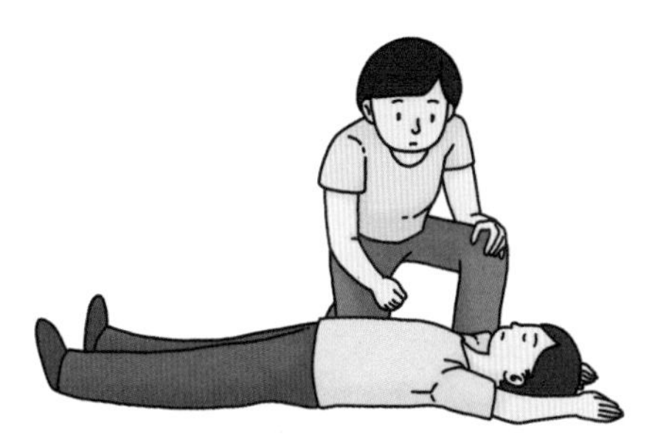

【注意事项】

①转动时必须使整个身体同时转动，避免身体扭曲、弯曲，以防脊柱、脊髓损伤。

②伤病员需仰卧在坚实的平面上，头部不得高于胸部，以免导致气道梗阻及脑血流灌注减少，加速大脑受损，使抢救的有效时间缩短。

③如果伤病员的躯干在弹簧床、沙发等不宜进行胸外心脏按压的软质平面上，可将其平移至硬质地面或在伤病员的背部放置一个硬木板。

重要提示

- 进行胸外按压之前，摆正体位的方法和时间要根据具体情况而定，尽量不耽误时间。

胸外心脏按压

【操作方法】

1 救护者跪在伤病员身体的任意一侧，身体正对伤病员两乳头，两膝分开，与肩同宽，两肩正对伤病员胸骨上方，距离伤病员身体一拳左右。

2 将一只手的掌跟部放置在伤病员胸部正中，中指压在一侧乳头上，手掌根部放在两乳头连线的中点处，不可偏左或偏右。

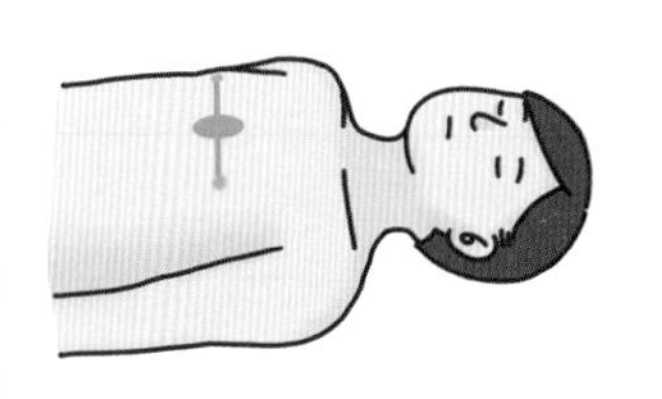

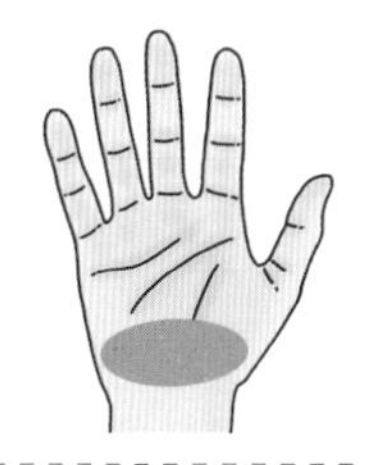

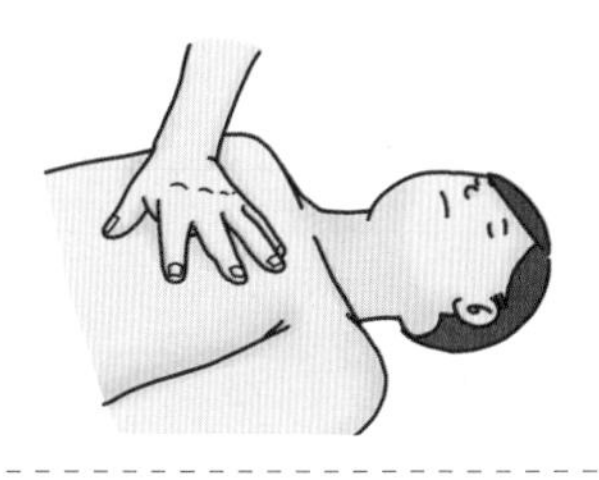

3 另一只手的掌根放在上一只手的手背上，两手十指交叉相扣，确定手指不会接触到肋骨。

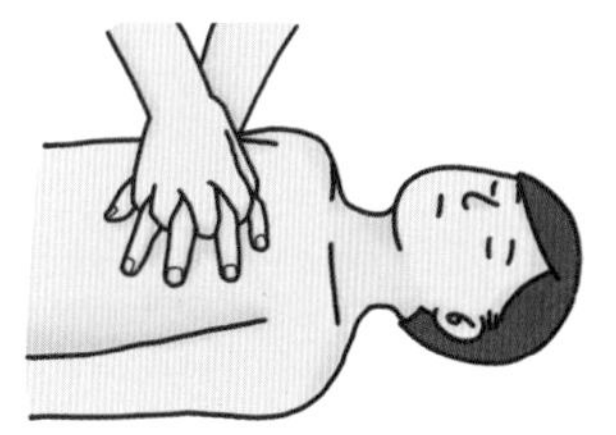

4 以髋关节为支点，利用上半身的力量往下用力按压，两臂基本垂直，使双肩位于双手正上方，肘关节不得弯曲，保证每次按压的方向垂直于胸骨。

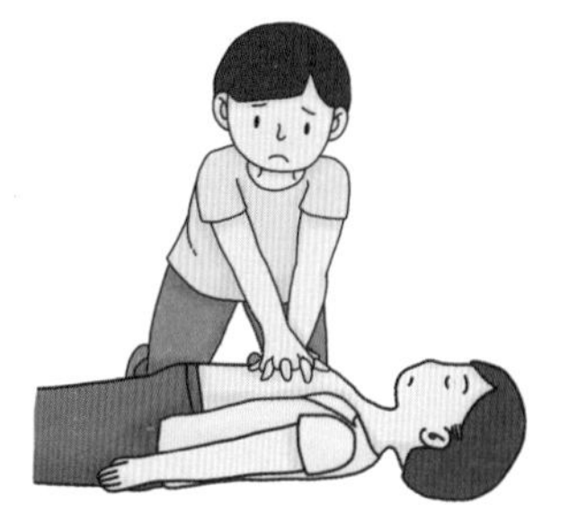

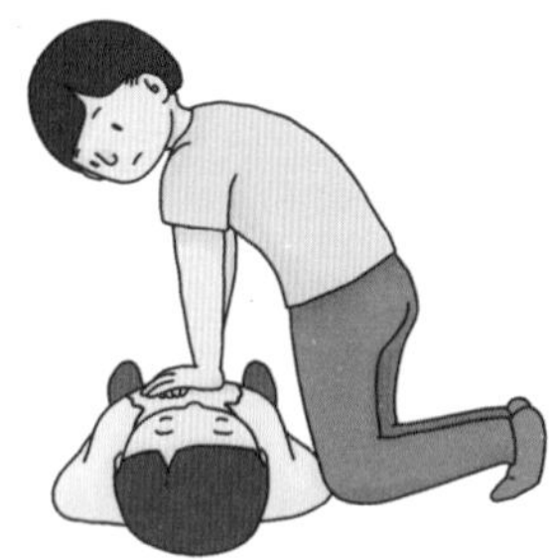

5 按压深度至少 5 厘米（平均按压深度控制在 6 厘米），相当于胸壁厚度的 1/3，以触摸到颈动脉搏动最为理想。压一下放松一下，待胸廓完全回弹、扩张后再进行下一次按压，同时掌根始终不得离开胸壁，以保证位置的准确。

6 按压的频率为每分钟 100 次（不超过每分钟 120 次），以该频率连续“按压—放松”30 次，保持节奏均匀，按压和放松回弹的时间应该是相同的。

【注意事项】

①有几种不正确的操作有可能造成伤病员肋骨骨折，操作时需避免：掌根放置的位置不在伤病员胸部正中，偏左或偏右；放松回弹过程中掌根离开伤病员胸壁，按压位置随意移动；冲击式按压，双臂不平直，手肘弯曲，无法平均用力。

②每次按压之后要待胸廓完全回弹、扩张，才能继续进行下一次按压，时间为1 ∶ 1，否则会使心血流量减少。放松时应完全不用力，但要维持手臂垂直，准备下一次按压。

- 未经培训者也可以做胸外按压

《2010年美国心脏协会心肺复苏及心血管急救指南》强烈推荐未经CPR培训的旁观者，对突然倒下而无反应（意识丧失伴无呼吸或喘息样呼吸）的成年人进行胸外按压。施救者可以进行单纯胸外按压，不做口对口吹气，直到急救设备可以使用，急救人员前来接管患者。

- 除了“胸外心脏按压”，心肺复苏术的另一个重要内容是进行“口对口人工呼吸”。按压与人工呼吸的比率为30 ∶ 2，即每进行30次不间断的胸外按压之后，需给予2次口对口人工呼吸。循环反复进行。

开放气道

【操作方法】

1 开放气道是进行口对口人工呼吸之前的必做准备工作。首先清理口腔异物，如果有明显异物，如呕吐物、脱落的牙齿等，可用手指挖出，以保持气道通畅。

2 选择“压额提颌法”或“双手托颌法”的方法，使伤病员的气道保持畅通。

（具体操作方法参见本书P016、P017）

【注意事项】

对于头部、颈部、脊柱受伤的患者，只能采用“双手托颌法”。

口对口人工呼吸

【操作方法】

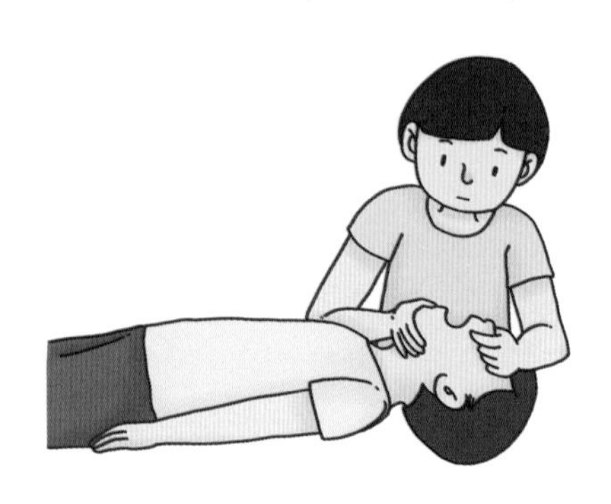

1 口对口人工呼吸是为伤患者提供氧气的快速、有效的急救法。施救者的一只手放在伤患者前额，用拇指、食指捏住伤患者鼻翼，使其嘴巴张开。

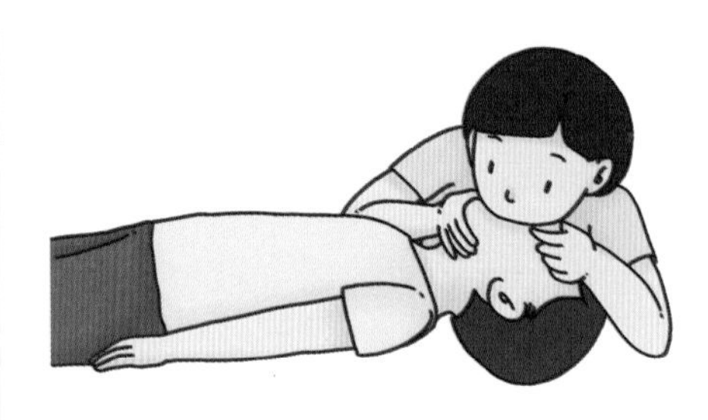

2 施救者正常吸一口气，然后用自己的嘴严密包绕伤患者的嘴，尽量避免漏气，向伤患者嘴内吹气，直到其胸部鼓起，吹气时间维持 1 ~ 2 秒。

3 移开嘴，松开紧捏伤患者鼻翼的手指，待伤患者胸部回落，“吹气时胸部明显上抬—嘴移开后胸部回落”形成一次有效的人工呼吸。

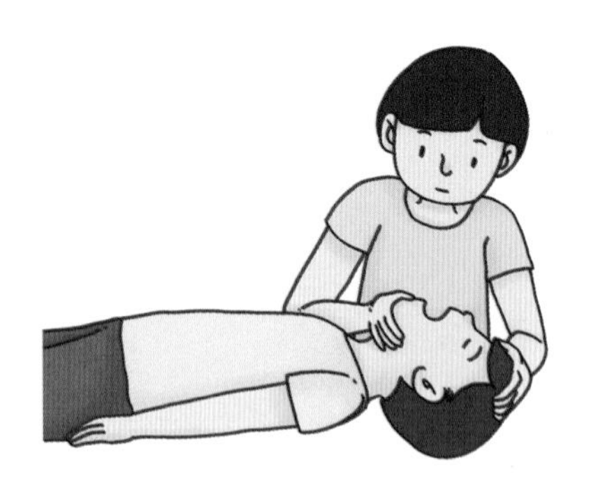

4 重复以上 3 步，连续进行 2 次有效的人工呼吸。

【注意事项】

①切勿吹气时间过长、气量过大，以免胃部膨胀、胃内压增高，从而压迫肺部，反而使得肺通气量减小，并有可能导致胃内容物反流而阻塞气道。
②操作过程中不要移动伤患者的体位，从始至终保持伤病员头部后仰、下颌抬起，使气道通畅。
③如果吹气时伤患者胸部没有抬起，则须从使用“压额提颌法”或“双手托颌法”开放气道开始重新操作，并检查每一步操作是否正确。

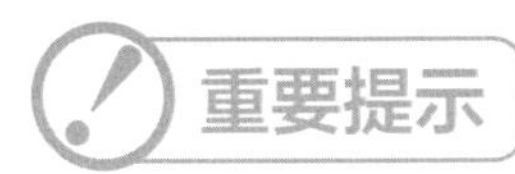

- 在进行完 2 次有效的人工呼吸之后，就需要再次进行 30 次胸外心脏按压，以胸外按压和人工呼吸 30 ： 2 的比率进行 5 个循环（约 2 分钟），然后重新检查伤患者的呼吸和循环体征。

重新评估呼吸和循环

【操作方法】

1 在做完 5 次“胸外按压—人工呼吸”的循环之后，检查一次伤患者的颈动脉。**（检查颈动脉的操作方法参见本书 P018）**

2 如颈动脉搏动恢复，则停止胸外心脏按压，并摆放成稳定侧卧位。**（摆放稳定侧卧位的方法参见本书 P019）**并继续严密监控伤患者的呼吸循环功能，直至医护人员前来。

3 如颈动脉搏未恢复，则继续胸外按压和人工呼吸，此后每 5 分钟检查一次脉搏。

【注意事项】

①在救护车和医护人员到来之前，反复评估抢救结果，第一次评估在急救操作后 2 分钟进行，以后每 5 分钟评估一次，直到伤患者心跳恢复或医护人员接管才能停止。
②寻找至少一个人与自己进行交替操作，轮流做心脏按压和口对口人工呼吸，避免过度疲劳。

2. 孕妇的心肺复苏术

孕妇的心肺复苏术流程跟一般成人一样。但进行心肺复苏术时，伤患者需要平躺在地上，如果孕期已超过 20 周，那么子宫和胎儿的重量便会压迫到位于右腹部的大血管，使下半身的血液难以顺利回流至心脏，全身血流量会因此降低 1/3 ~ 1/2，严重影响心肺复苏的效果。

两人操作的孕妇心肺复苏术

孕妇的心肺复苏术一般需要两人同时进行，因此在确定孕妇已经丧失意识和呼吸后，首先要做的是再找一个人，和自己一起为孕妇实施心肺复苏术。具体操作方法如下:

1 将伤病孕妇摆放成复苏体位，并确定其平躺在坚实的平面上。

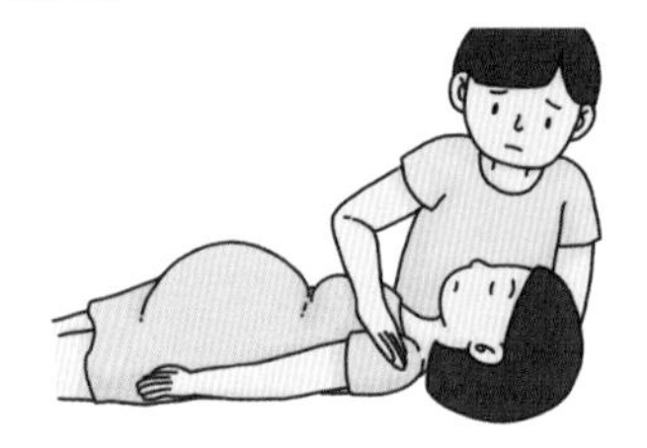

2 一人跪在孕妇身体左侧，按照正常方法进行心肺复苏的操作；同时另一人跪在孕妇身体右边，用手不断地将孕妇的肚子往左边推，以把肚子推到身体中线为目标。

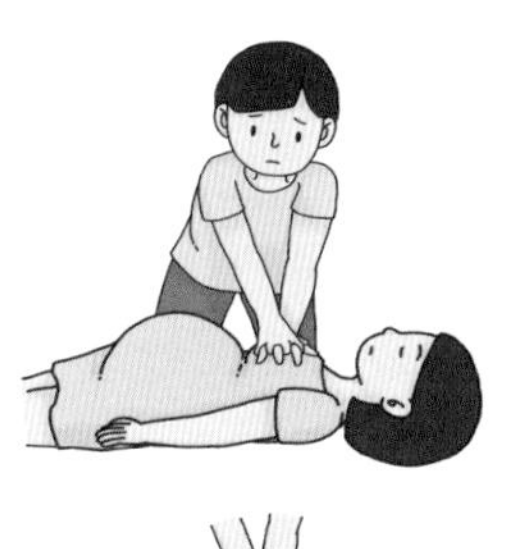

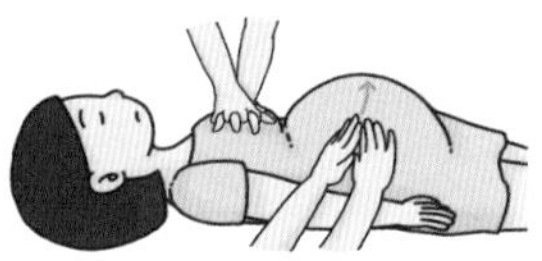

3 在换人操作时，停止心肺复苏的救护者就可以接手推移子宫的任务，两人交替重复以上操作。其他操作方法均与成人徒手心肺复苏术相同。

单人如何进行孕妇心肺复苏术?

如果现场实在找不到另一个人，只能一个人对孕妇实施心肺复苏术时，就要想办法将孕妇的右背部垫高 30°，最好选择坚硬的木板，或者任何坚硬、安全的物体，在为孕妇摆好复苏体位之后，将其垫在伤患孕妇的右背部；不宜选择毛毯、衣服等太软的物品，否则会影响效果。

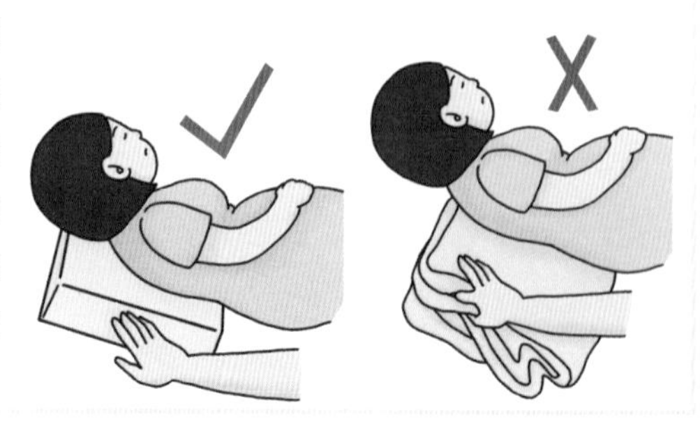

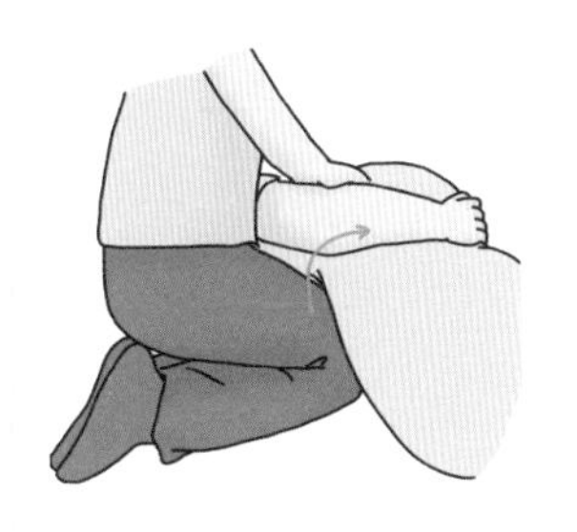

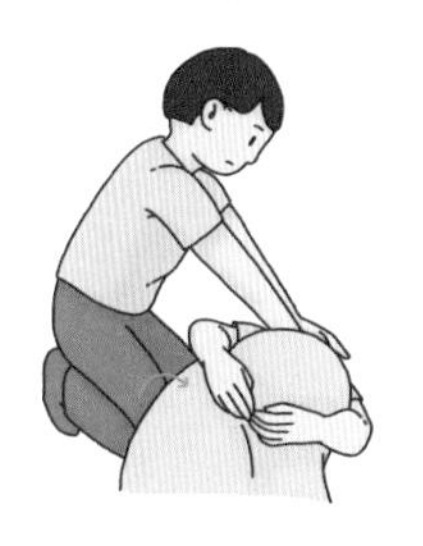

如果手边没有什么东西可以为孕妇垫高，救护者可以跪在孕妇的身体右边，把孕妇抱到自己的大腿上，用膝盖及大腿将孕妇的右背顶起约 30°高，然后依照成人徒手心肺复苏术的方法进行急救操作。

3.1 ~ 8 岁儿童的心肺复苏术

为 1 ~ 8 岁儿童实施的心肺复苏术（CPR）与成人的 CPR 流程相似，区别和要点主要有以下几个方面：

▶ 先进行 2 分钟胸外按压，再拨打“120”急救电话

儿童跟成人心肺复苏最主要的不同在于紧急程度。如果现场只有施救者一个人，那么首先要对伤患儿童进行 2 分钟的徒手心肺复苏，然后再拨打“120”急救电话。

如果现场有 2 个以上的人，操作方法就与成人完全相同，一个人立即开始进行心肺复苏，同时另一个人拨打“120”急救电话，获得救援。

▶ 采用单掌按压法，而非成人的双手交叠按压法

对于 1 ~ 8 岁的儿童，压胸的方式是使用单手的掌根，放置于两乳头连线的中点处，进行快速按压，并确保没有按压到伤患儿肋骨。其他的按压注意事项与成人相同，需要始终保持手臂垂直。

▶ 按压深度至少是儿童身体厚度的 1/3

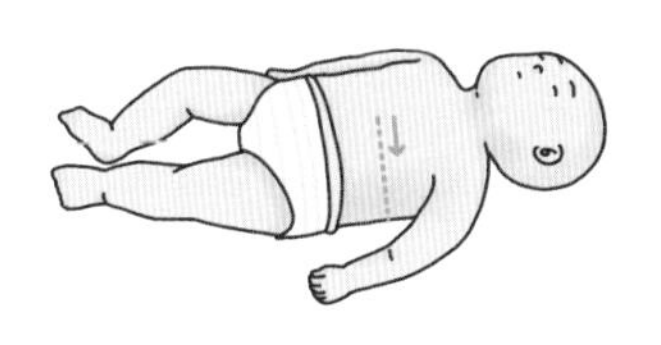

按压时，使用单手掌根部垂直下压胸骨，使胸部下陷 1/3，然后放松，但手不离开胸部，待胸部完全回弹后再进行下一次按压。按压的频率跟成人一样，为每分钟 100 次。

▶ 胸外按压—人工呼吸的比率为 15 ：2

不同于成人胸外按压—人工呼吸 30 ：2 的比率，8 岁以下儿童的胸外按压—人工呼吸比率应控制在 15 ：2，即每进行 15 次胸外心脏按压，接着进行 2 次有效的人工呼吸，循环进行。

4. 婴儿的心肺复苏术

1 周岁以下的婴儿生理和发育等与成人不同，因此婴儿与成人徒手心肺复苏操作存在较大的差异，完整的操作流程如下：

评估现场安全性

发现婴儿失去知觉后，首先确保环境的安全性。如有必要，先将婴儿移至安全地带。

判断婴儿有无意识——刺激足底

【操作方法】

1 用一根手指对婴儿的足心进行适当的刺激，或者用手掌拍击婴儿的足底，同时呼唤他的名字，观察婴儿是否啼哭、挣扎。

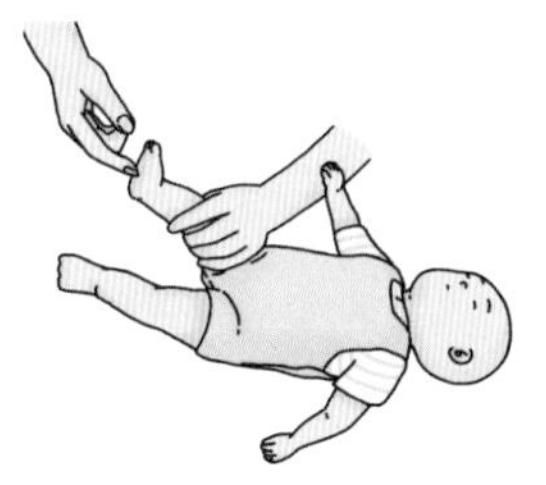

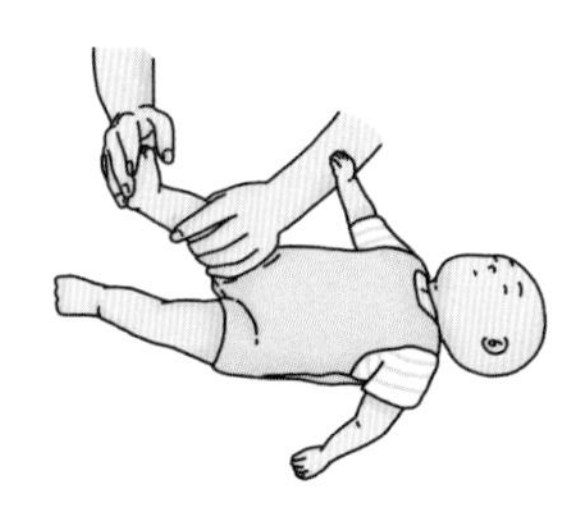

2 如果婴儿没有任何反应，掐按其人中或合谷穴，如能睁眼或啼哭，说明其有意识。

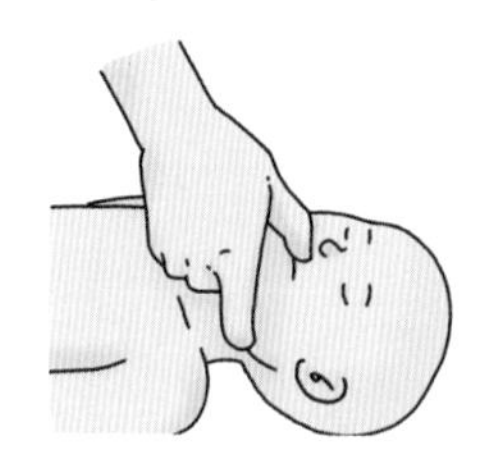

【注意事项】

不要随意摇晃婴儿。如果婴儿没有任何反应，观察其有无呼吸，如无呼吸或呼吸不正常，即可判断为心搏骤停。

先按压 2 分钟，再打急救电话

确定婴儿心搏骤停后，立即大声呼救，如果有人赶来，请人迅速拨打“120”急救电话，同时开始为患儿实施心肺复苏。如果没有其他施救者前来，现场只有一名施救者，应先进行 2 分钟的徒手心肺复苏，再拨打“120”急救电话。打完电话后继续进行心肺复苏，直至救护人员到达现场并接手急救。

摆正体位

将婴儿仰卧在较硬的平面上，若没有合适的地方，也可以抱着婴儿，用前臂支撑婴儿的背部，用手支撑婴儿的头颈，使婴儿的头部轻度后仰，并保持这个状态。

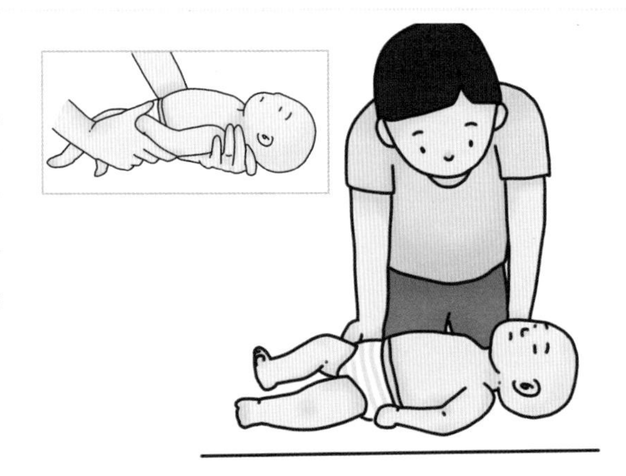

胸外心脏按压——双指按压法

【操作方法】

1 将一手的食指、中指并拢，指尖垂直向下按压婴儿的胸骨。

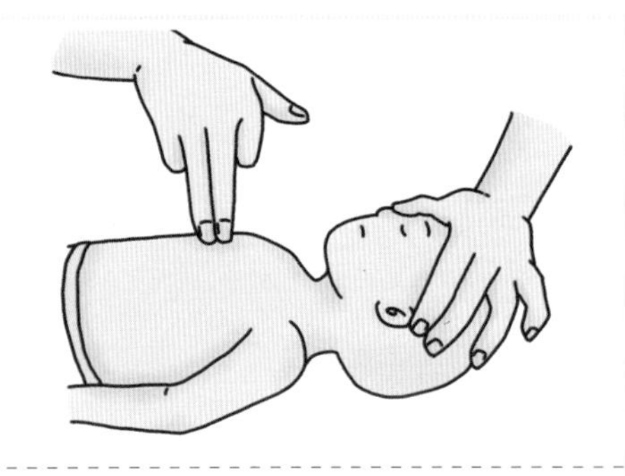

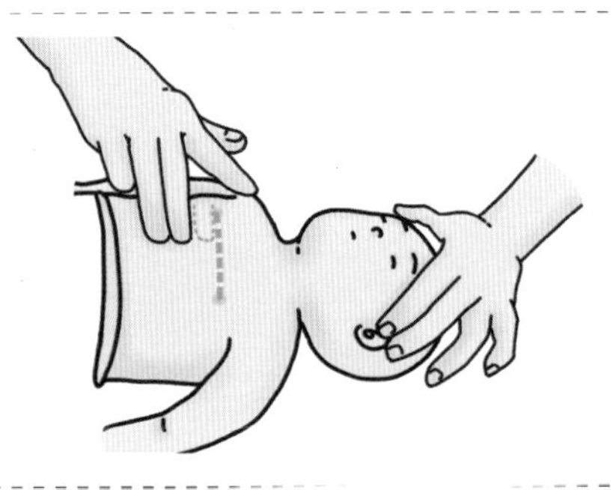

2 按压的位置在两乳头连线的中点下一横指处，并确保没有按压到婴儿的肋骨。

3 按压到婴儿胸部下陷 1/3 ～ 1/2，然后放松，同时手指不离开婴儿的胸部，待其胸部充分回弹再进行下一次按压，即按压时间和放松时间为 1 ∶ 1。

4 按压频率比成人稍快，应在每分钟 100 次以上，一般为每分钟 120 ～ 140 次。以这个频率重复按压 30 次。

开放气道

【操作方法】

1 清除婴儿口鼻内的可见阻塞物，用手指小心地勾出。

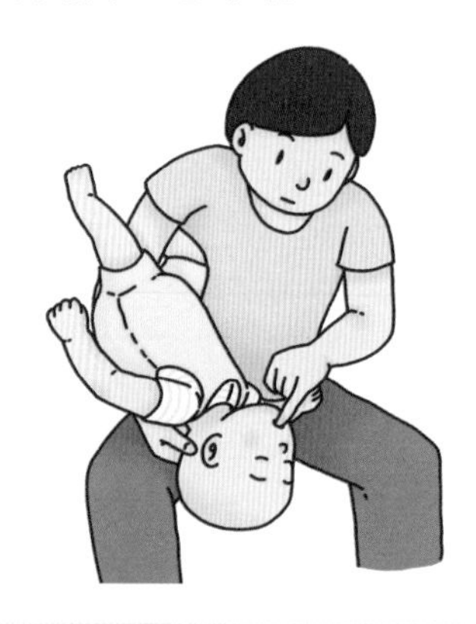

2 将一只手放在婴儿的前额，另一只手的一根手指尖托住婴儿的下颌，使头部轻微后仰。注意下面的手指不要挤压到颌下的软组织，头部不要过度后仰，下颌角和耳垂的连线与婴儿仰卧的平面呈 30° 角即可。

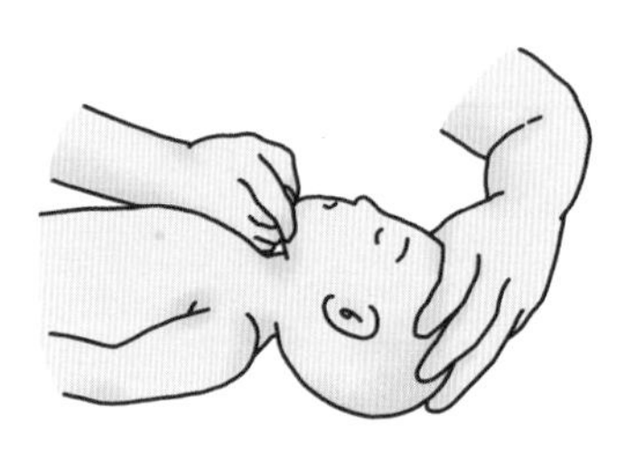

口对口人工呼吸

【操作方法】

1 施救者正常吸一口气，将嘴唇罩住婴儿的口鼻，形成密封。在 1 秒钟内将气体平稳地吹入婴儿的口鼻内，见其胸廓隆起即可。

2 施救者的嘴离开，观察婴儿的胸廓是否下降。如果吹气时胸廓隆起，吹气结束后胸廓下降，就表明进行了 1 次有效的人工呼吸。连续进行 2 次有效的人工呼吸。

检查脉搏——触摸股动脉或肱动脉

以 15 ： 2 的比率不断重复进行胸外按压—人工呼吸，检查婴儿脉搏是否恢复，可触摸股动脉或肱动脉进行判断。**（具体操作方法参见本书 P018）**

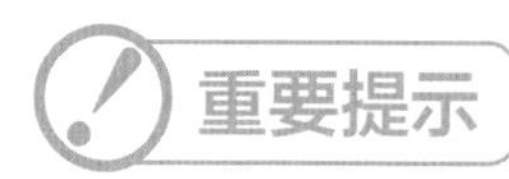

- 出生 28 天内的新生儿，进行心肺复苏的顺序应为：开放气道—人工呼吸—胸外按压。

5. 自动体外心脏除颤仪（AED）的使用方法

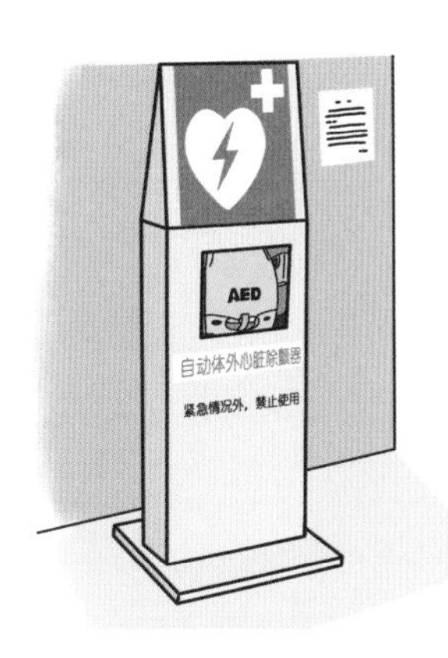

自动体外心脏除颤仪，一般简称 AED，是专门为非医务人员研制的一种专用急救设备，携带方便、易于操作、使用安全。学会使用 AED 比学会徒手心肺复苏术更简单，能使猝死的抢救成功率提高几倍至几十倍。

AED 在欧洲、北美、日本、新加坡，以及中国香港、澳门、台湾等地区早已家喻户晓。机场、火车站、体育场馆、学校、商业街区、酒店、写字楼、公司、政府机关等人群密集的场所，以及警车、消防车、民航飞机和不少家庭中都普遍安装了 AED 设备。

AED 的工作原理

AED 俗称“傻瓜电击器”，在一些国家和地区，不少小学生也掌握了 AED 的操作方法，其工作原理是通过电击来纠正心律。猝死最常见的原因是一种致命性的心律失常，医学上称为室性纤维颤动，简称“室颤”。心肌受损或者供氧不足，均可导致室颤的发生，这时心脏会丧失有效的排血功能，生命危在旦夕。使用 AED 可以通过一次或多次电击迅速消除室颤，纠正心律，恢复心跳，被认为是抢救猝死最有效的方法。

AED 的操作流程

AED 自带电池，打开之后就会有语音提示，抢救者按照语音提示进行一步一步简单的操作即可。

1 拿到 AED 后，首先按下电源键，通常是绿色的按钮。然后把伤患者胸前的衣服解开或剪开，用干布擦去伤患者胸部的汗水。

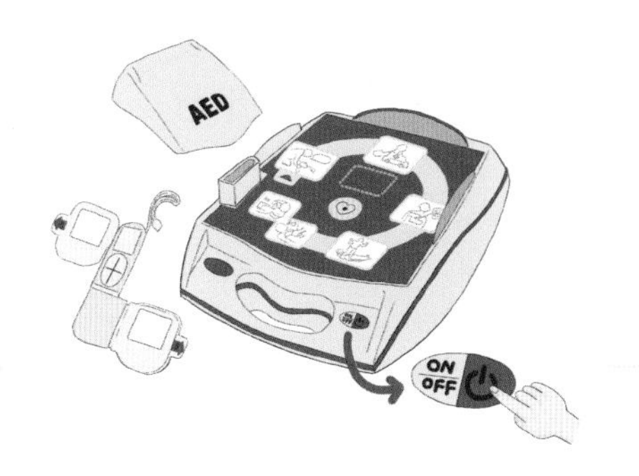

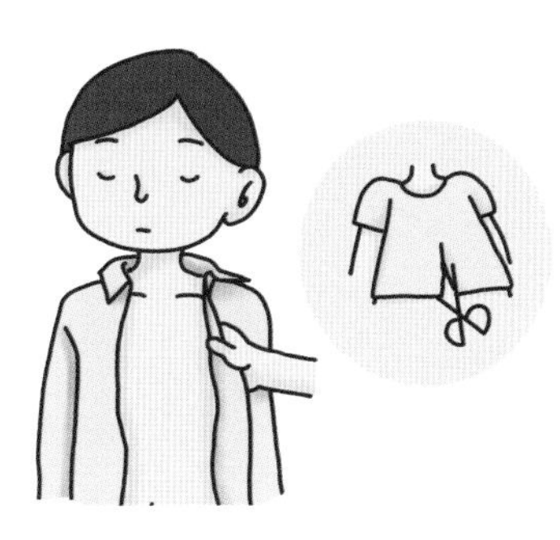

2 听到仪器语音提示“将电极片贴到病人的皮肤上”。这时去除电极片上的贴膜，将两张电极片分别贴于指定位置。一张贴于伤患者右胸上部，另一张贴于伤患者左侧腋窝下。电极片上画有具体位置，照着图示贴好即可。

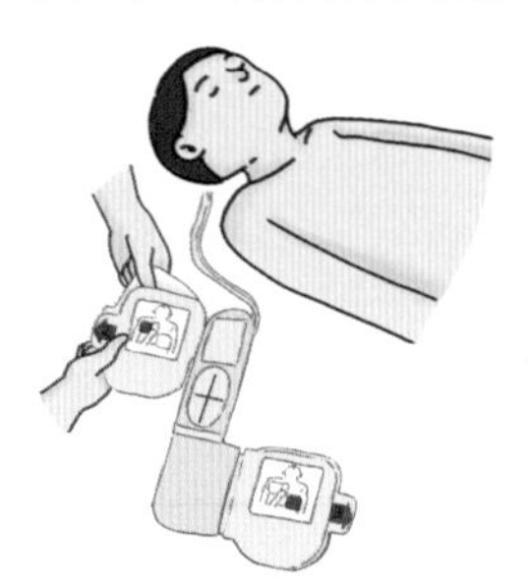

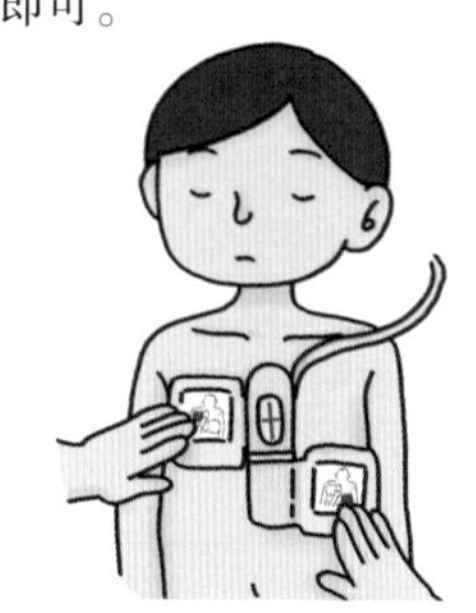

3 听到仪器语音提示“将电极片的插头插到闪灯旁的插孔内”。这时按照提示连接导线插头。

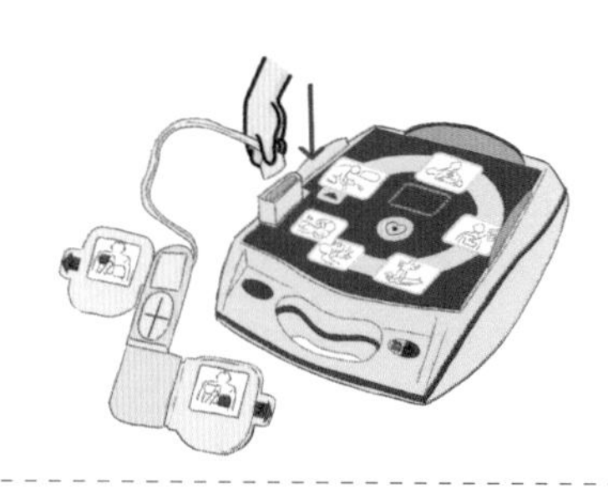

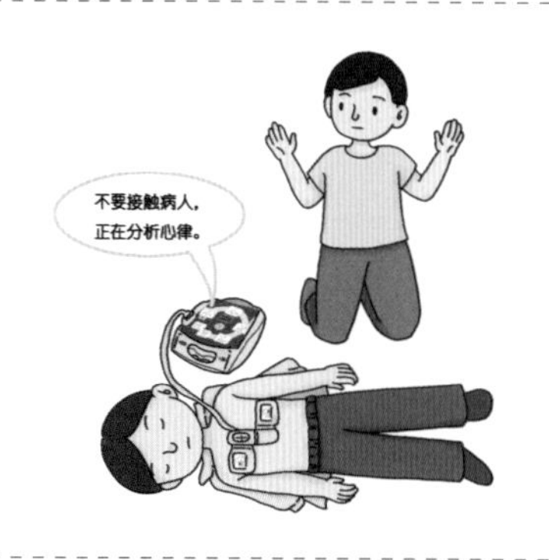

4 听到仪器语音提示“不要接触病人，正在分析心律”。这时确保没有任何人接触伤患者的身体，停止人工急救，仪器会自动分析病人的心律。如果病人心律不正常，AED 就会开始自动充电，为下一步电击做准备；如果病人有正常心律，AED 则不会自动充电。

5 当自动充电完毕，SHOCK（电击）键会连续闪烁，同时听到语音提示“可电击心律，请电击”。这时再次确认没有任何人触碰患者，大声喊出“所有人都离开！”然后按下 SHOCK 键（红色按钮），等待电击完成。

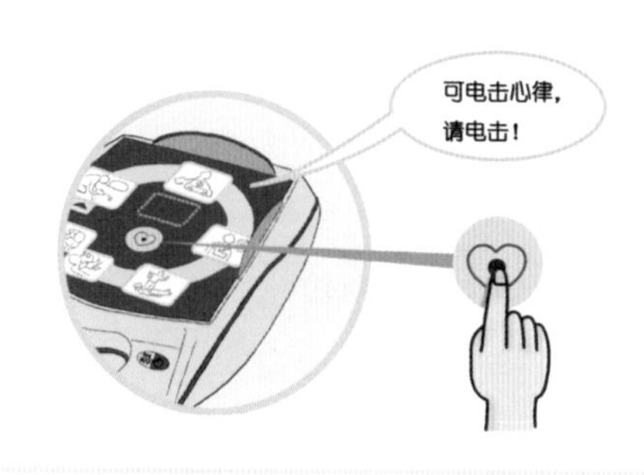

AED 如何用于儿童?

8 岁以上儿童：成人 AED 也适用于 8 岁以上的儿童。使用时按照成人标准将第一张电极片贴于孩子胸部右上侧、锁骨下方；第二张电极片贴于孩子的左侧腋窝下。其他操作也与成人一样。

1 ～ 8 岁儿童：小于 8 岁的儿童，最好选择小儿专用 AED，或使用带有小儿电极片的成人 AED。如果以上二者都没有，也可使用标准的成人 AED 和电极片。注意小儿专用 AED，其电极片贴的位置与成人不同，第一张电极片贴于小儿背部中央，第二张电极片贴于小儿胸部中间，确定两张电极片是垂直的，其他操作与成人相同。1 岁以下的婴儿绝对不能使用成人 AED。

使用 AED 的注意事项

1 如果施救对象是溺水者，或者胸口有水渍、汗渍，必须先擦干皮肤，再贴电极片。以免电击时，电流直接通过皮肤表面的水渍，而无法电击到心脏。

2 电极片必须直接贴在皮肤上，贴身衣物、束缚带、膏药等全部都要去除，更不能有金属物品，如胸罩内的金属托。如果胸毛过多，使电击无法粘贴到皮肤上，应该立即剔去胸毛。

3 确保仪器分析心律、充电、电击过程中没有人接触伤患者，否则会干扰仪器的正常工作，还有被电击的危险。

4 如果误将两张电极片的位置贴颠倒了，问题并不大，此时不要试图更换，以免浪费时间，可继续进行下一步操作。

5 如果伤患者已经恢复心跳，可将其摆放成稳定侧卧位，但不要关掉 AED 或拿开电极片，等待医护人员前来处理。**（摆放成稳定侧卧位的方法参见本书 P019）**

6 如果伤患者在电击后仍未恢复知觉，需要立即继续徒手心肺复苏，这时必须断开 AED 的电流再进行操作。

7 对于带有心脏起搏器或有埋藏式心律转复除颤仪的患者，一样可以正常使用 AED，但需要仔细观察或触摸患者皮肤下的装置，在贴电极片时不要覆盖在装置上即可。

当取得 AED 设备并能够使用时，不宜突然停止徒手心肺复苏操作，直到连接导线插头，语音提示“不要接触病人，正在分析心律”时方可停止，保证中断胸外按压的时间不超过 10 秒钟。

三、气道异物阻塞急救法

气道异物阻塞会导致通气功能障碍，使机体和外界无法进行气体交换，如果不能立即排出异物，严重者可迅速窒息、缺氧而死亡。因此，家人或自己发生气道异物阻塞时反应一定要快，要迅速排出异物、解除阻塞、纠正缺氧状态，才有可能保住生命。

哪些人容易发生气道异物阻塞？

①婴幼儿：5岁以下的儿童是气道异物阻塞的高发人群，婴幼儿的吞咽功能发育不完善，牙齿未长齐，同时在进食时容易啼哭、嘻笑、玩耍，还有些婴幼儿喜欢用手抓着各种“玩具”往嘴里塞，这些都是导致婴幼儿容易发生气道异物阻塞的原因。

②老年人：老年人的吞咽功能退化，尤其是患有脑血管的老年人，以及牙齿脱落的老年人，都是容易发生气道异物阻塞的高危人群。

③饮食习惯不好的成年人：成年人虽然具有自我保护的能力，但如果饮食习惯不好，如进食过快、过猛，或进食时说笑、抛食花生米等食物，以及醉酒等情况下，同样容易发生气道异物阻塞。

如何及时发现家人出现气道异物阻塞？

有时，异物会进入下呼吸道，出现剧烈咳嗽，但接下来会有一段或长或短的无症状期，这时很容易错过关键的急救时间，抢救不及时还有可能导致严重的并发症。因此，一旦家人出现气道异物阻塞，及时发现情况是采取抢救措施的必要前提。

完全性阻塞

如果患者的气道完全被卡住，会当即就不能发声、咳嗽、呼吸，两手会本能地做出掐住脖子的动作，患者出现这个动作是发生完全性阻塞最明显的特征。同时患者面色潮红，继而变成青紫色或苍白色，随即意识丧失，继而心跳停止。

不完全性阻塞

如果患者的气道没有被完全阻塞，还可以部分通气，患者当即便会出现剧烈呛咳；呼吸困难，甚至可以听到每次费力呼吸时，喉咙发出口哨一样的喘鸣声；面色先潮红，后青紫或苍白；首先烦躁不安，接着意识丧失，最后呼吸和心跳停止。

1. 海姆立克急救法

发生不完全性阻塞的病人，经用力咳嗽无效，呼吸逐渐微弱时，应立即采用“海姆立克急救法”抢救。发生完全性阻塞的病人，应第一时间使用海姆立克法抢救。

海姆立克急救法的原理

海姆立克急救法通过不断冲击上腹部的操作，使膈肌瞬间抬高，从而使肺内压力骤然增高，形成“人工咳嗽”，迫使肺内气流将气道内的异物冲击出来，从而解除阻塞。

站立位的上腹部冲击法(适用于意识清楚的病人)

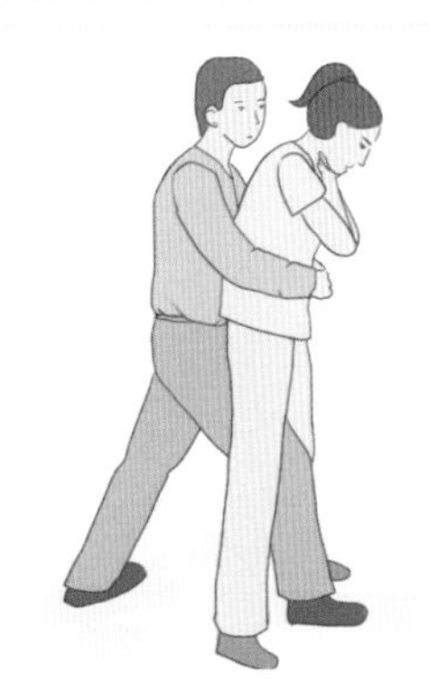

【操作方法】

1 病人取站立位，弯腰并头部向前倾，施救者站在病人身后，一腿在前，插入病人两腿之间呈弓步，另一腿在后伸直，同时两臂环抱病人的腰腹部。

2 施救者一手握拳，拳眼置于病人脐上两横指的上腹部，另一只手固定拳头，并突然连续、快速、用力向病人上腹部的后上方冲击，直至气道内的异物排出或病人意识丧失。

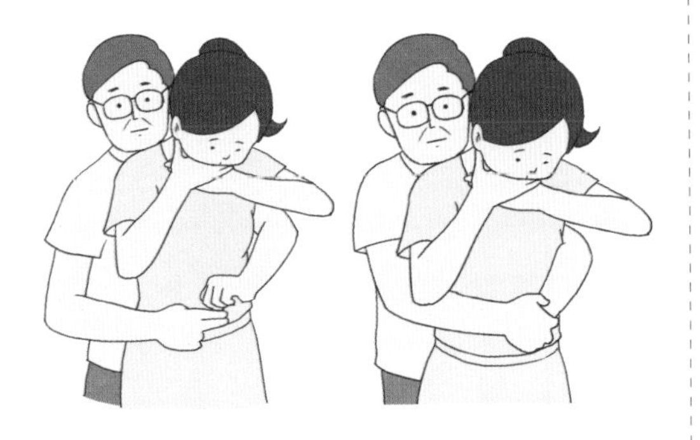

3 如果病人在抢救的过程中发生意识丧失，应立即将其摆成平卧的复苏体位，使用心肺复苏术进行急救。**(成人心肺复苏术操作方法参见本书 P022~P029)**

【注意事项】

①此法不适宜肥胖者、孕妇以及1岁以下的婴儿。

②冲击的速度维持在1秒1次，并且要用力，方向向上。

卧位的上腹部冲击法（适用于意识丧失的病人）

【操作方法】

1 将病人摆放成平卧位，抢救者骑跨于病人大腿两侧。

2 将一手掌根置于病人肚脐上两横指处，另一只手重叠于第一只手上，并突然连续、快速、用力向病人上腹部的后上方冲击。

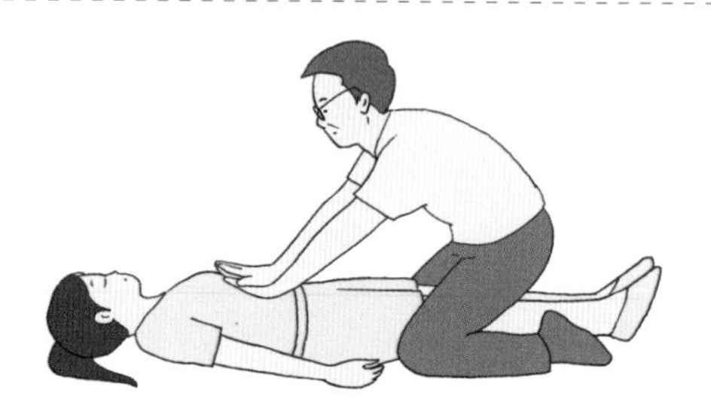

3 每冲击 5 次后，检查一次病人口腔是否有异物。如果发现异物，立即将其取出。

【注意事项】

此法同样不适宜肥胖者、孕妇和 1 岁以下的婴儿。

2. 孕妇及肥胖者的海姆立克急救法

怀孕 3 个月以上的孕妇，胎儿的大小会超过肚脐，因此不宜使用上腹部冲击法，因其冲击点临近肚脐，这时应该使用胸部冲击法。对于肥胖者，尤其是腹部肥胖者，如果其肚脐上不容易用力，也需要改用胸部冲击法。

站立位的胸部冲击法（适用于意识清楚的孕妇及肥胖者）

1 病人取站立位，头部向前倾，施救者站在病人身后，一腿在前，插入病人两腿之间呈弓步，另一腿在后伸直，同时两臂环抱病人的胸部。

2 施救者一手握拳，拳眼置于病人两乳头连线中点，另一只手固定拳头，并突然连续、快速、用力向病人胸部的后方冲击，直至气道内的异物排出或病人意识丧失。

3 如果病人在抢救的过程中发生意识丧失，应立即将其摆成平卧的复苏体位，使用孕妇心肺复苏术进行急救。**（孕妇心肺复苏术操作方法参见本书 P030）**

卧位的胸部冲击法（适用于意识丧失的孕妇及肥胖者）

【操作方法】

1 将病人摆成平卧位，抢救者跪在病人身体一侧。

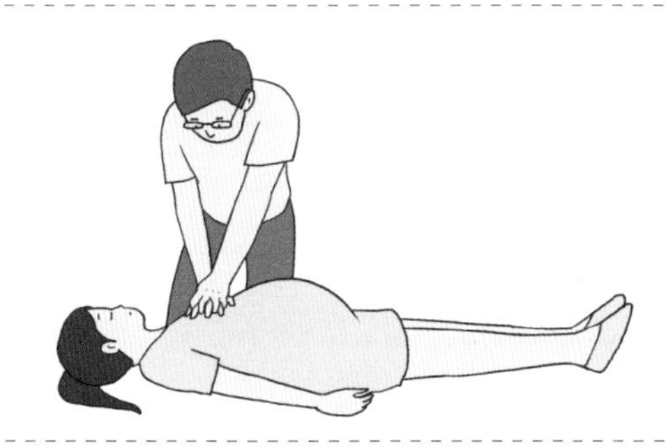

2 用一手的掌根部放在病人两乳头连线中点的部位，另一只手重叠其上，双手十指交叉相扣，并连续、快速、用力垂直向下冲击。

3 每冲击 5 次后，检查一次病人口腔是否有异物。如果发现异物，立即将其取出。

3. 婴儿的海姆立克急救法

对于 1 岁以下的婴儿来说，肝脏在肚子中占据了很大的空间，如果使用跟成人一样的海姆立克急救法，很容易压破其娇嫩的肝脏。因此婴儿发生气道异物阻塞时，急救的方法与成人不同。

【操作方法】

1 抢救者将患儿面部朝下，头部低于身体，臀部朝上，放在救护者的前臂上，用手托住其颈肩部，并将自己的前臂支撑在大腿上方。

2 救护者用另一手掌根部连续叩击患儿肩胛间区 5 次。

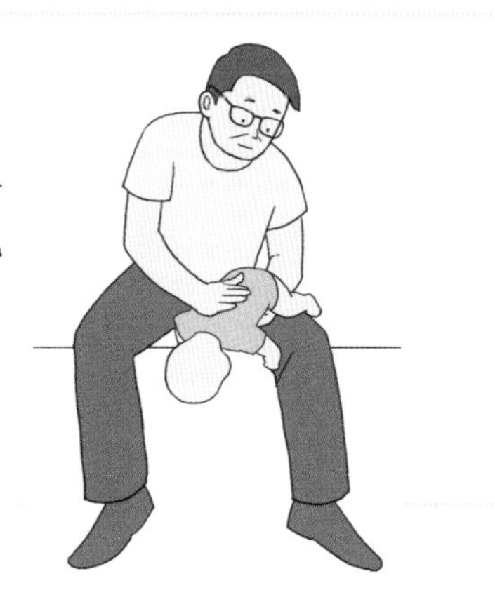

③ 将婴儿翻转成面部朝上、头低臀高的体位，检查其口中有无异物，如果发现异物，用手指小心勾出。

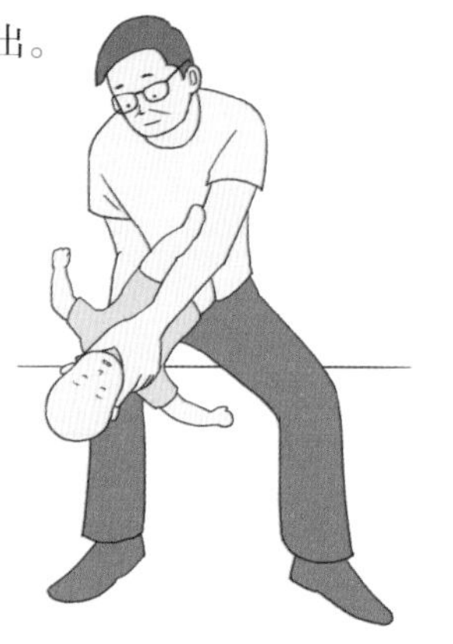

④ 如果未发现异物，立即用食指、中指连续冲击患儿两乳头连线中点下一横指处5次，再将婴儿翻转为面部朝下，从叩背开始重复以上操作，交替进行叩背和压胸，直至异物排出。

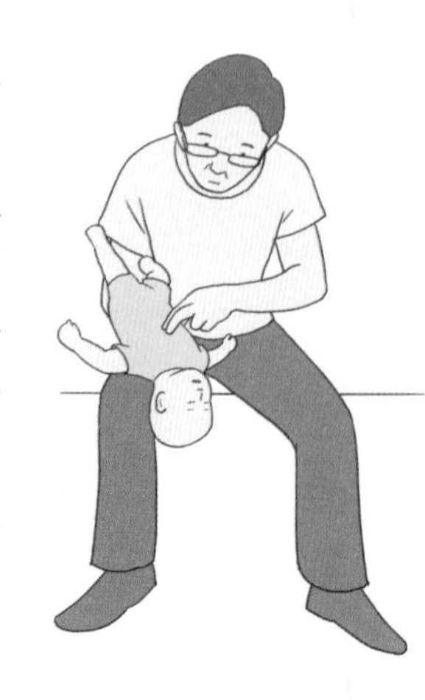

【注意事项】

①在叩背、压胸的操作过程中，要不断检查异物是否已经被冲击到口腔内，一旦发现，及时从婴儿口中取出，以免来回翻转婴儿的身体，使已经排出的异物再次卡入气道。

②取出异物后如婴儿已经无呼吸，要立即进行口对口人工呼吸。

4. 成人自救法

成人如果发生不完全性气道异物阻塞，并不会立即丧失意识，这时如果身边没有救护者，一定要趁自己意识尚清醒时（2 ~ 3分钟内）迅速进行自救。

站立位的胸部冲击法（适用于意识清楚的成人）

① 保持站立姿势，找一个适当高度的硬质椅子，站到椅背处。

② 头部后仰，使气道变直，然后将上腹正中抵在椅背顶端，双手扶住椅子，用身体的重量迅速、用力、连续往下按压、冲击，直到异物排出。

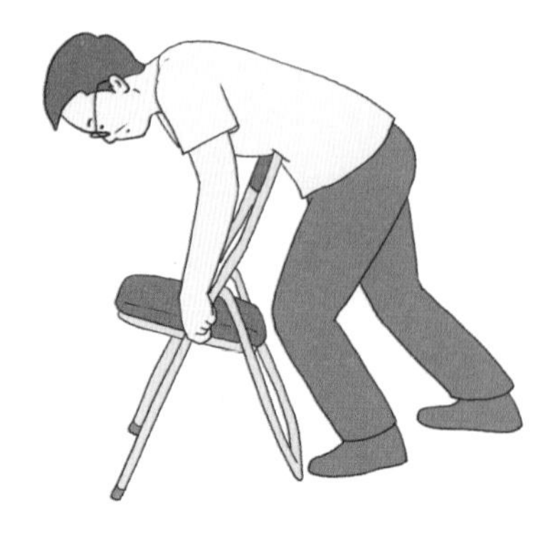

【注意事项】

如果一时找不到硬质椅子，用桌子边缘、窗台边缘，或者任何凸起的柱状硬物都可以。

5. 弯腰拍背法，你做对了吗？

对于气道异物阻塞的急救，使用海姆立克急救法最为安全、有效，但在现实生活中，很多人往往出于第一反应去拍病人的背部，这时要注意，如果拍的方法不正确，不仅起不到作用，反而有可能使情况变得更糟。

正确的做法是“弯腰—拍背”：一边鼓励病人咳嗽，一边站到病人一侧，让病人取站立位或者坐位，并使其尽量弯腰，然后抢救者一手勾住病人的腹部以形成稳定支撑，另一只手用力拍击病人的背部。这样，利用重力的作用与震动的作用，气道内的异物就有可能排出。

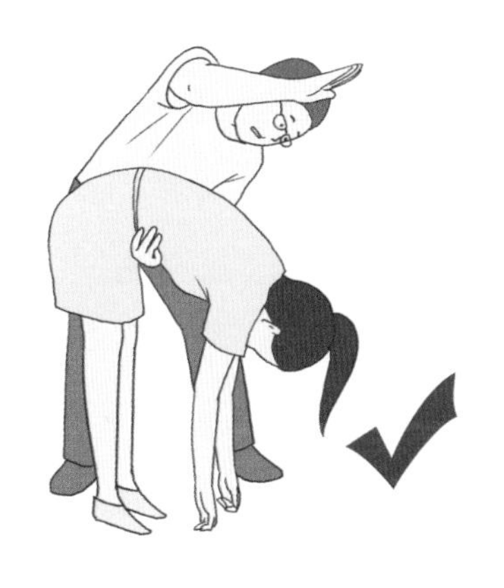

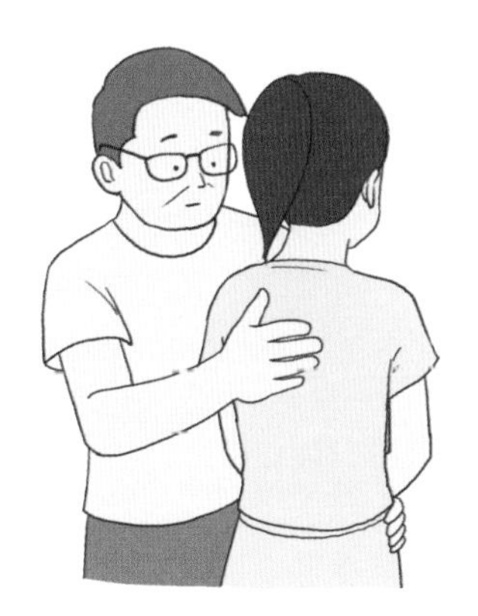

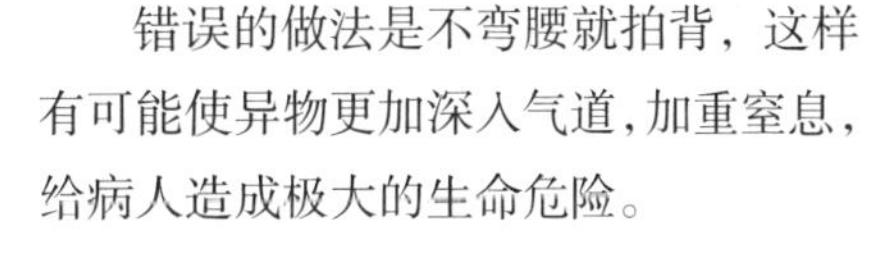

错误的做法是不弯腰就拍背，这样有可能使异物更加深入气道，加重窒息，给病人造成极大的生命危险。

此外需注意，弯腰拍背法仅适用于意识清醒的不完全阻塞病人（病人尚能自主咳嗽），如果病人发生的是气道完全阻塞或已经丧失意识，应使用海姆立克急救法进行急救。

四、外伤急救四步法

人类四大死亡原因分别为心脏病、脑血管病、癌症、意外伤害。其中，前三位死因主要见于老年人，而意外伤害则更多地威胁着青少年的生命和健康。据世界卫生组织统计，意外伤害已成为 44 岁以下人群的第一死因，占 35 岁以下青少年死因的 50% 以上。

我国意外伤害占儿童死因总数的 26.1%，而这个数字还在以每年 7% ~ 10% 的速度递增。每年 7 月份以后，是儿童意外伤害的高发阶段，另外，儿童意外伤害 70% 发生于家庭。

各种意外伤害导致的死亡，更多地发生在事故现场。其中，即刻死亡（数秒至数分钟）占 50%、早期死亡（2 ~ 3 小时）占 30%，而后期死亡（伤后数周内）仅占 20%。北京急救中心的统计表明，受到意外伤害的伤者，有 49.74% 在急救车到达之前已经死亡。因此，外伤急救的紧急程度不亚于对猝死（心肺复苏术）、窒息（海姆立克急救法）的急救。

外伤的种类和危险

外伤的种类有割伤、切伤、裂伤、刺伤、擦伤、挫伤、瘀伤等，表现为开放创伤和闭合创伤两大类。

1 开放创伤有伤口和出血现象，细菌会从伤口处侵入人体，导致感染。时间越长，感染机会越大。

2 闭合创伤表面没有伤口，感染机会较小，但体内有可能已经发生大量出血，失血量难以目测，还有可能已发生骨折和内脏爆裂，情况极其危险。

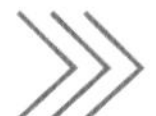

人体受到外伤的生理反应

成年人失血量如果少于总血量的 10%，身体可以自然调节，一般无症状。当失血量超过 15% 时，伤者会出现脉搏加快或转弱，血压下降，口渴，皮肤湿冷、苍白等症状；当失血量超过 40% 时，伤者的呼吸会变得浅且快，随即不省人事，此时已情况危急。

从外伤出血到死亡，根据受伤的严重程度，人体的反应如下：

出血 ---> 血量下降 ---> 心跳加速，四肢及表面血管收缩 ---> 休克 ---> 内脏组织缺氧 ---> 器官功能衰竭 ---> 死亡

外伤急救的四大步骤

止血：减少血液流向伤口，使血凝块尽快形成。

包扎：固定住止血敷料，保护开放伤口，防止感染。

固定：对骨折和受伤肢体进行临时固定，保护伤口，减轻痛苦，便于搬运。

搬运：经过以上处理之后，迅速、准确、合理地将伤病员安全地送到医院。

外伤急救预处理——清除衣物

在按照以上四个步骤进行急救之前，往往需要为伤者脱除衣物，这样才能准确地判断伤势，方便进行止血、包扎、固定。为伤者清除衣物时，注意要尽可能地避免移动伤者的身体，以防止造成二次伤害。

脱鞋 救护者一只手托起伤者的小腿或脚踝，另一只手将鞋子轻轻脱下。如果伤者穿着长靴，最好先用剪刀剪开靴筒，再将其脱下。

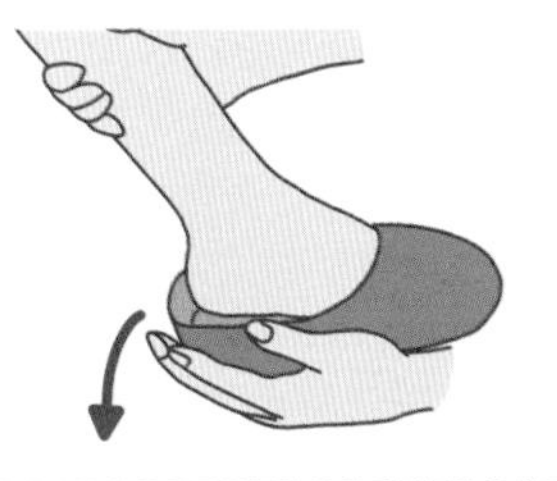

脱袜 从袜筒处慢慢往下，小心地脱去袜子，切勿从脚尖处拽下。如果伤者的袜子较紧，可一只手拉起袜筒，另一只手用剪刀将袜子从上至下剪开。

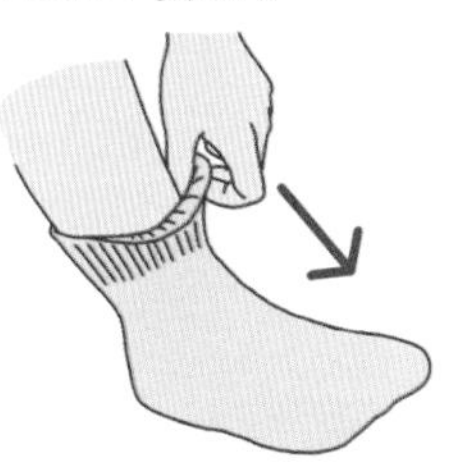

脱长裤 检查伤势时无需将裤子脱下，以免擦碰到伤口。拉起裤腰，即可查看腰部及大腿的伤势；拉起裤管，即可看到小腿的伤势。必要时可提起裤腰或裤管，用剪刀剪去遮挡伤口的部分。

脱上衣 将伤者扶起成坐位，将外套的领口退到肩部，然后弯曲未受伤的手臂，脱掉这边的衣袖，再将受伤手臂的衣袖脱下。如果伤情较重，伤者不宜坐立，应从未受伤的部位将衣物拉起，然后用剪刀小心剪开衣物。

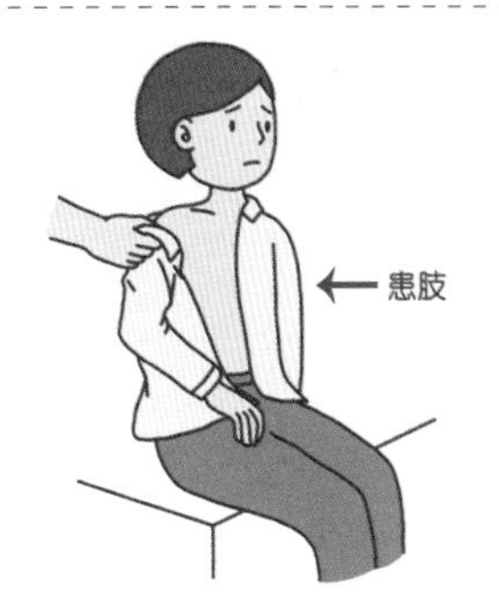

1. 止血

血液是维持生命活动最重要的物质之一，成人全身总血量约占自身体重的 7%，当出血量达到全身总血量的 20% 时，人就会休克，出血量达到总血量的 40% 时，可迅速危及生命。

出血的危险程度与破损血管的口径、出血速度成正比。某些重要的脏器和大血管，如心脏、胸主动脉、颈动脉、锁骨下动脉、肱动脉、股动脉等一旦破裂出血，往往来不及送医院抢救，可于数分钟内死亡。因此，对于外伤的现场急救，第一步也是最重要的一步便是及时止血。

出血的种类，一眼识别

动脉出血

. 危险级别：高

. 颜色：鲜红

. 状态：血液从伤口呈搏动性喷射而出。

静脉出血

. 危险级别：中或高

. 颜色：暗红

. 状态：血液从伤口持续向外涌出。

毛细血管出血

. 危险级别：低或无

. 颜色：鲜红

. 状态：血液从创面呈点状或片状渗出。

出血的部位，警惕内出血

外出血

. 处理方法：现场急救，同时拨打“120”急救电话

. 识别度：高

. 具体表现：可从体表见到流出的血液，极易识别。

内出血

. 处理方法：及时送往医院，或拨打“120”急救电话

. 识别度：低

. 具体表现：体表见不到流出的血液，或从气道、消化道、尿道排出血液。完全看不到任何流血时，也有可能情况危急，如颅内血肿、肝脾破裂等。

皮下出血

. 处理方法：轻者可自行处理，严重者及时就医

. 识别度：高

. 具体表现：一般见于外界暴力作用于身体，体表见不到血液，但可看到皮肤“青紫”，或可见到皮肤显著隆起，称为“血肿”。

四种常用的止血法

指压动脉止血法

该法是动脉出血的紧急止血法，其原理是用手指压住近心端血管上部，并用力压在骨骼上，从而使血管闭塞、血流中断，达到止血的目的，适用于头、面、颈、四肢动脉出血。

【操作方法】

1 面部出血：救护者一只手固定伤者头部，用另一只手的拇指压在下颌角前上方约 1.5 厘米处（咀嚼肌下缘与下颌骨交接处）的面动脉搏动点，向下颌骨方向垂直压迫，其余四指托住下颌部。

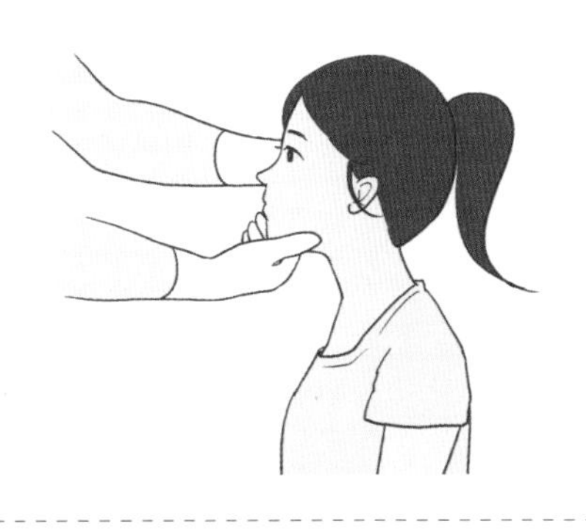

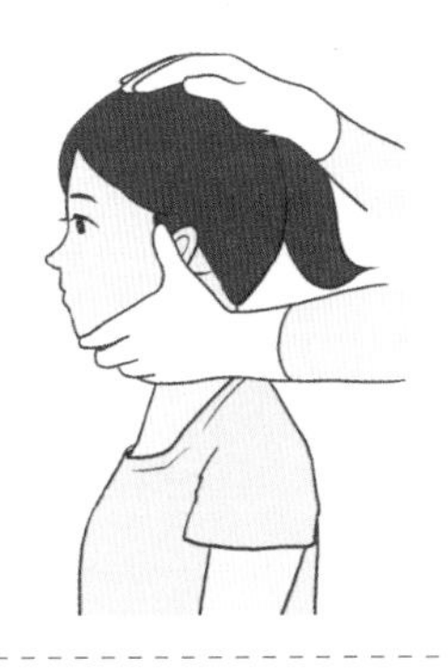

2 头顶部出血：救护者用一只手的大拇指垂直压迫伤者耳屏（俗称“小耳朵”处）上方 1 ~ 2 厘米处的颞浅动脉搏动点。

3 枕后出血：救护者用一只手大拇指压迫伤者耳后乳突下稍外侧的枕动脉搏动点。

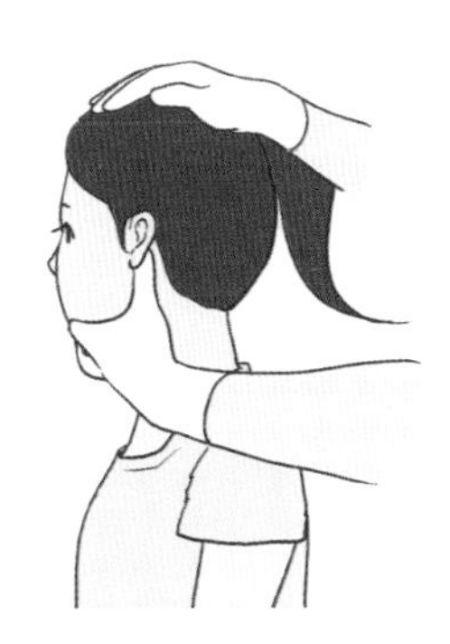

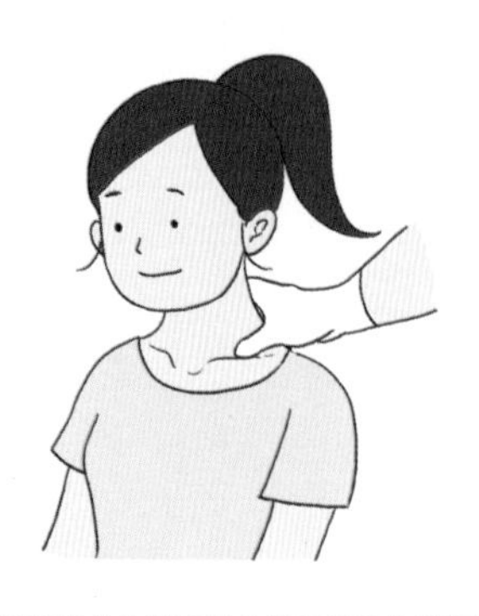

4 肩部、腋窝或上肢出血：救护者用一只手的大拇指在伤者锁骨上窝处向下垂直压迫锁骨下动脉搏动点，其余四指固定住伤者肩部。

5 前臂大出血：救护者一只手固定住伤者手腕处，另一只手向伤者肱骨方向垂直压迫腋下肱二头肌内侧肱动脉搏动点。

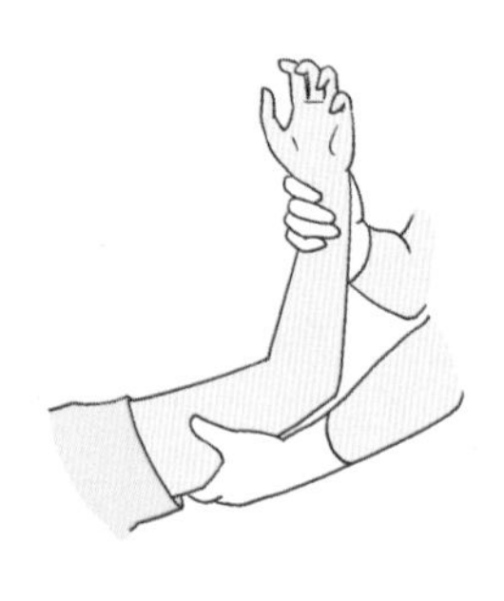

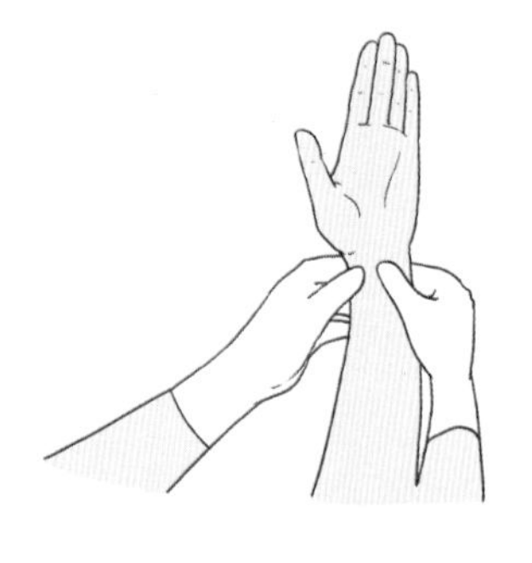

6 手部大出血：救护者双手拇指分别垂直压迫伤者腕横纹上方两侧的尺桡动脉搏动点。

7 手指出血：救护者用一手的拇指、食指压迫伤者指根两侧的指动脉搏动点。

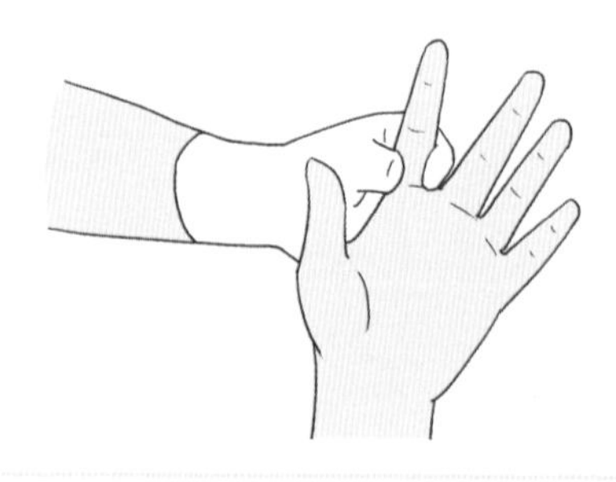

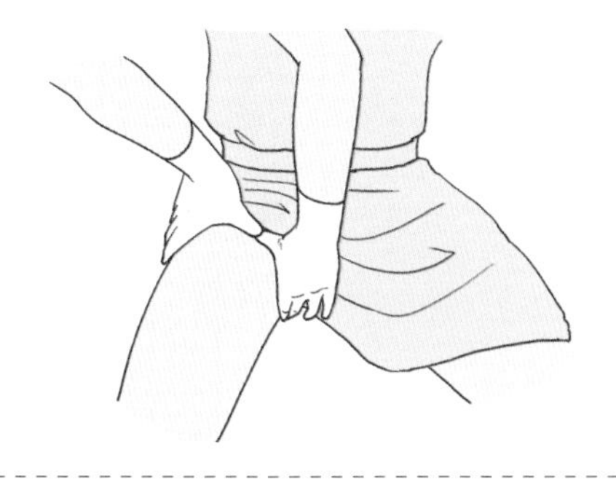

8 下肢大出血：救护者用双手拇指或掌根重叠放在伤者腹股沟韧带中点稍下方，即大腿根部股动脉搏动处，用力垂直向下压迫。

9 小腿出血：救护者用拇指在伤者腘窝横纹中点动脉搏动点处垂直向下压迫。

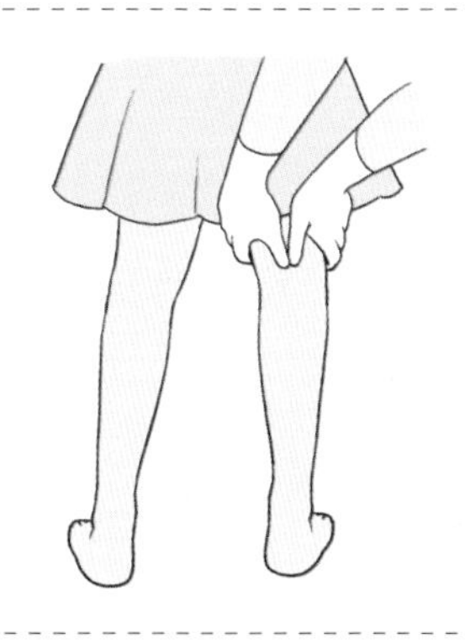

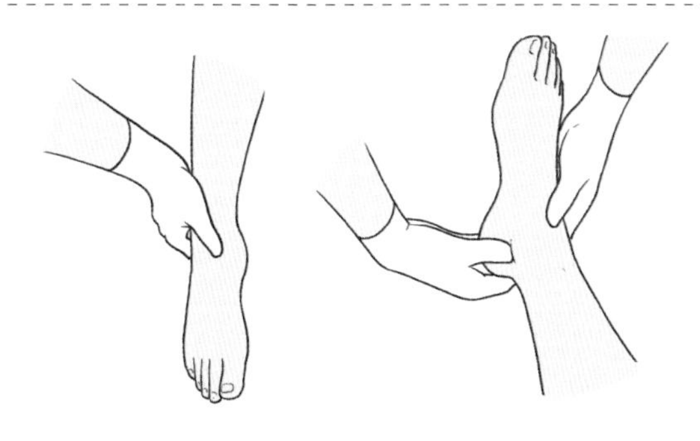

10 足部出血：救护者用一只手的大拇指垂直压迫伤者足背中间近足踝处（足背动脉），同时另一只手的大拇指垂直压迫伤者足跟内侧与脚踝之间处（胫后动脉）。

【注意事项】

①指压动脉止血法是一种临时的急救方法，因为动脉出血往往情况异常紧急，但该方法不宜长时间使用。因为动脉被压闭后，会导致供血中断，有可能出现肢体损伤甚至坏死的情况。

②压迫的力度以能止血为度，某些力气大的抢救者不要太过用力，以免造成神经损伤。

③控制住出血后，要立即根据具体情况换用其他的有效止血法，如加压包扎止血法、止血带止血法等。

填塞止血法

填塞止血法多用于伤口较深或伴有动脉、静脉严重出血者，或用于不能采取指压止血法、止血带止血法的出血部位，是指用无菌或洁净的布类、棉垫、纱布等，紧紧堵塞住伤口的方法。

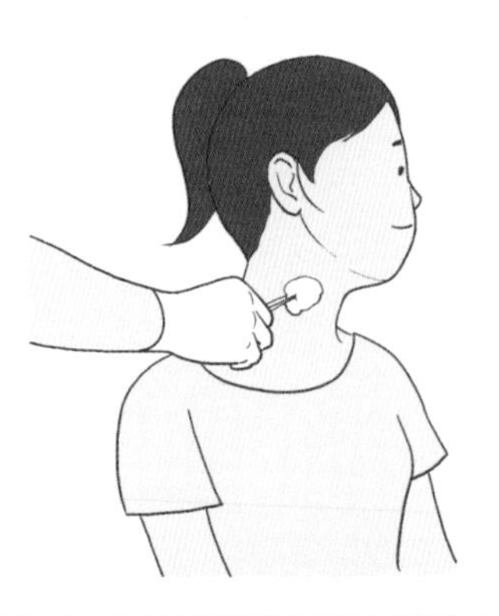

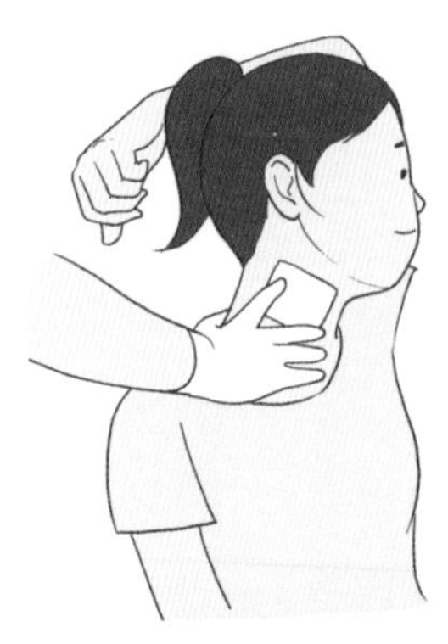

【注意事项】

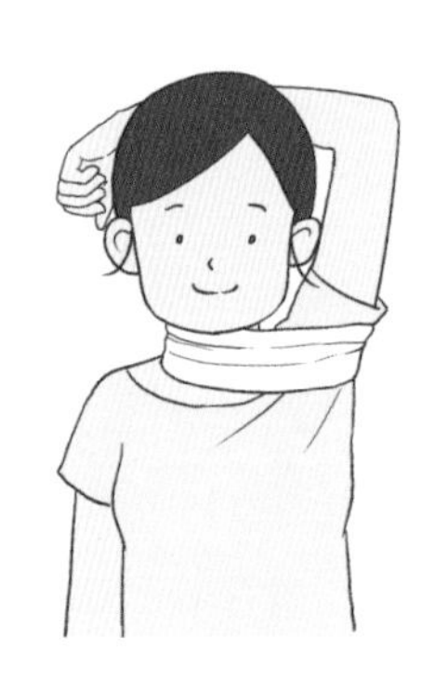

①填塞止血法多用于腹股沟、腋窝、鼻腔、宫腔出血，以及盲管伤、贯通伤组织缺损等。

②使用填塞止血法止血后，还要用绷带或者三角巾等进行加压包扎，松紧度以刚好达到止血的目的为宜。**（具体操作方法参见“加压包扎止血法”“止血带止血法”）**

加压包扎止血法

加压包扎止血法适用于静脉出血、毛细血管出血，动脉出血紧急止血后也可使用该方法，其具体做法是在伤口覆盖无菌敷料后，再用厚纱布、棉垫置于无菌敷料上面，然后再用绷带、三角巾等适当增加压力包扎，直到停止出血。

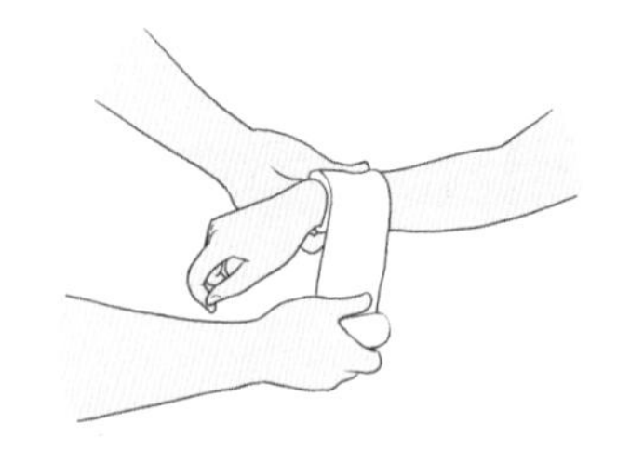

【注意事项】

包扎完毕数分钟之后，要及时检查肢体情况，如果伤侧远端出现青紫、肿胀，说明包扎过紧，应重新调整松紧度，以免造成肢体坏死、神经损伤等不良后果。

止血带止血法

止血带止血法适用于四肢大动脉出血，指将止血带结扎在靠近伤口近心端的完好位置，从而阻止出血的方法，常用的有绞紧止血法、橡皮管止血法等。该法的注意事项较多，具体如下：

1 结扎止血带的部位在伤口的近心端，上肢结扎在上臂的上 1/3 段，下肢结扎在大腿中段至大腿根部之间的部位。

2 止血带松紧要适度，以远程动脉搏动消失、停止出血为度。过紧可造成局部组织损伤；过松则仅使静脉受阻，而动脉血流未被阻断，有效循环血量减少，有可能导致休克甚至危及生命。

3 结扎后，需要每隔 40 ~ 50 分钟松绑一次，以恢复远程肢体的供血（此时若继续出血，可使用指压动脉止血法）。松解时间为 5 ~ 10 分钟（根据出血情况而定），此后在比原结扎位置稍低的位置重新结扎止血带。结扎止血带的总时间不宜超过 2 ~ 3 小时。

4 止血带的材质为布或橡皮管，禁止把无弹性的绳子、铁丝、电线等当作止血带使用。

5 解除止血带，在补充血容量与采取其他有效的止血方法之后方可进行。如组织易发生明显、广泛的坏死，在截肢前不宜松解止血带。

▶ 绞紧止血法

【操作方法】

1 选择三角巾、围巾、领带、布条、衣服、床单、窗帘等，折叠成四横指宽的平整条带装，即可作为止血带使用。

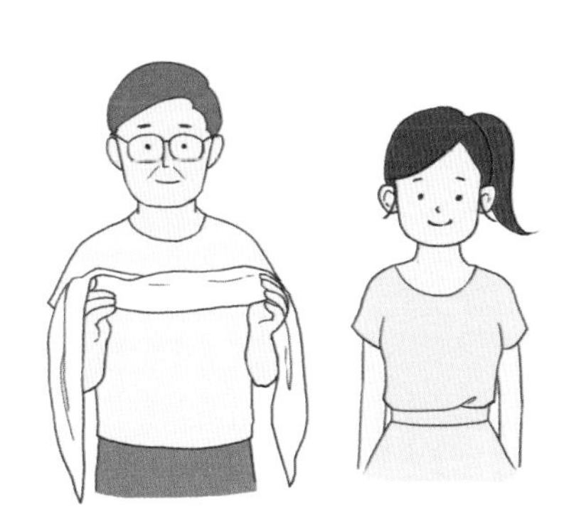

② 以上肢为例，将止血带中点放在上臂的上 1/3 处，两端平整地向后环绕一周，在下面交叉，作为衬垫。

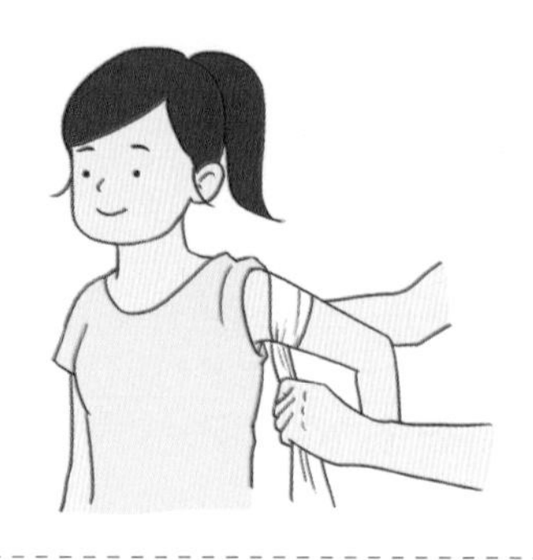

③ 交叉后向前环绕第二周，在上方打一个活结。

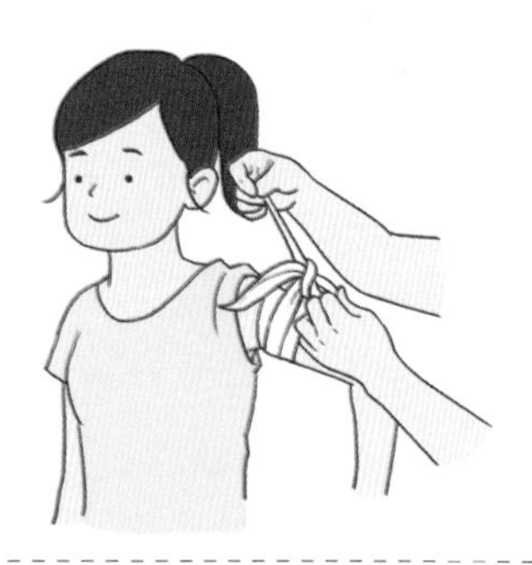

④ 将一根绞棒（笔、筷子等）插入活结的下面，然后顺着一个方向旋转绞棒。

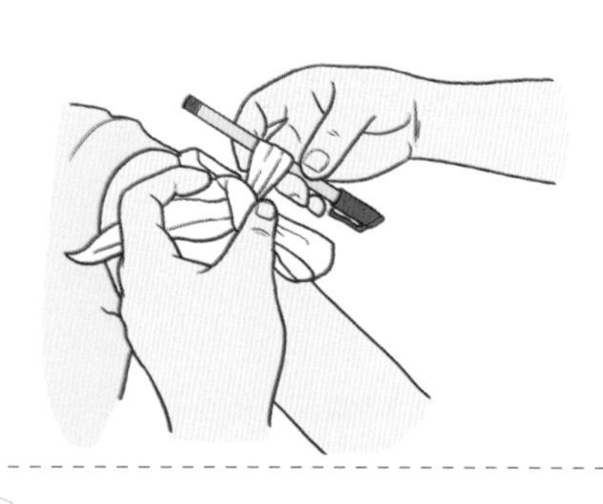

⑤ 将绞棒插入活结套内，接着将活结拉紧。

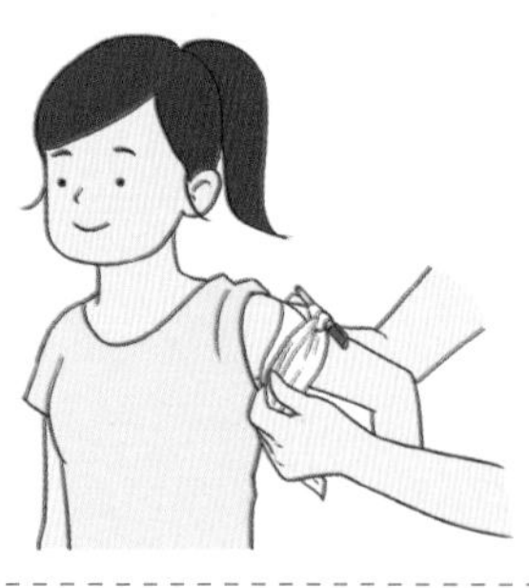

⑥ 最后将止血带两端环绕到对侧打一个结。

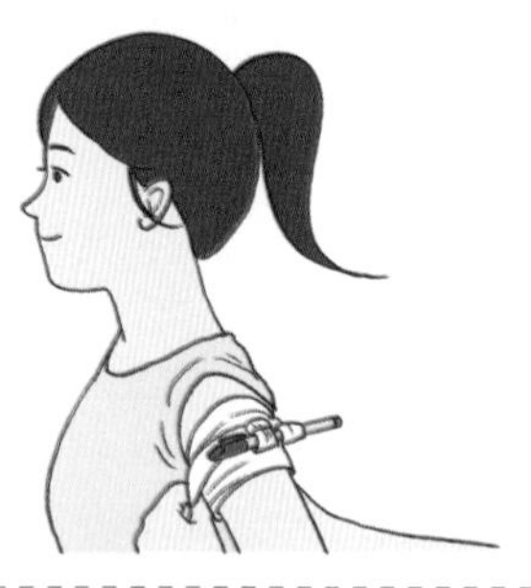

⑦ 用记号笔在止血带上标明结扎的时间，如 10 点 30 分，并立即将伤者送往就近的医院。

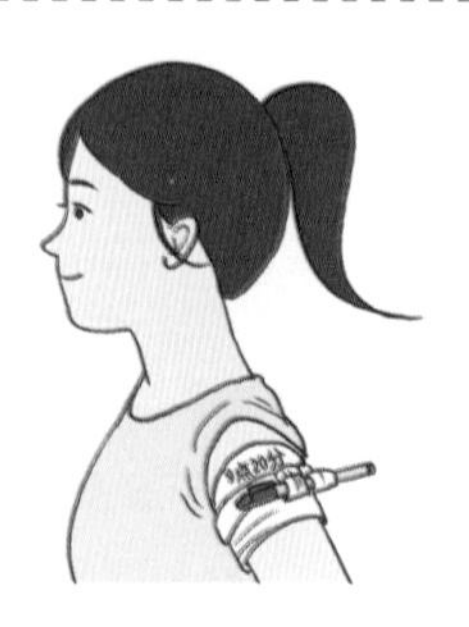

▶ 橡皮管止血法

【操作方法】

1 在准备结扎止血带的部位用毛巾、衣物等做衬垫，保护皮肤。

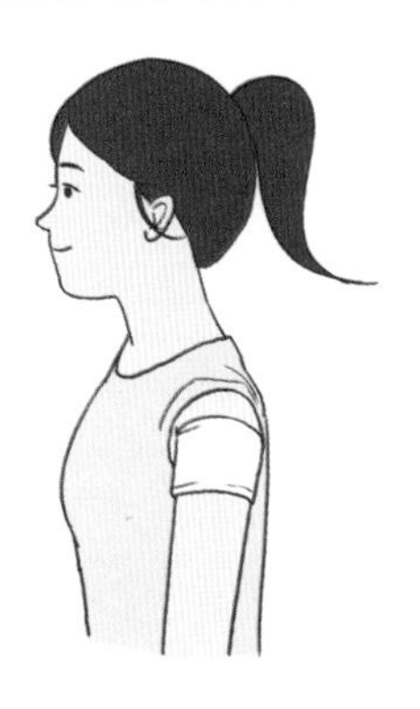

2 以左手拇指、食指和中指拿好止血带的一端，右手拉紧止血带围绕肢体缠绕一周，压住止血带的另一端。

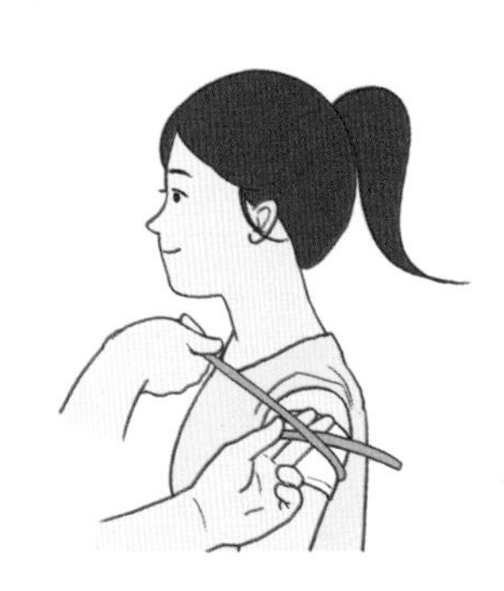

3 再缠绕第二周，用左手食指、中指夹住止血带的末端。

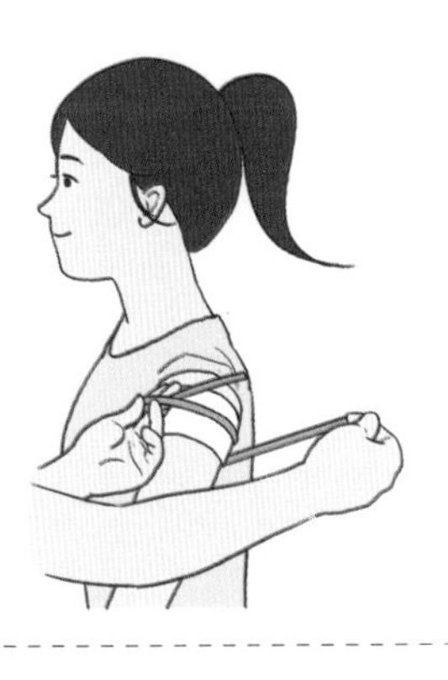

4 向下拉出并固定即可。

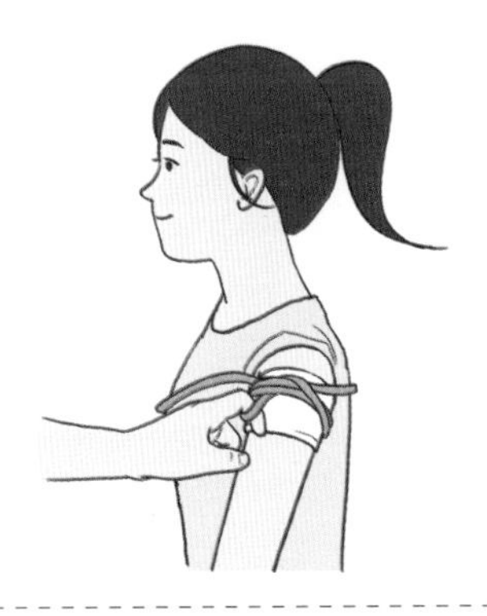

5 用记号笔在止血带上标明结扎的时间，立即将伤者送往就近的医院。

【注意事项】

橡皮管（如听诊器的胶管）弹性好，易使血管闭塞，但不宜选择口径过细的橡皮管，否则容易造成局部组织损伤。

2. 包扎

包扎可以固定住止血敷料，保护开放伤口，防止感染。常用的包扎材料有绷带、三角巾以及就便取材，如洁净的床单、窗帘、毛巾、围巾、衣服等布类。伤口包扎应注意以下事项：

1. 包扎材料尽量洁净、无菌，避免伤口感染。
2. 应先对伤口进行妥善处理，再进行包扎。
3. 包扎松紧适度，以固定住敷料且不影响血液循环为度。
4. 包扎四肢由内至外、由上至下，露出肢体末端，以便观察血液循环。
5. 绷带起始端及末端重复两圈固定，收尾于肢体外侧。
6. 包扎动作要迅速、敏捷、谨慎，不要碰撞、污染伤口。

绷带包扎法

▶ 螺旋包扎法

此法主要用于包扎四肢。加压止血后，从放置敷料的下方开始，先环形包扎两圈，然后自下而上、由内向外缠绕，每一圈盖住前一圈 2/3，直至敷料被完全盖住，最后再环形缠绕两圈即可。

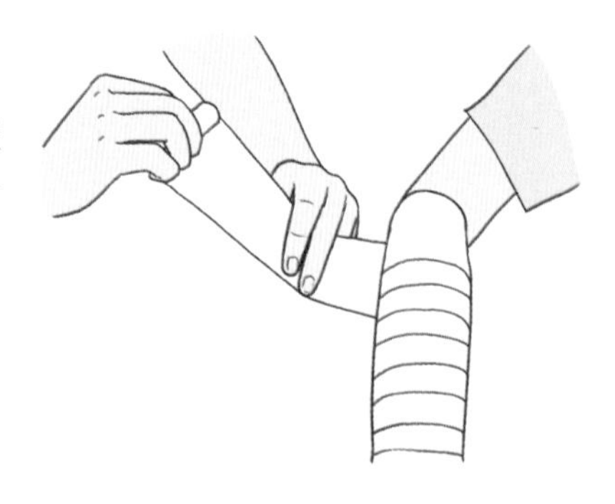

▶ “8”字形包扎法

此法主要用于包扎手部、足部、踝、肩、髋关节等部位。绷带基本可以顺势走行、包扎。以手部、足部为例，先将绷带做环形的固定，然后一圈向上、一圈向下包扎，每一圈在正面和前一圈相交，并压盖前一圈的1/2或2/3，最后再做环形固定即可。手指、脚趾若无创伤应露在外面，以便观察有无发紫、水肿等末梢血液循环不良的情况。

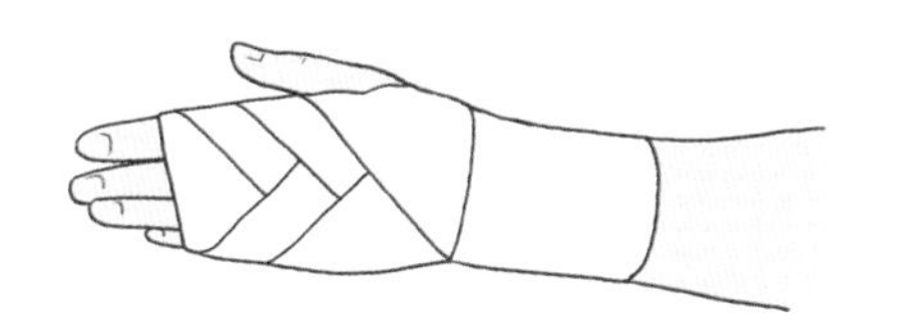

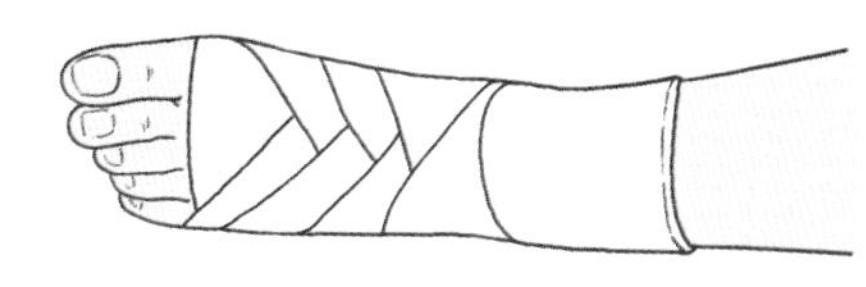

▶ “人”字形包扎法

此法主要用于包扎肘部、膝关节部位。加压止血后，将肘部、膝关节弯曲至90°，绷带放在肘部、膝关节中央，环形缠绕一圈以固定敷料，再由内向外做“人”字缠绕，每一圈遮盖前一圈的2/3，缠完3个“人”字后，环绕一圈固定即可。

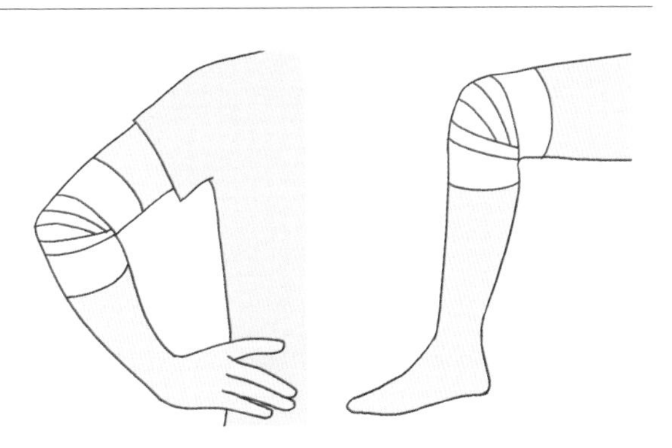

▶ 回折包扎法

此法主要用于头部及肢体残端的包扎。以伤口在头顶部为例，先围绕额头环形包扎两圈，然后在额头前端中央按住绷带，将绷带拉向后方，再从后面按住绷带，将绷带拉向前方，如此左右来回反折，直至将敷料完全覆盖，最后再进行两圈环形包扎，以压住所有的返折处。

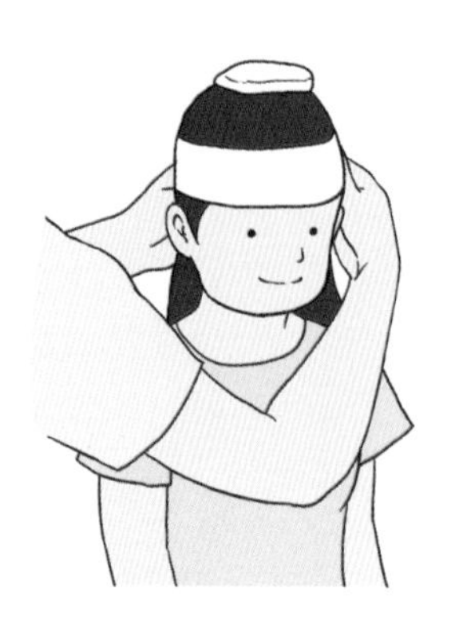

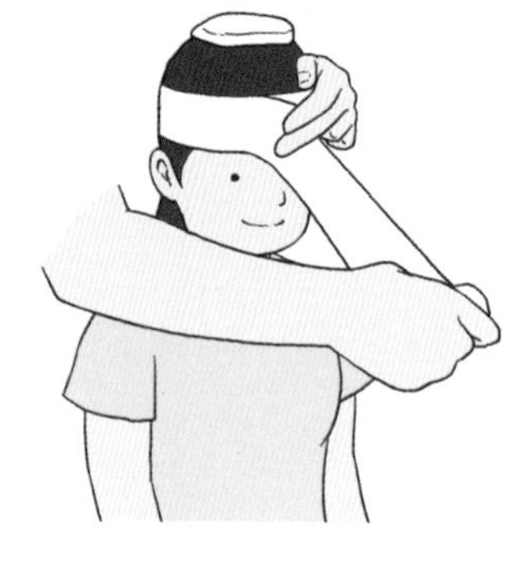

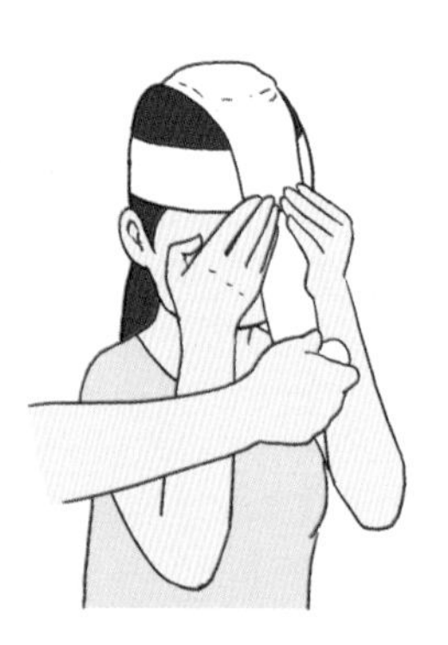

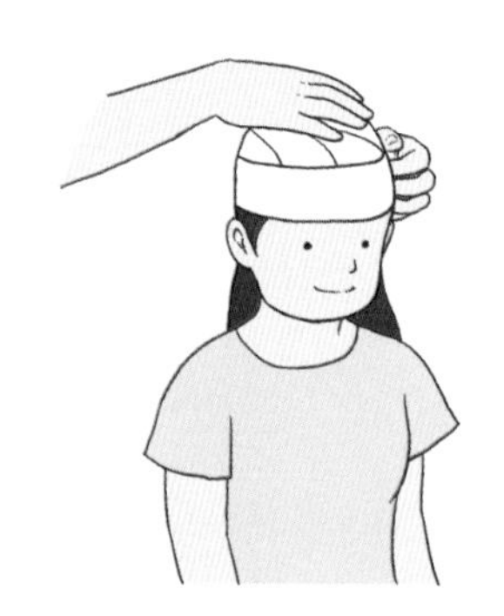

三角巾包扎法

三角巾可在药店购买到，呈一顶角为 90° 的等腰三角形，顶角和一侧底角各有一根用于包扎的带子（顶角带、底角带），其底边长 136 厘米，两侧边长 96 厘米，顶角带长 45 厘米。三角巾可以根据不同需要折叠成不同宽度的条带状，或者折叠成燕尾巾。

在紧急情况下可将一块边长为 1 米左右的正方形纯棉布料沿对角线剪开，即成为两块三角巾，还可以用围巾等长条状物品临时代替。

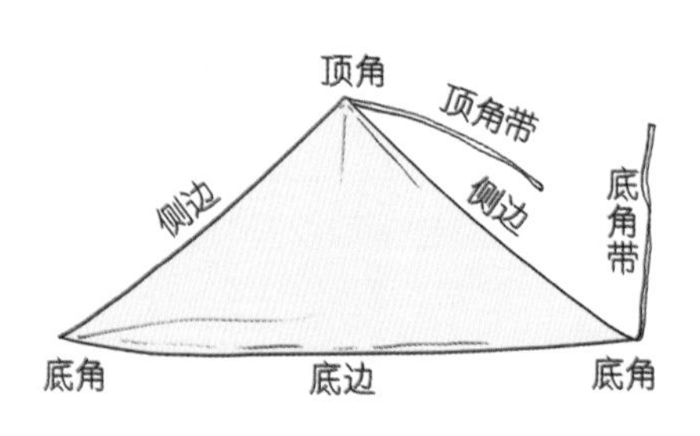

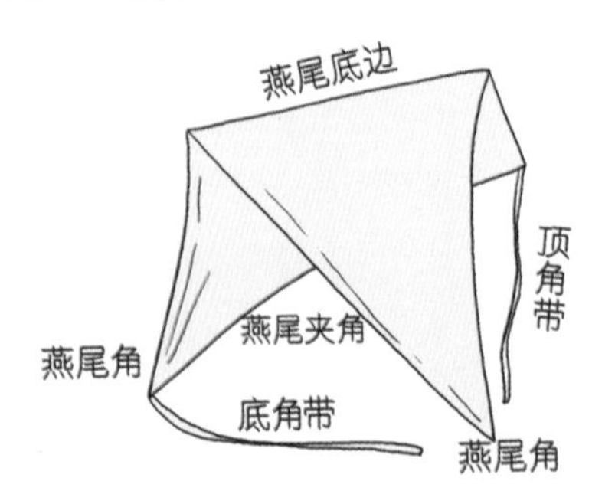

▶ 头部包扎法

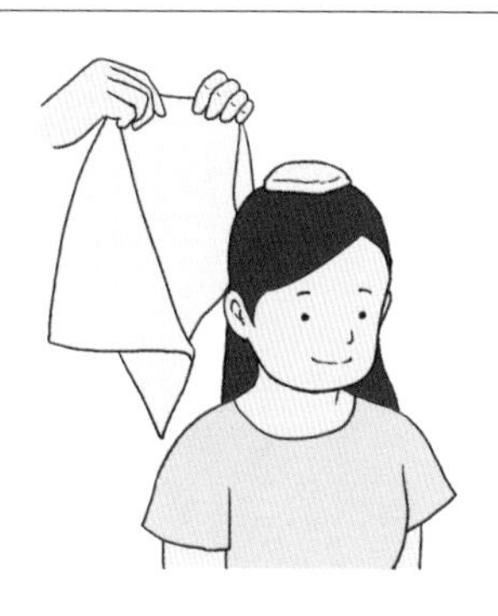

① 摘掉伤者的眼镜、头饰，止血后在伤口放置敷料。将三角巾底边朝前，折叠起两横指宽，放在伤者前额齐眉处。

② 将三角巾的两侧底角经耳后上方往后收，在枕部交叉。

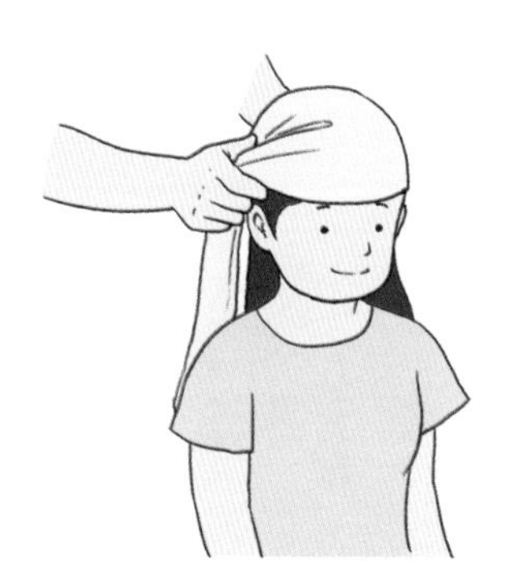

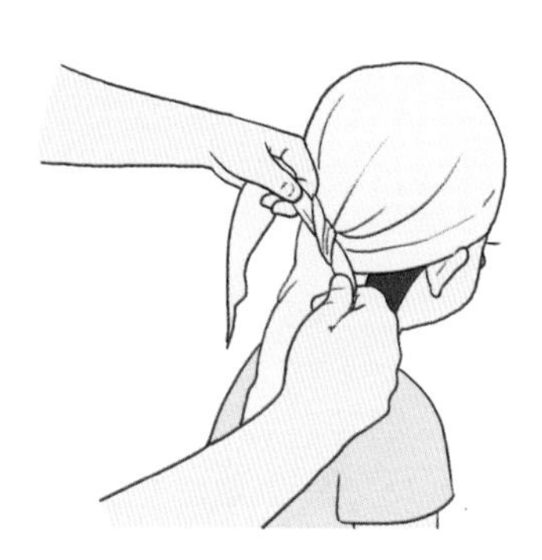

③ 交叉后再绕到前额，在眉毛上方打结，然后拉紧顶角，将其折叠并塞入两底角交叉处。

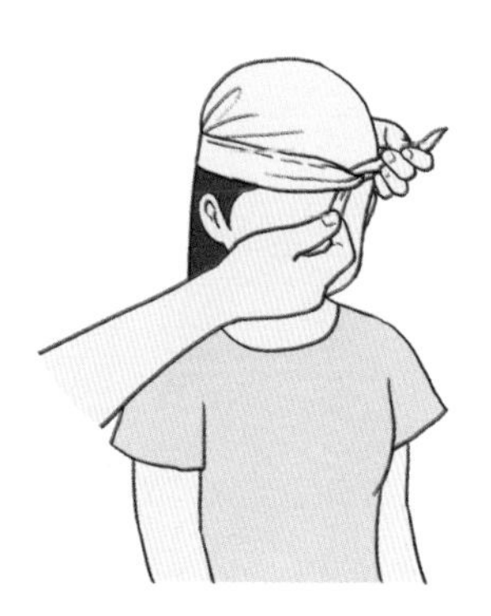

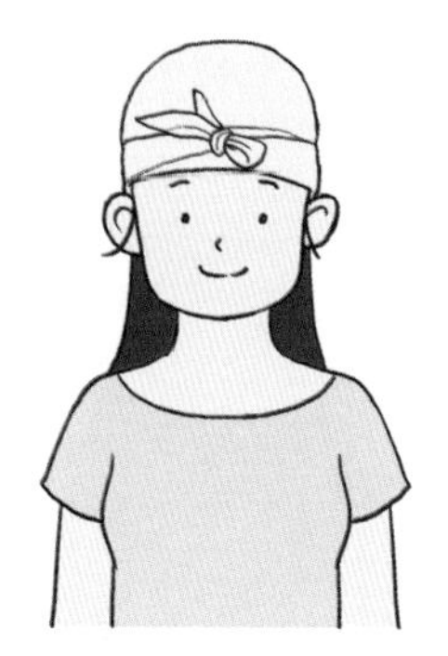

▶ 眼部包扎法

单眼包扎

① 将三角巾折叠成 3 ～ 4 指宽的条带状，以 45° 角斜放在伤侧眼部。

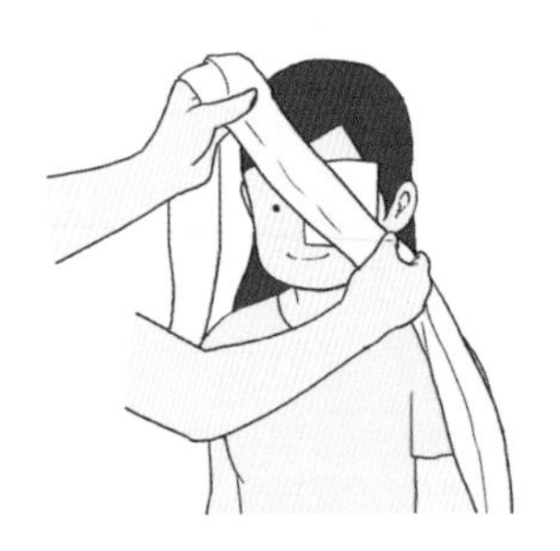

② 条带的一侧从伤眼一侧的耳下绕到头后部，经另一侧耳上放绕至前额，并压住三角巾的另一端。

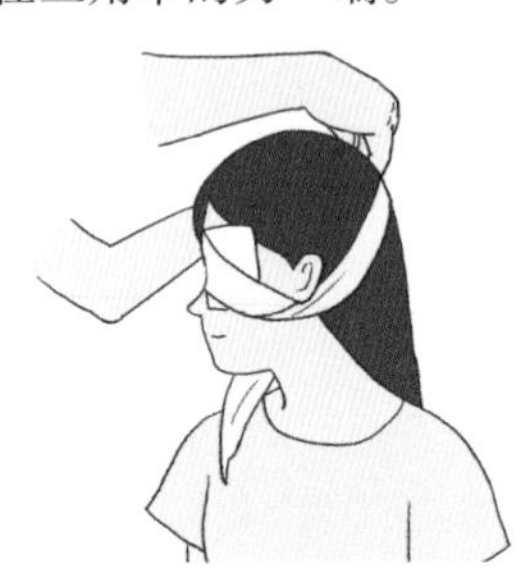

③ 将三角巾的另一侧在健侧眉毛上方向外反折，向后绕一圈至伤侧耳处打结即可。

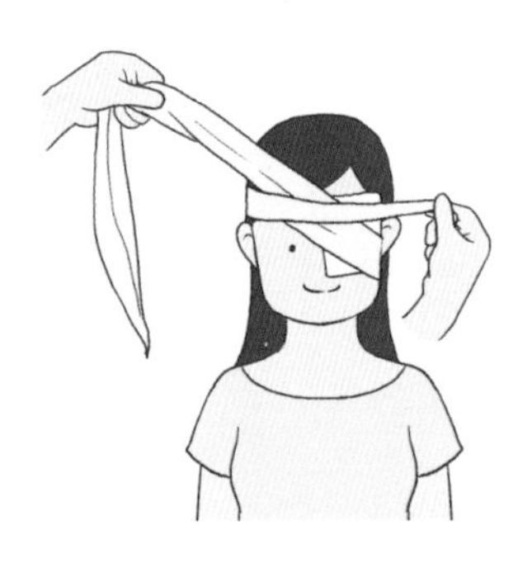

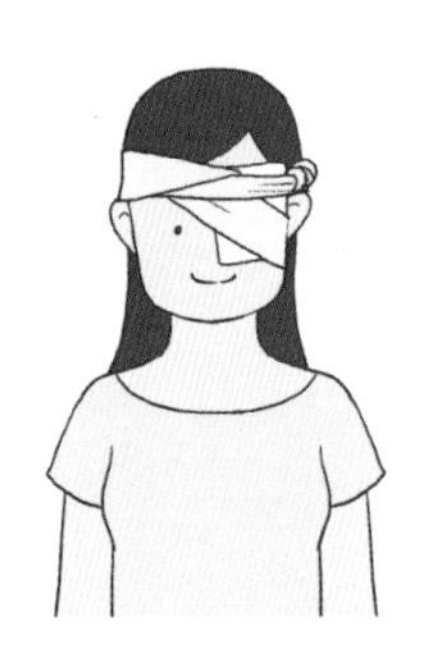

双眼包扎

① 救助者站在伤者身后，将三角巾折叠成 3 ～ 4 指宽的条带状，条带中点放在枕部下方。

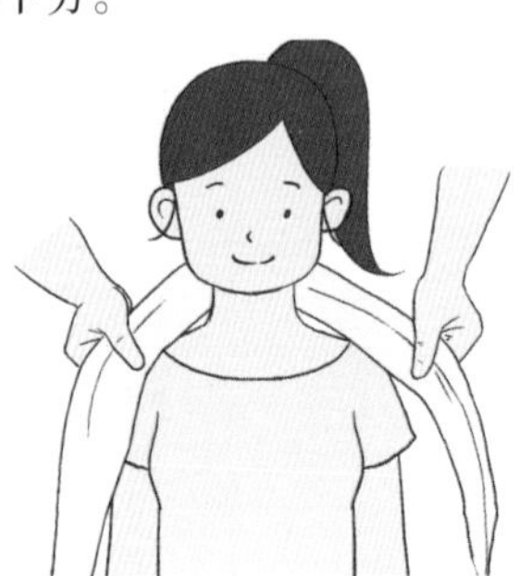

② 将条带两端分别从两侧耳下绕至两眼部交叉，包住双眼。

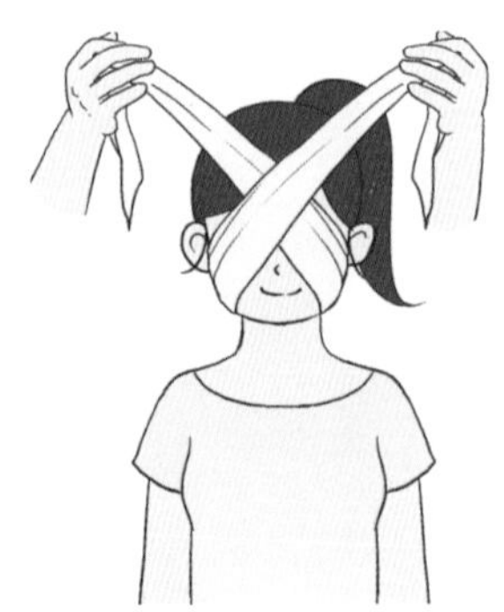

3 两端再分别经两耳上方拉向枕部打结。

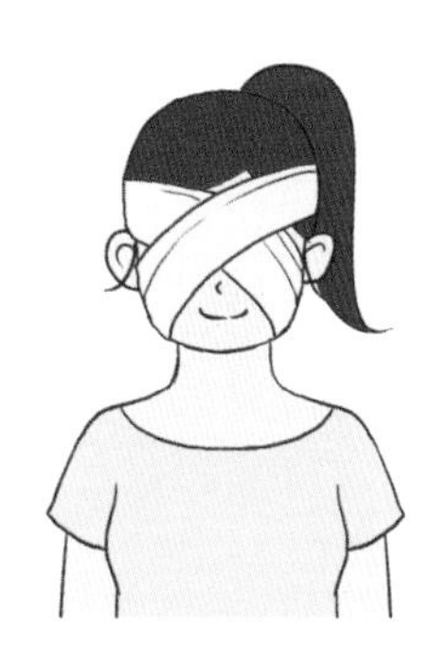

▶ 颈部包扎法

1 先用敷料覆盖伤口，再用一圈绷带压迫伤口。

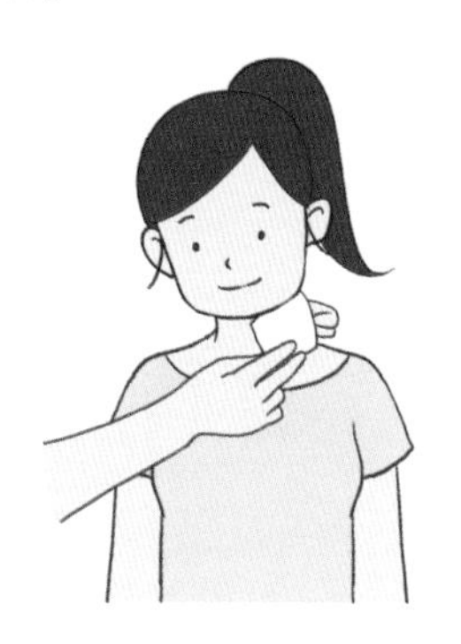

2 让伤者抬起伤口对侧的手臂，用折叠成条带状的三角巾覆盖住伤口上的纱布，绕到举起的手臂下方打结。

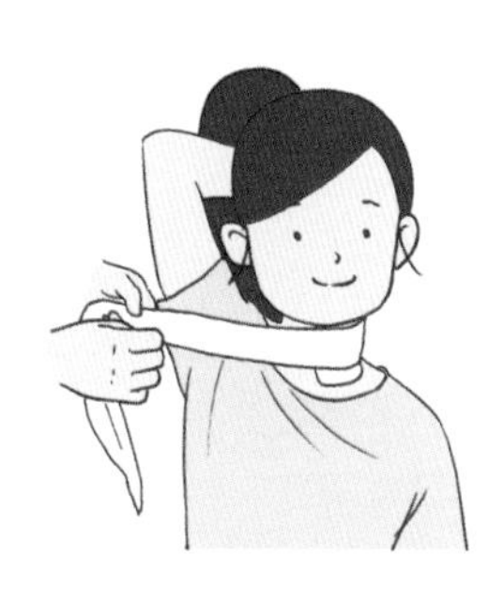

▶ 肩部包扎法

1 救助者站在伤者的一侧，将三角巾从中间对折成燕尾状。

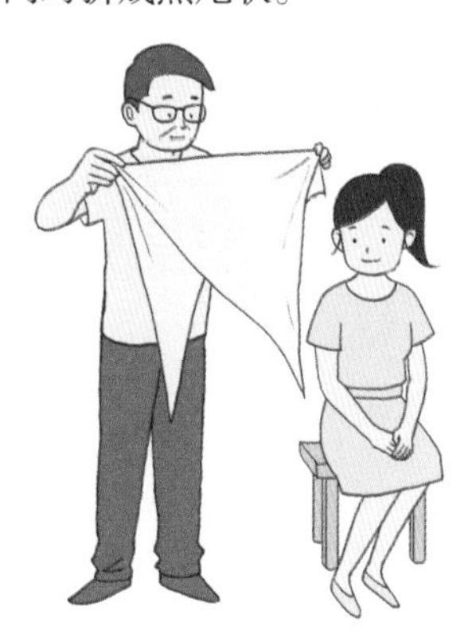

2 将燕尾巾的中间对准伤者颈部后面的正中，使两燕尾分别覆盖在两肩上。

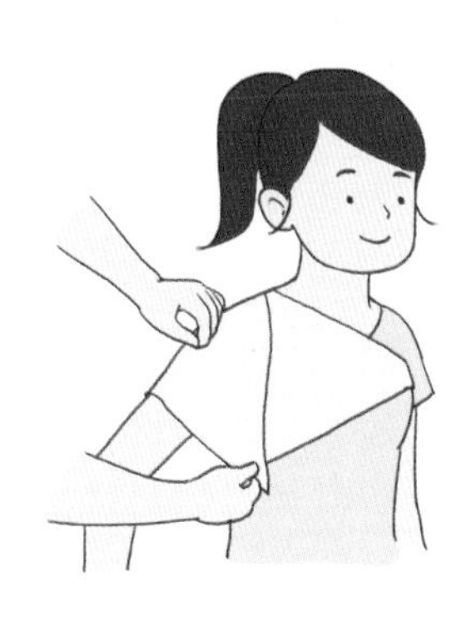

③ 两侧燕尾角从前向后包裹住两侧肩部，从腋下拉至后方与底角相遇打结。

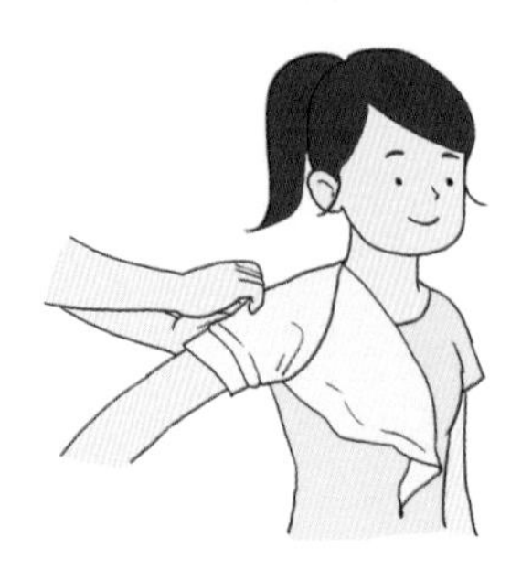

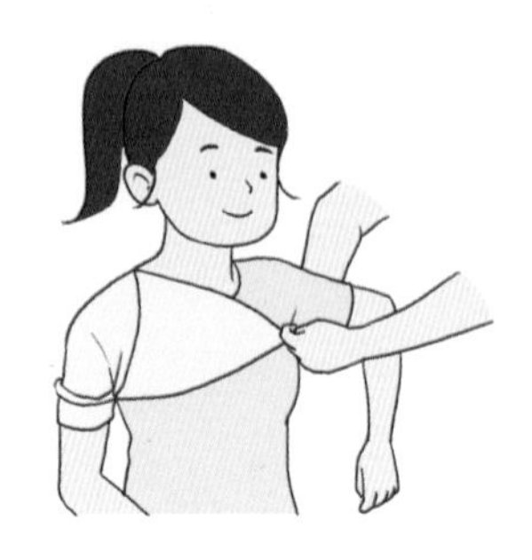

▶ 胸背包扎法

① 救助者面对伤者，将三角巾折叠成燕尾状，放在伤者胸前下方，燕尾夹角正对体前正中线。

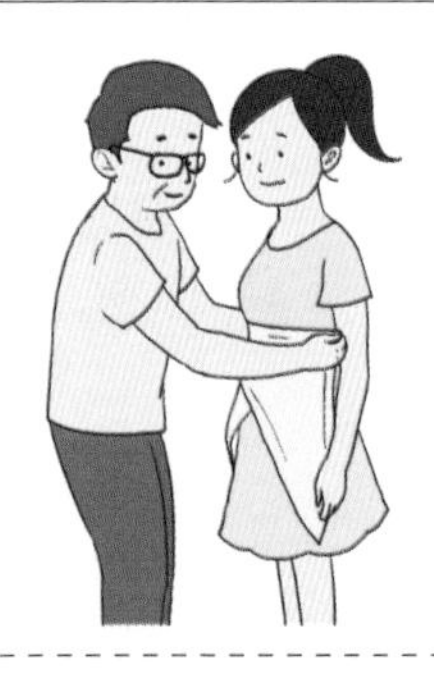

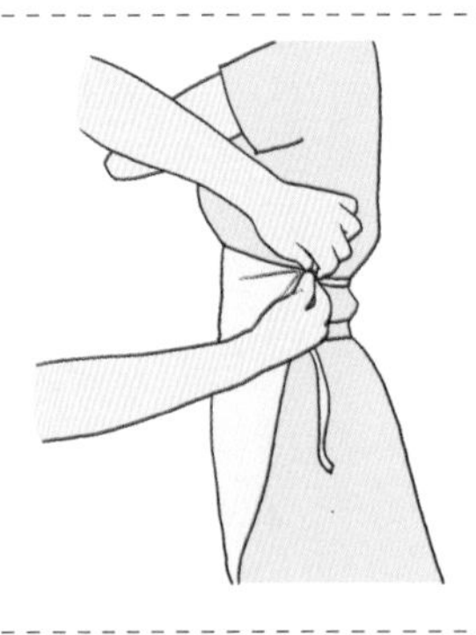

② 将燕尾底角与顶角带在身侧相连打结，固定住燕尾巾。

③ 把两燕尾角向上翻起，分别覆盖两侧肩部至背部。

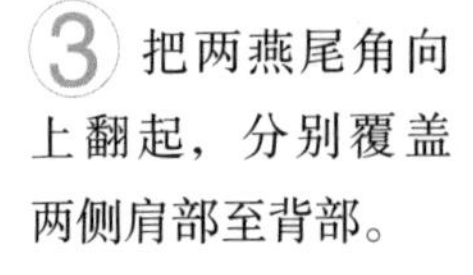

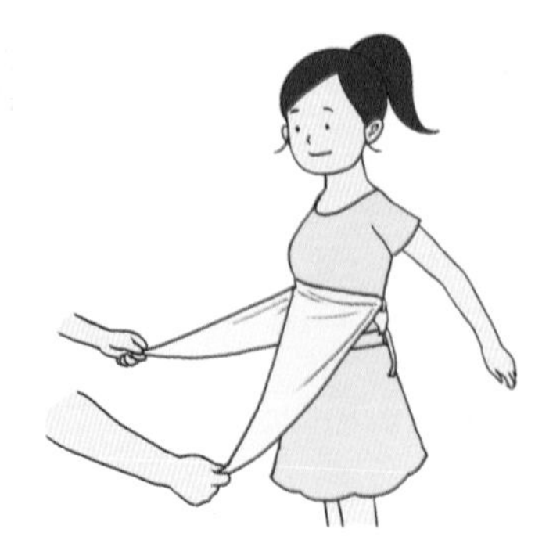

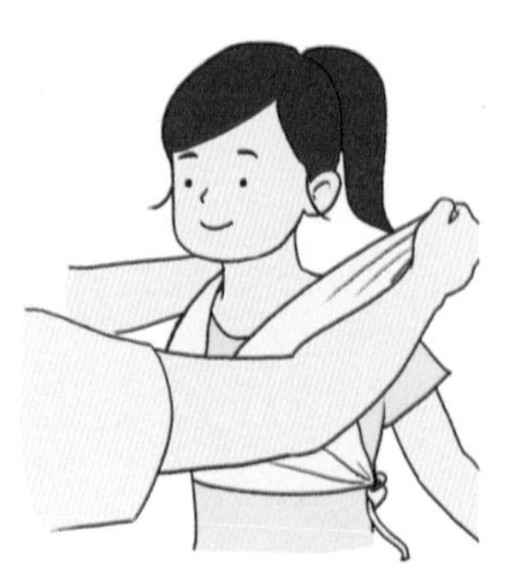

④ 救助者到伤者背后，将两侧燕尾底角拉紧，带有底角带的一侧从横带下方穿过，再将底角带上提与另一侧燕尾角打结。

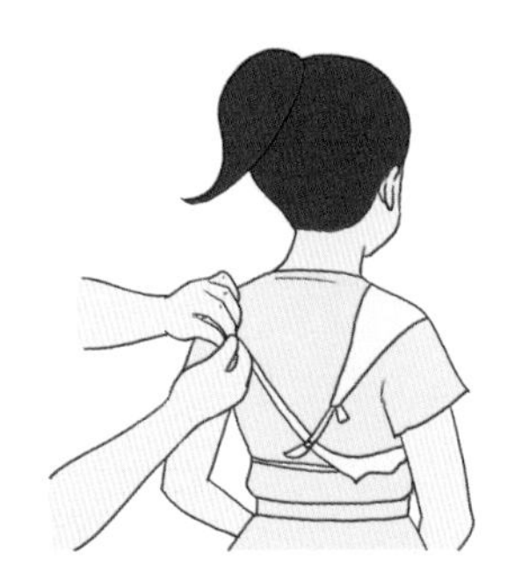

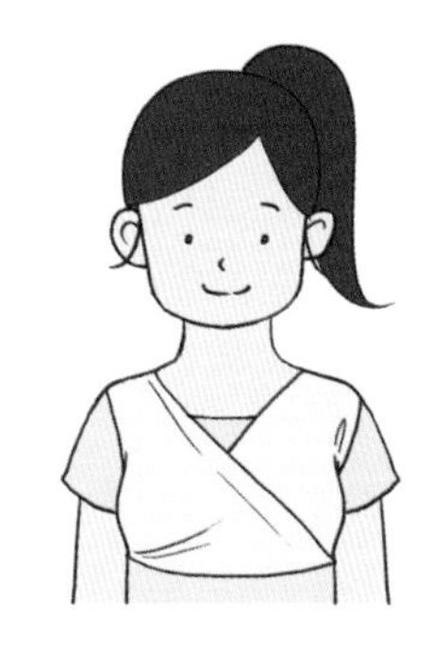

▶ 腹部包扎法

① 将三角巾折叠成燕尾状，使两燕尾角一大一小。

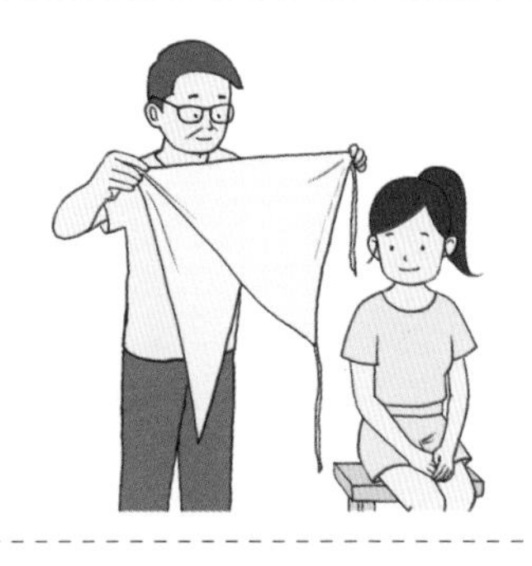

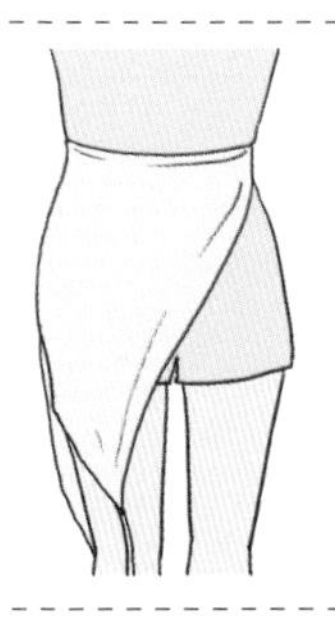

② 三角巾夹角对准伤侧裤缝，大片燕尾遮盖腹部，小片燕尾遮盖臀部。

③ 燕尾底角与顶角带在身侧相连打结，固定住燕尾巾。

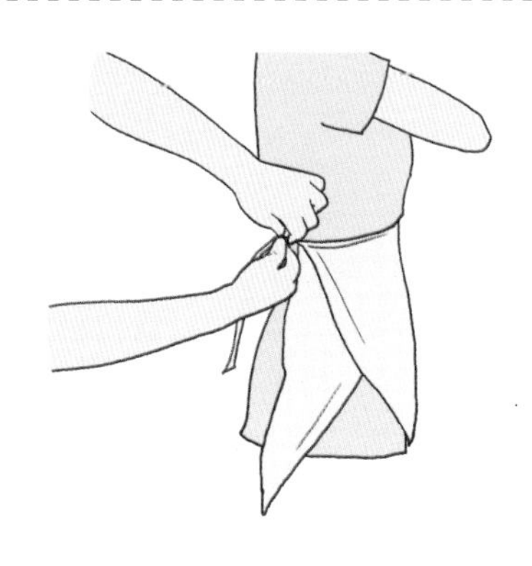

④ 拉住两侧燕尾，在大腿之间相遇打结。

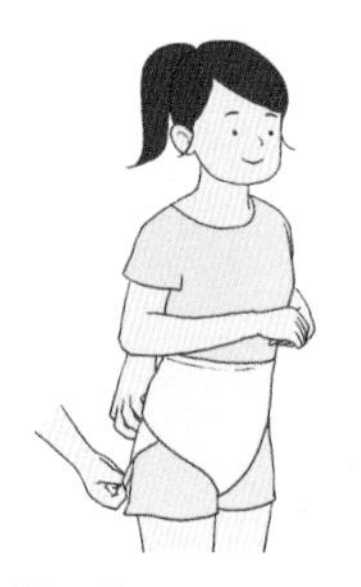

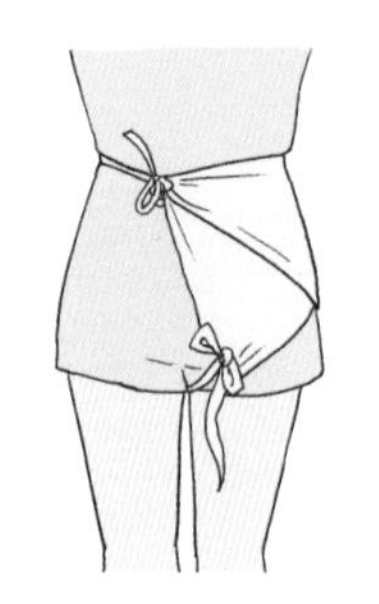

▶ 臀部包扎法

① 抢救者站在伤者背后，将三角巾底边向上，顶角向下，覆盖臀部，底边齐腰。

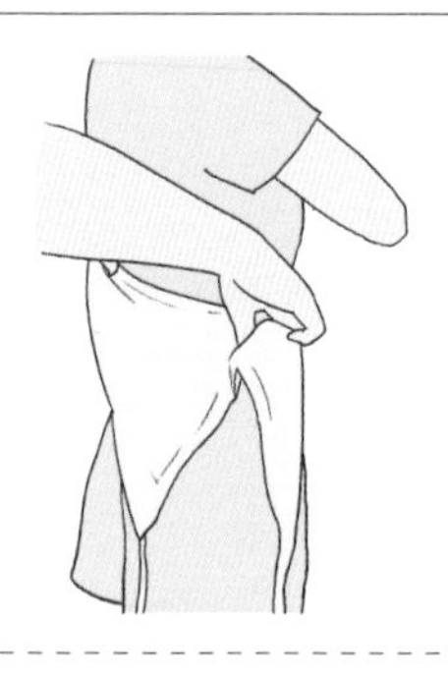

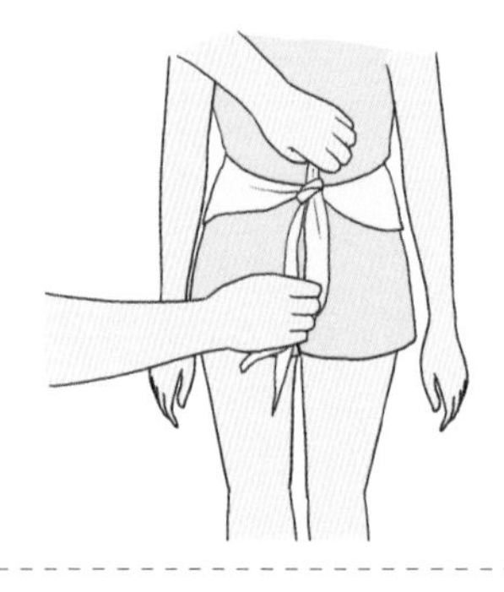

② 将两侧底角绕到腹部打结。

③ 将顶角带从两腿间拉向正前上方，与两底角打结处相遇，打结。

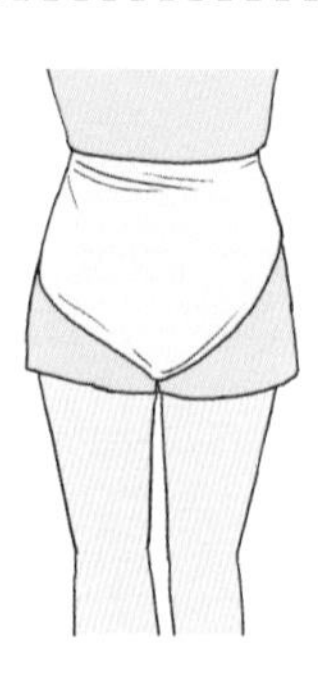

▶ 腋下包扎法

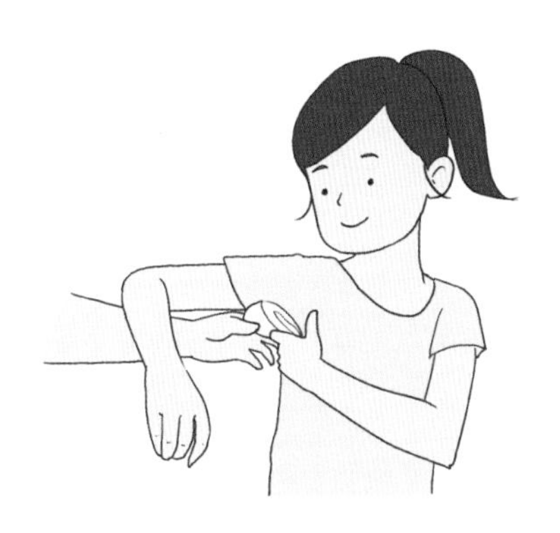

1 用敷料覆盖伤口后，在敷料上放置一个较厚的衬垫，如一卷绷带或折叠的布块。

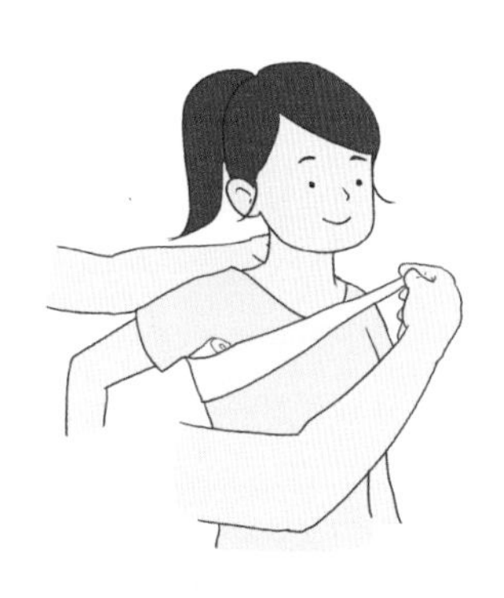

2 将三角巾折叠成适当宽度的条带状，将条带中点放在腋下衬垫处。

3 拉起条带的两端，在同侧肩上交叉后，绕到对侧腋下打结。

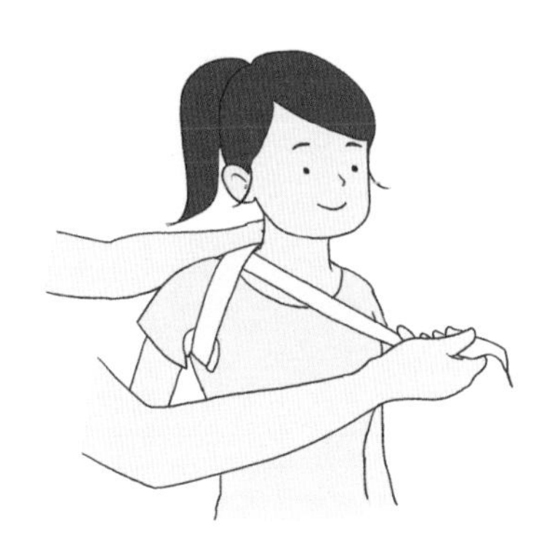

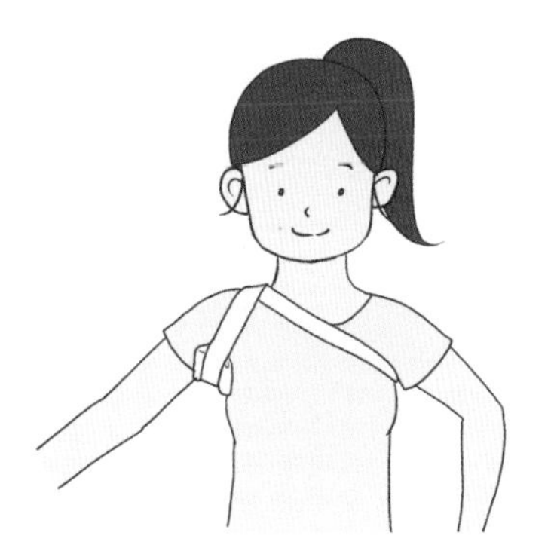

▶ 上肢包扎法

① 将三角巾一侧底角打结，然后将这个结套在伤肢的中指上。

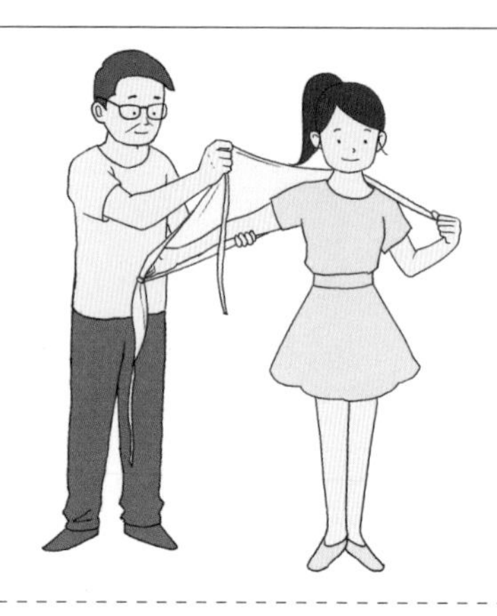

② 将三角巾顶角向上，底边覆盖同侧肩背部，由外向内用顶角包绕伤肢，最后用顶角带缠绕固定。

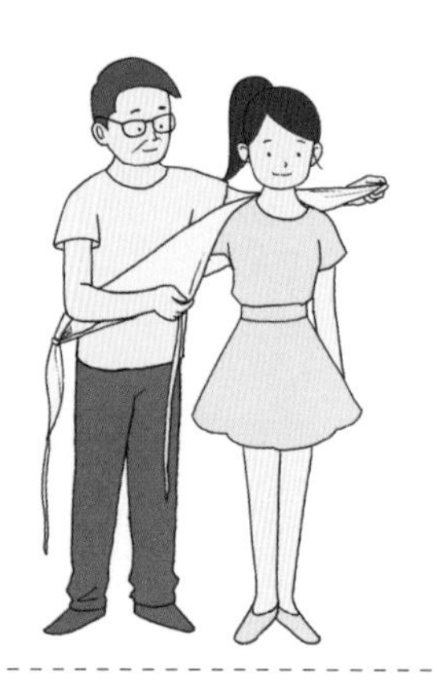

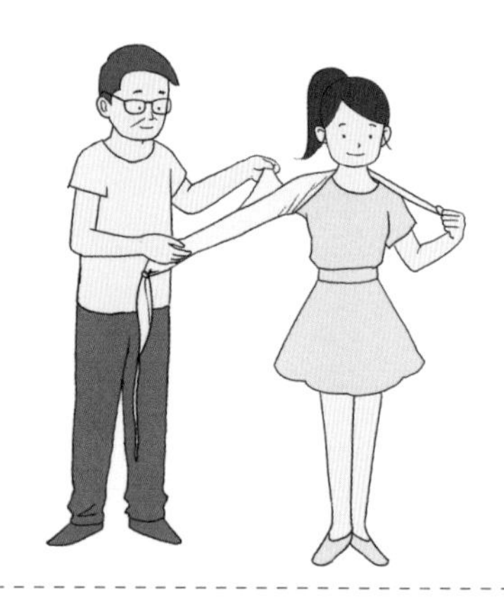

③ 将包好的前臂屈曲至胸前，手在健侧锁骨处，使三角巾两底角在健侧肩部相遇打结。

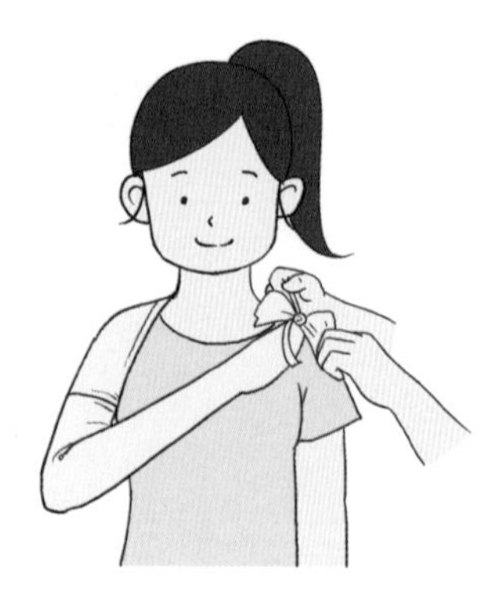

▶ 小腿及足部包扎法

① 三角巾撑开平铺，将足放在靠近底边处，脚趾朝向一侧底角。

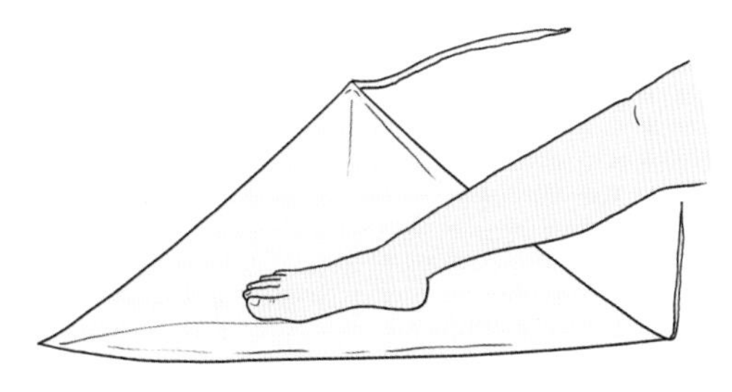

② 提起另一侧底角与顶角包绕小腿，使顶角带与底角相遇打结。

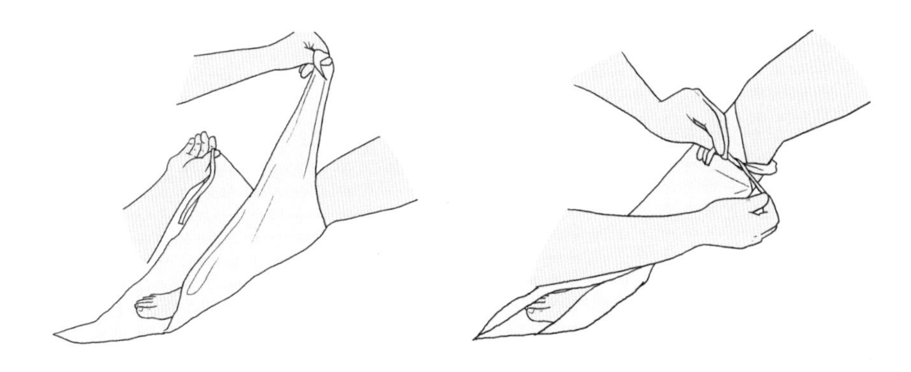

③ 将脚趾对着的底角打一个结，再拉向踝关节，并围绕踝关节打结。

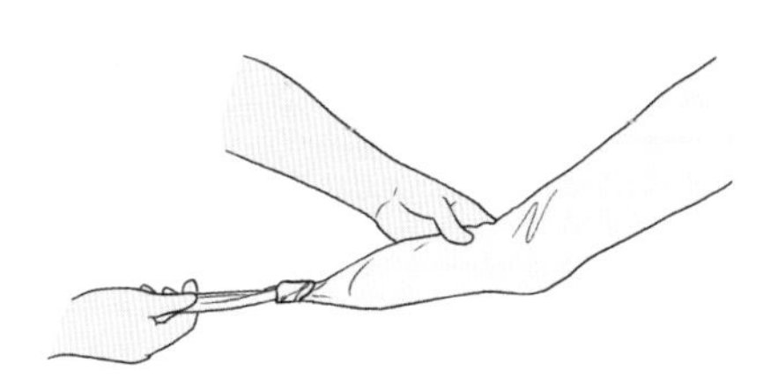

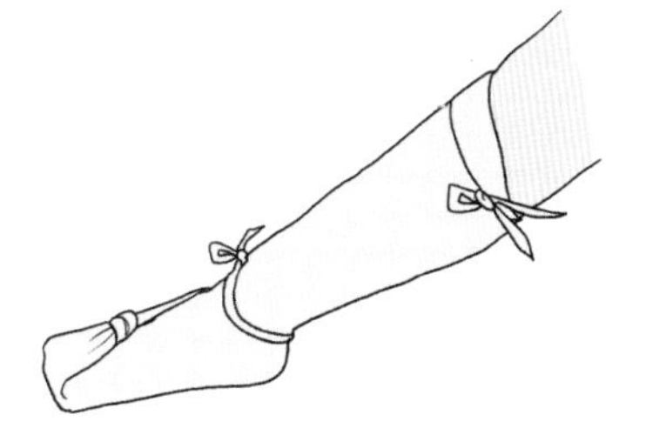

▶ 膝（肘）关节包扎法

① 根据具体情况将三角巾折叠成适当宽度的条带，将条带中央覆盖在膝（肘）关节受伤部位的敷料上。

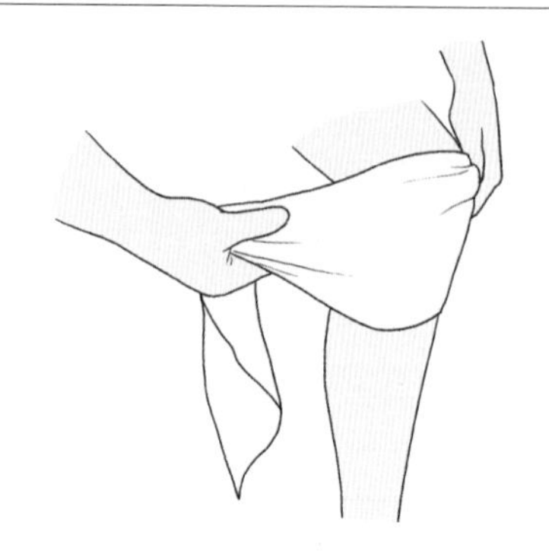

② 将条带在腘（肘）窝处交叉，再一上一下分别压住条带上下两边，缠绕一整圈后在后面相遇打结。

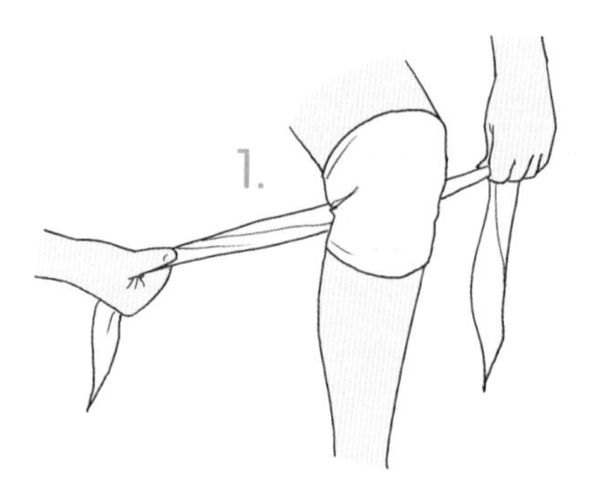

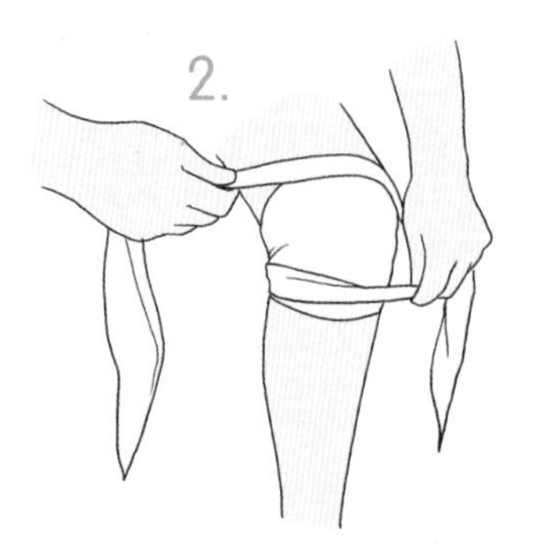

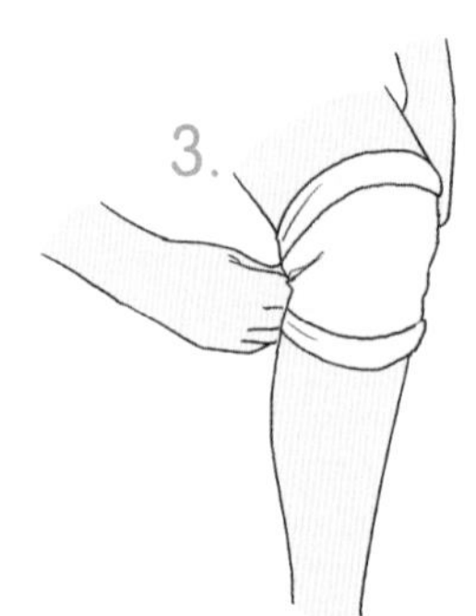

▶ 手（足）部包扎法

1 将手掌（足底）平放在三角巾中央，手指（脚趾）朝向顶角。

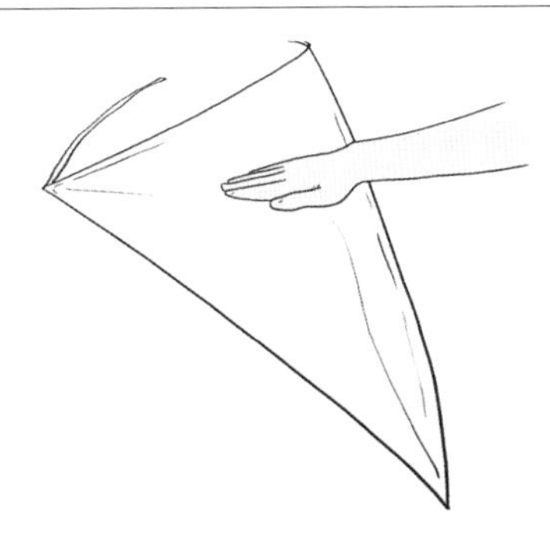

2 拉起顶角折回覆盖在手（足）背部。

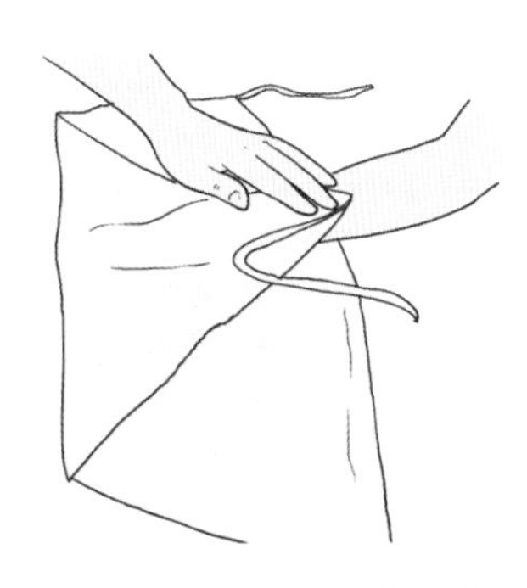

3 两底角分别包绕至手（足）背部交叉，再围绕腕（踝）部一周，在手（足）背部打结。

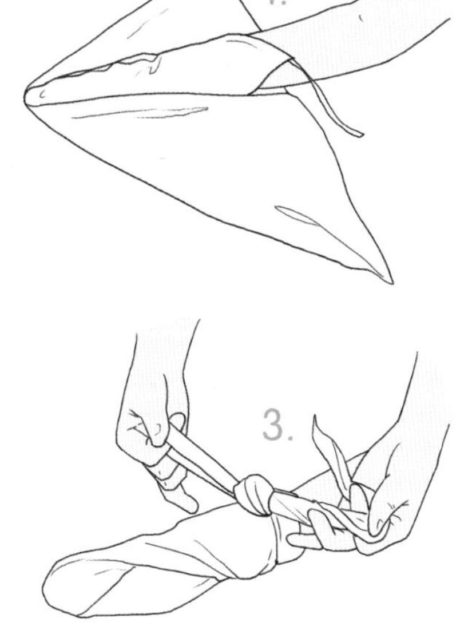

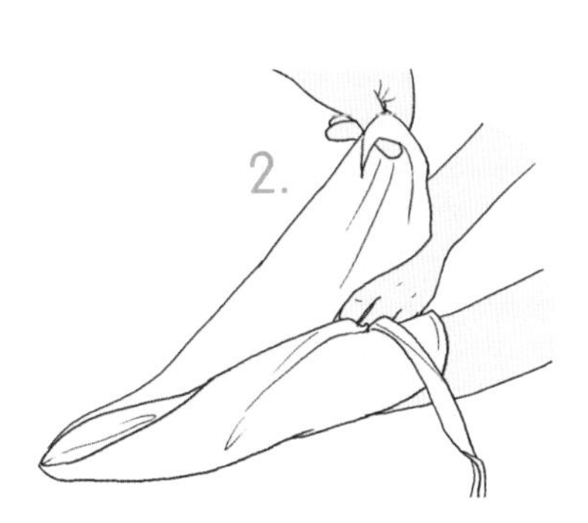

用三角巾制作悬臂带

▶ 大悬臂带——适用于前臂或肘关节损伤

1 将三角巾展开，一个底角放于健侧肩部，顶角朝向伤侧肘部。

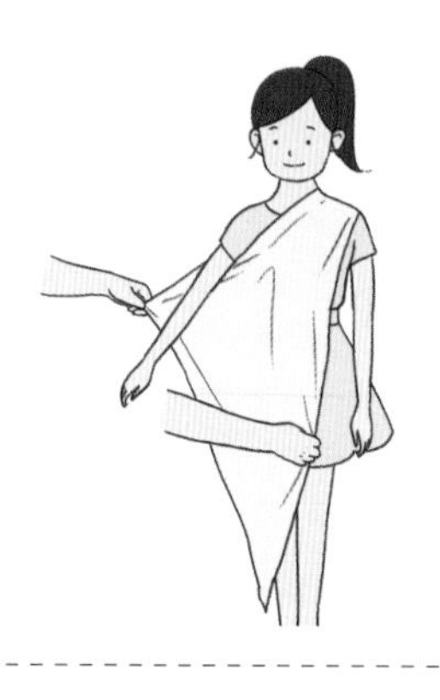

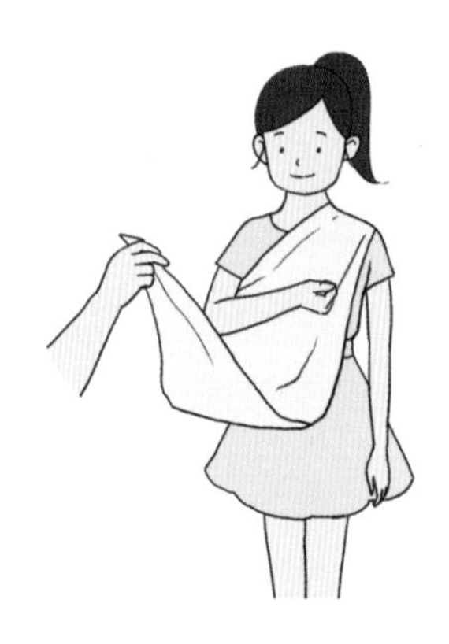

2 弯曲伤侧肘关节，角度略小于90°（即手的位置略高于肘部），使前臂放在三角巾中部。

3 拉起下面的底角向上反折，覆盖前臂，通过伤侧肩部。将两底角在健侧锁骨上窝处打结，使前臂悬吊于胸前。

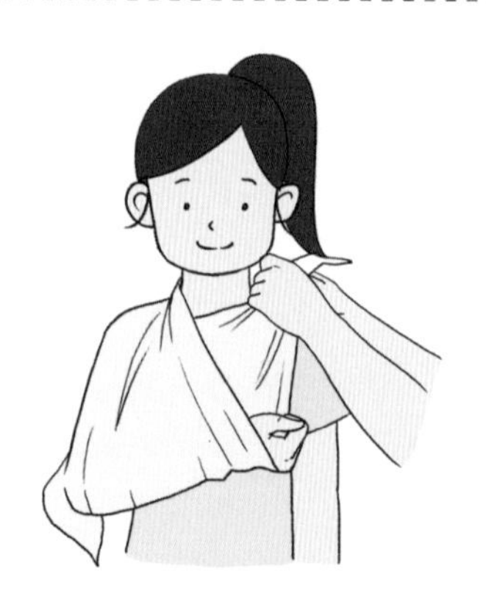

④ 将三角巾顶角旋转后，塞入悬臂带内。

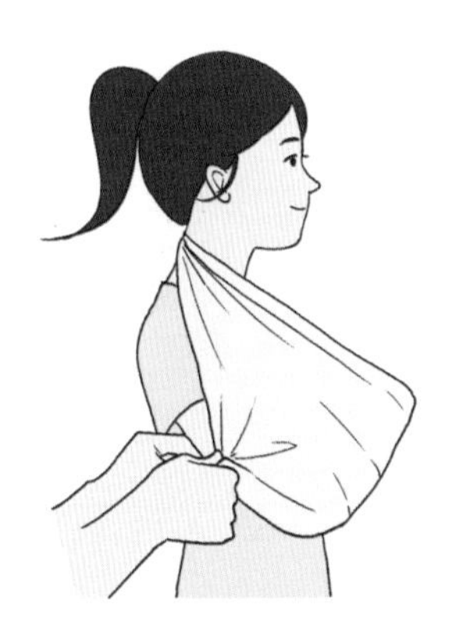

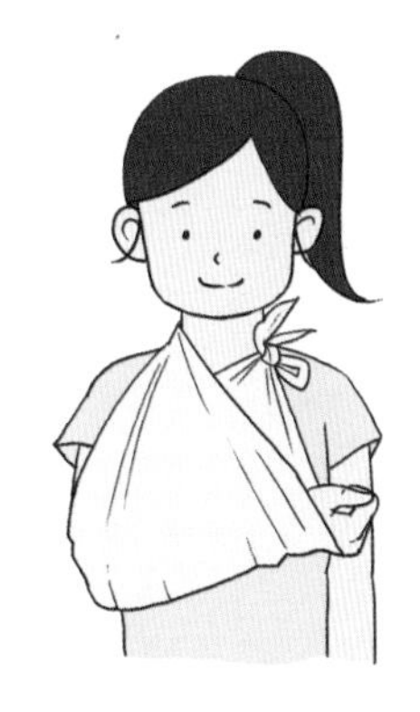

▶ 小悬臂带——适用于上臂或肩关节损伤

① 先将三角巾折叠成适当宽度的条带，再将条带的中点放在伤侧前臂的下1/3处。

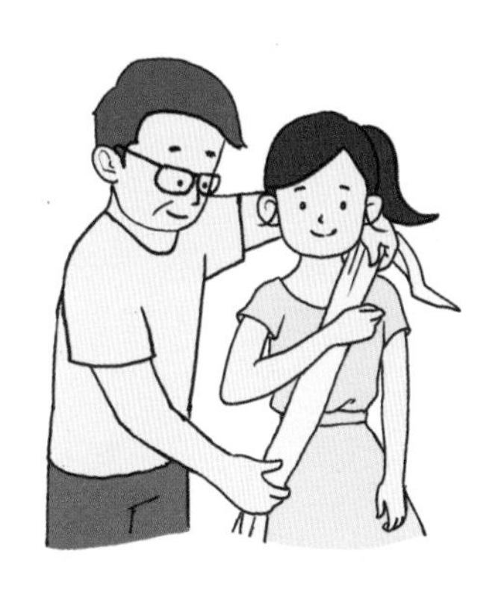

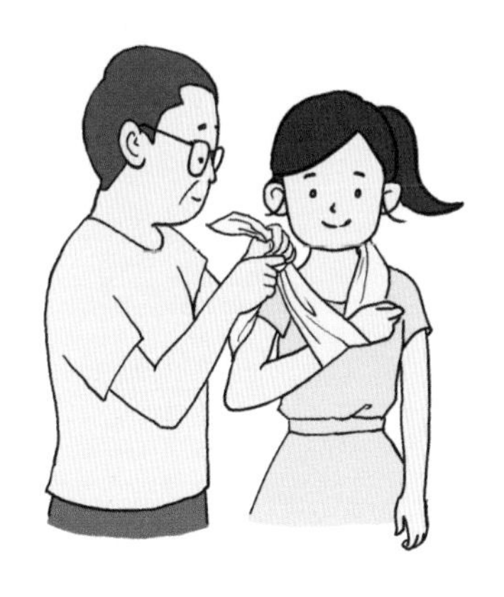

② 条带的两端底角在颈后部相遇打结，使肘关节屈曲吊于胸前，角度略小于90°（即手的位置略高于肘部）。

③ 另取一条适当宽度的条带，在吊起的前臂上方环绕胸腔一周，在背部打结，作为固定之用，以防止肩关节活动，加重损伤。

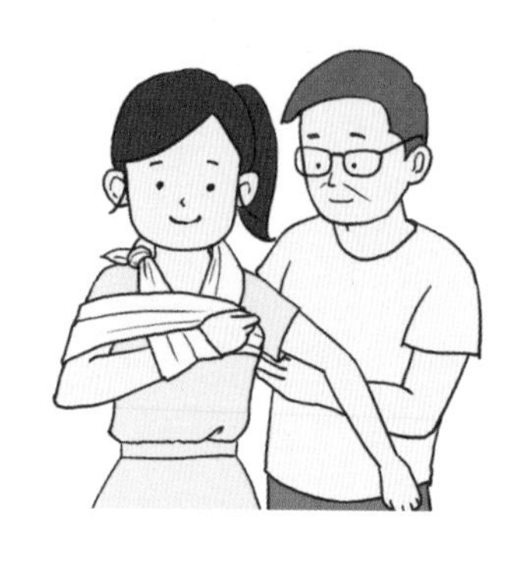

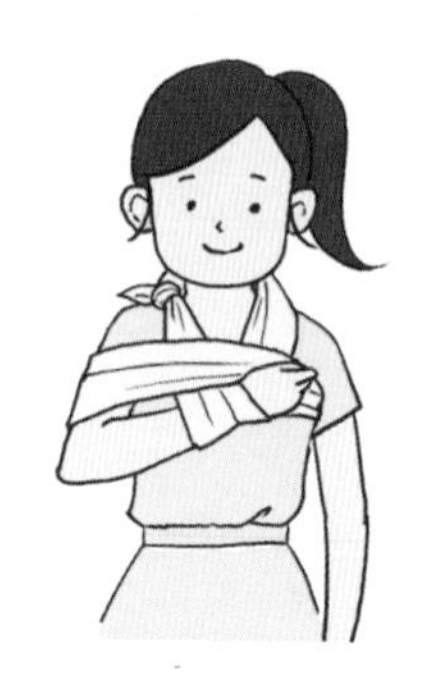

▶ 三角悬臂带——适用于锁骨、肘关节、前臂、手部损伤

① 嘱咐伤者五指并拢，屈曲伤侧手臂，中指放在对侧锁骨上窝。

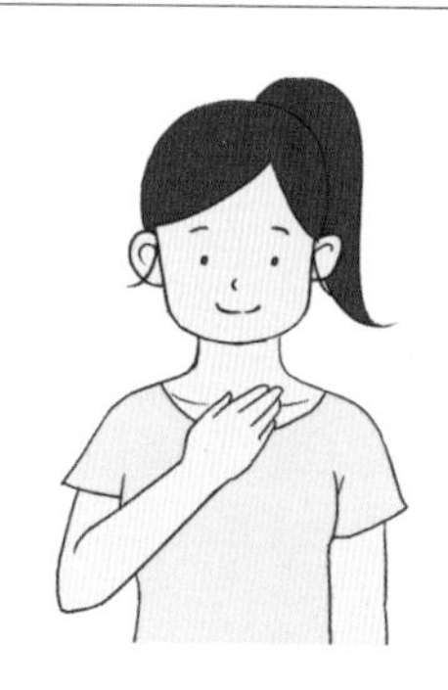

② 救助者面向伤者，两手分别持三角巾的顶角与一侧底角，顶角盖住伤侧肘部；底角拉向对侧肩部，盖住手部。

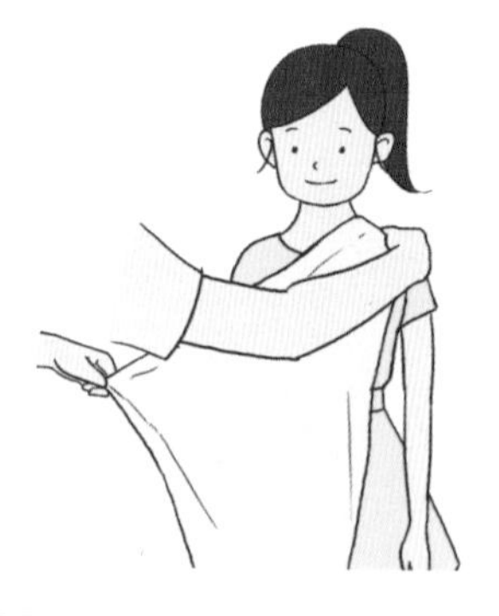

③ 救助者将伤者前臂下方的三角巾折入前臂后面，再转到伤者肘部，将三角巾的顶角连同底边一起旋转数周，再从后背拉至对侧肩部，与另一底角相遇打结。

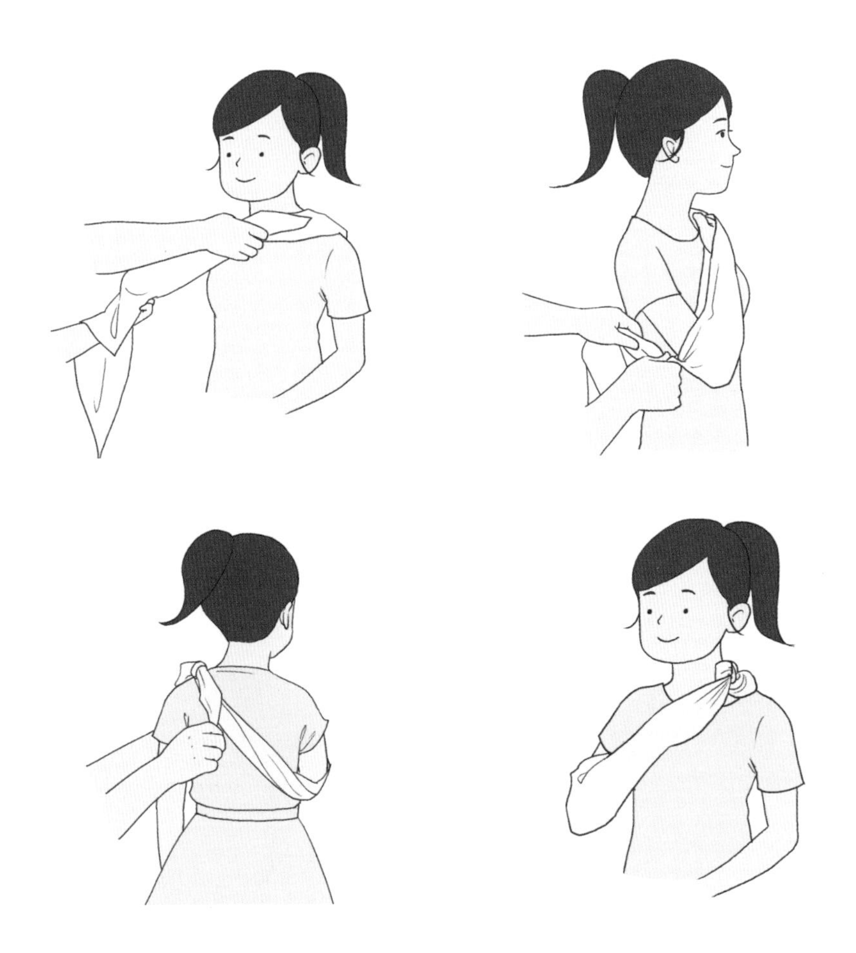

▶ 不使用三角巾的简易悬吊

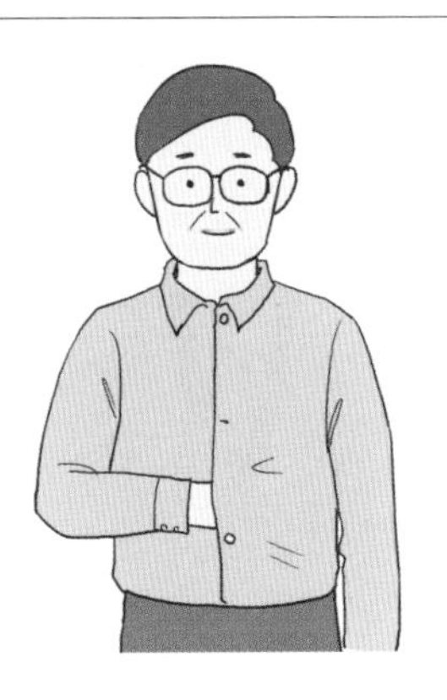

1 利用外套扣子：解开伤者外套心口下方的一粒扣子，将伤侧的手穿过解开的衣缝放进衣服里，将手腕搭在衣缝下面的扣子上。

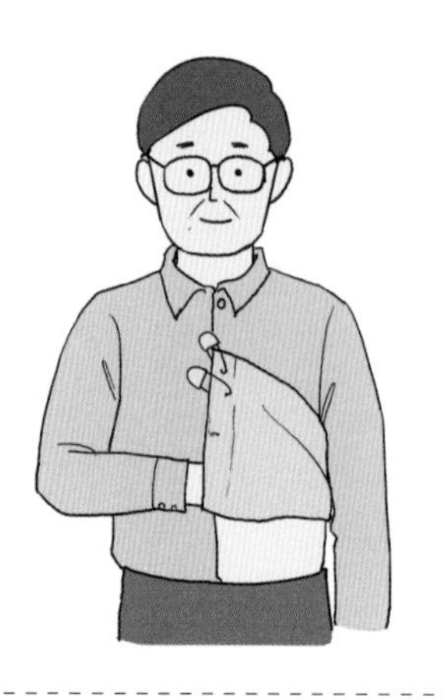

2 利用外套衣角：从下往上解开伤者外套，直至将健侧衣角向上折起，能托起伤侧手臂。用大的安全别针将衣角固定在外套的胸前位置，可多用几个别针固定衣服的边角，使托起的手臂更稳固。

3 利用袖子：若伤者身着长袖衬衫，可直接将伤侧手臂斜放在胸前，将袖口用安全别针别在衬衫的胸部或者对侧肩部，保持手臂抬高。

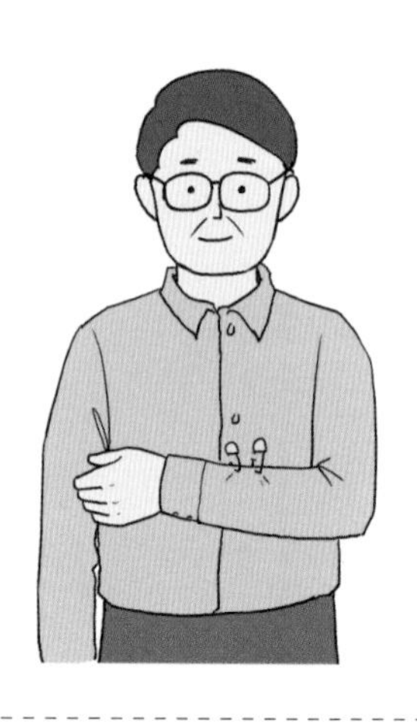

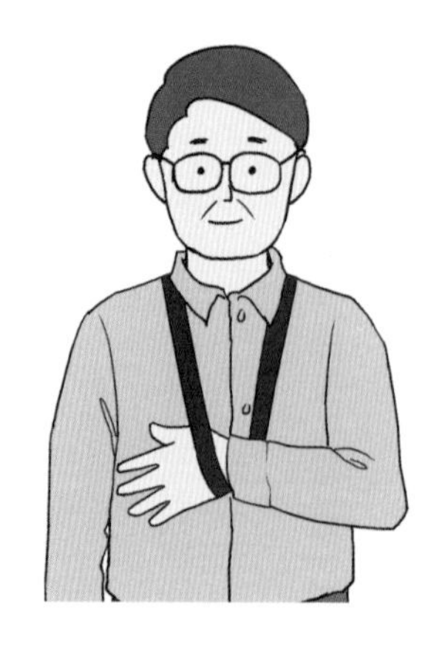

4 利用皮带、领带、背带：用皮带、领带、背带当作“悬带”，将“悬带”系成一个合适大小的圈，套在伤者脖子上，然后将伤侧手腕放在里面，高度以使手部的位置略高于肘部为宜。

3. 固定

固定是对骨折和受伤的肢体进行临时固定，能保护伤口、减轻伤者的疼痛，防止感染，便于搬运伤者，同时避免移位以及骨折的断端对血管、神经、肌肉及皮肤等组织的损伤。

固定所用的材料主要是夹板，如铝芯塑形夹板（SAM 夹板）、充气夹板、真空夹板、躯干夹板，以及颈托、头部固定器等。也可就地取材，如报纸、杂志、木板、硬纸板、木棍、竹片、竹竿、撑衣杆、雨伞、手杖等均可利用。

固定的注意事项

- 遵循“先救命、后治伤”的原则，如伤者的心跳、呼吸已停止，应立即进行心肺复苏术；如有大血管破裂出血，应先采取有效的止血措施。
- 开放性骨折（有伤口）应先止血、再包扎、最后固定，顺序不可颠倒；闭合性骨折直接固定即可。
- 夹板等固定材料不要直接与皮肤接触，应先用棉垫、毛巾、衣物等柔软物垫好，骨突部位与悬空部位更要垫好。
- 夹板的长度应包括骨折部位两端的关节，大腿部固定应超过 3 个关节，必须能够扶托整个伤肢。
- 下肢或脊柱骨折，应就地固定，尽量不要移动伤者，以防加重损伤。
- 上肢的肱骨、尺骨、桡骨固定时，均应使肘关节屈曲，角度略小于 90°，呈 80°～85°（即手要高于手肘），再用悬臂带将前臂吊于胸前；下肢的股骨、胫骨、腓骨固定时，应使膝关节伸直。
- 四肢骨折固定时，应先固定近端（离心脏较近的一端），后固定远端。
- 固定不代表“复位”，严禁将断端送回伤口内，以免加重污染与损伤。如果肢体过度畸形难以固定，可根据伤情沿伤肢近端长轴方向牵拉、旋转骨折远端肢体，使其大致对位，然后固定。
- 四肢骨折固定时，尽量露出肢体末端，以观察血液循环情况，如出现青紫、苍白、发冷、麻木等表现，应立即松解，重新调整夹板的位置或松紧，以免造成肢体坏死或神经损伤。
- 不要随意移动疑似颈椎、脊柱和骨盆骨折的伤者，这些位置需要用颈托、脊柱板等专用固定器材进行固定。

上臂（肱骨）骨折固定

▶ 两块夹板固定法

1 将两块夹板分别放在上臂内、外两侧，注意在下面垫一层软布。

2 用绷带或三角巾固定夹板的近、远两端。

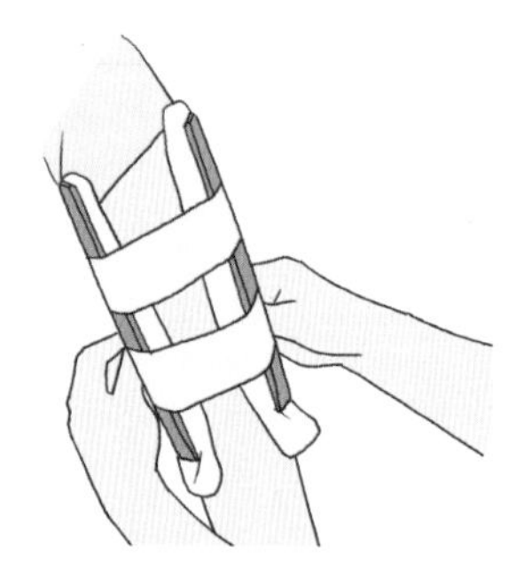

3 用小臂悬带将前臂悬吊于胸前，使肘关节屈曲，并限制肩关节活动。（**小臂悬带操作方法参见本书 P069**）

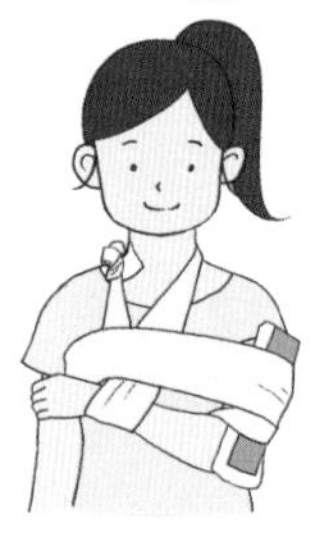

▶ 一块夹板固定法

1 如果现场只能找到一块夹板，则应放在上臂外侧，利用躯干充当内则夹板。

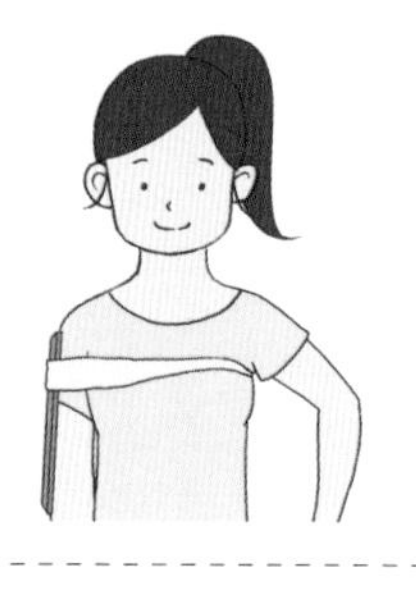

2 分别用两条绷带或三角巾固定住夹板近、远端，在对侧腋下打结。

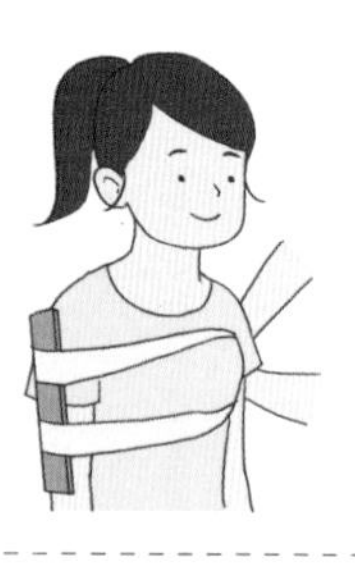

3 用小臂悬带将前臂悬吊于胸前，使肘关节屈曲，并加用制动带。

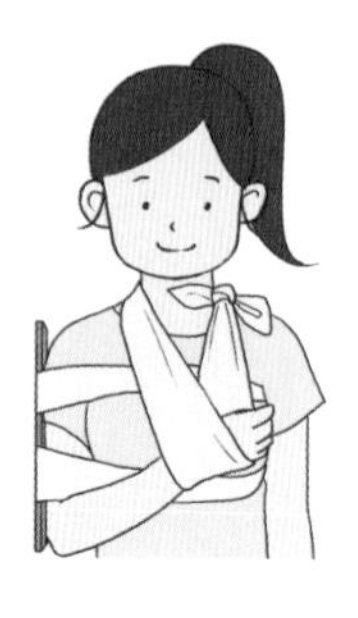

▶ 无夹板固定法

1 无夹板时，可用两条三角巾分别折叠成两条四横指宽的条带，用条带分别固定骨折部位上下两端，在对侧腋下打结。再用小臂悬带悬吊前臂。

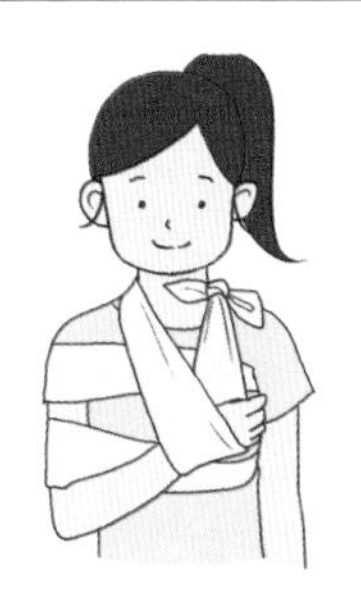

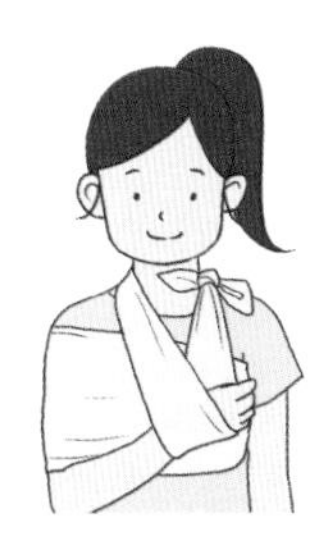

2 也可以将一块三角巾折叠成10 ~ 15厘米的宽条带，其中央正对骨折部位，在对侧腋下打结，将上臂完全固定在躯干上。再用小臂悬带将前臂悬吊于胸前。

前臂（尺桡骨）骨折固定

▶ 夹板固定法

1 将两块长度从肘至手心的夹板分别放在前臂的外侧（手背侧）与内侧（手掌侧），并在手心垫好棉花等软物，让伤者握好夹板，腕关节稍微向掌心方向屈曲。如果只有一块夹板，则放在前臂外侧。

2 用两条绷带或三角巾分别固定夹板的两端。

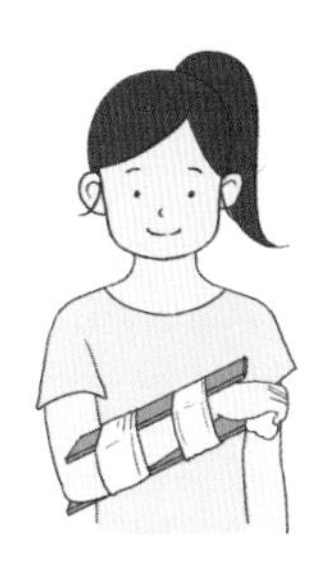

3 用大悬臂带将前臂悬吊于胸前使肘关节屈曲。**（大臂悬带操作方法参见本书P068）**

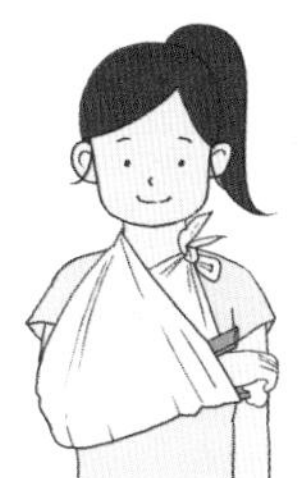

▶ 毛巾被、毯子固定法

将毛巾被或毯子折叠成适当的大小、厚度，包绕住伤肢，厚度要能使伤肢不易移动，然后用绷带或布条固定包好的毛巾被、毯子。最后用大悬臂带悬吊前臂。

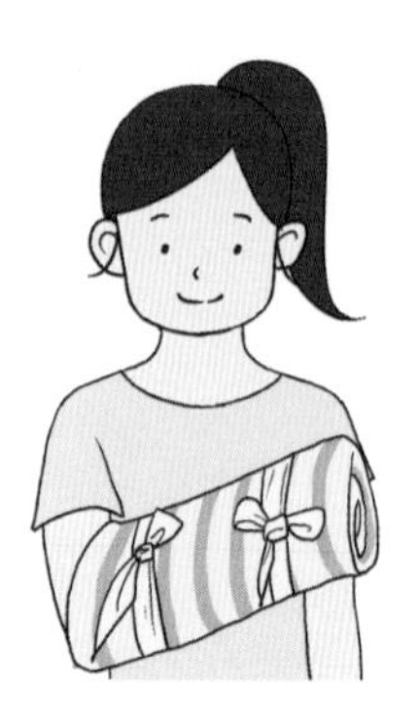

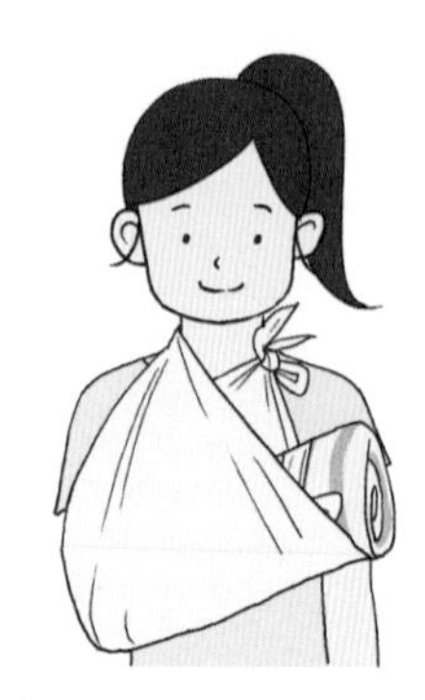

▶ 报纸、杂志固定法

将报纸、杂志的中央放在伤肢下方，然后包绕伤肢卷成筒状，用绷带或布条固定住卷好的报纸、杂志。最后用大悬臂带悬吊前臂。

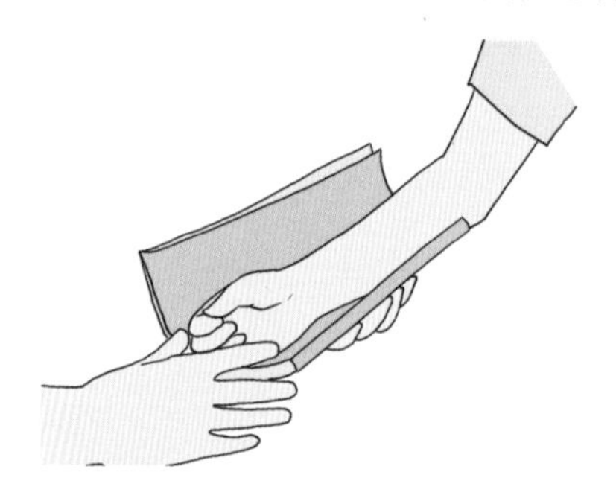

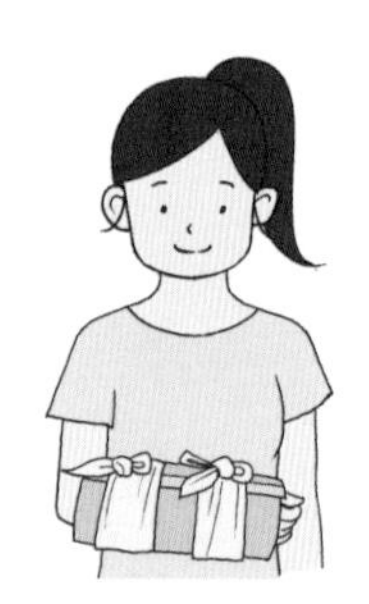

手指骨折固定

▶ 夹板固定法

取两片宽度和骨折手指差不多，长度比骨折手指略长的夹板，将其分别放在手指的内外两侧，再用胶布或绷带在手指关节的位置固定住夹板。

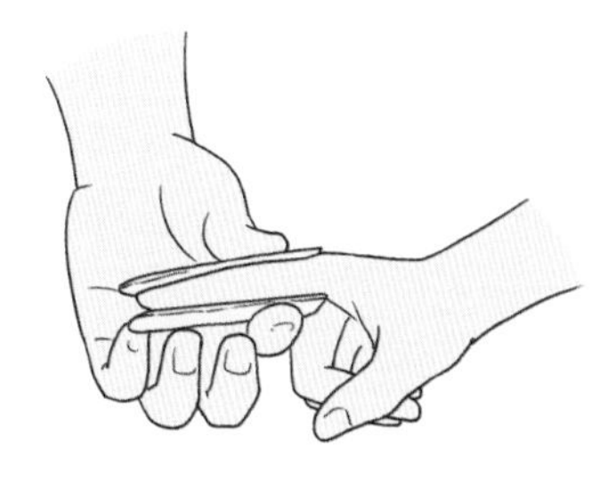

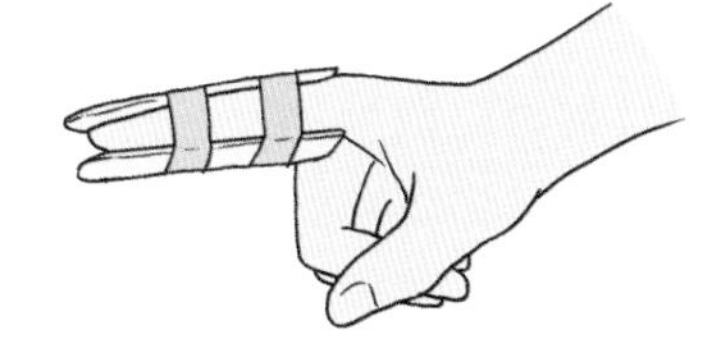

▶ 双指固定法

如果没有合适的夹板，可以将伤指与临近的一根手指并在一起，然后用胶布将两根手指缠在一起，使健指充当夹板。

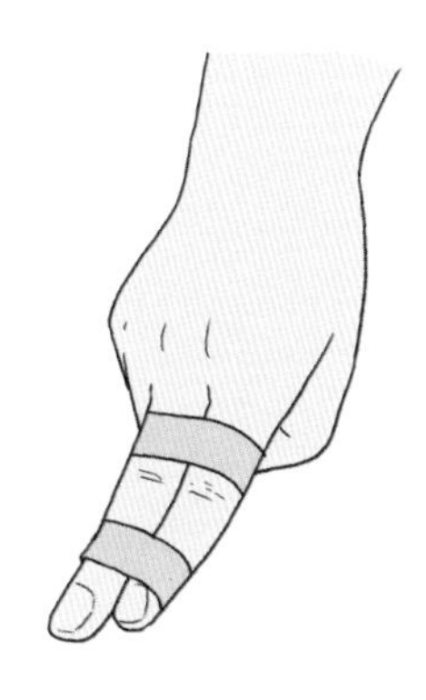

大腿（股骨）骨折固定

▶ 夹板固定法

① 将受伤部位包扎后，将长夹板（长度从脚底至腋下）放置于腿外侧，短夹板放置于腿内侧（也可以只用一块长夹板，不用短夹板），在关节和骨突处加上衬垫。

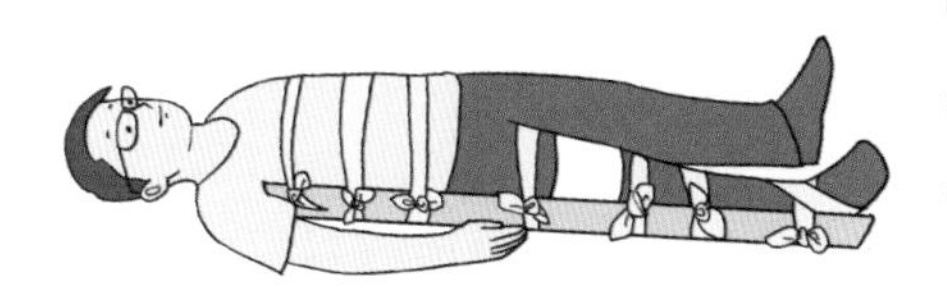

② 用 7 根绷带或三角巾依次固定骨折处两端、膝关节、小腿中段、踝关节、腹部、胸部。

▶ 无夹板固定法

① 在两膝与两踝之间加衬垫，或者将一个卷好的薄毯竖向夹于两腿之间（包含膝和踝的位置）。

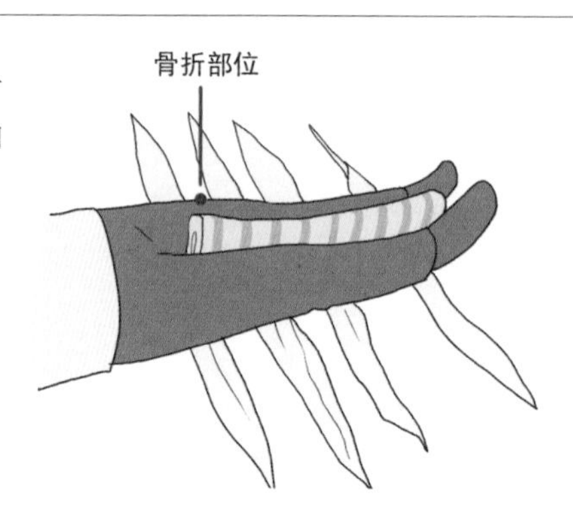

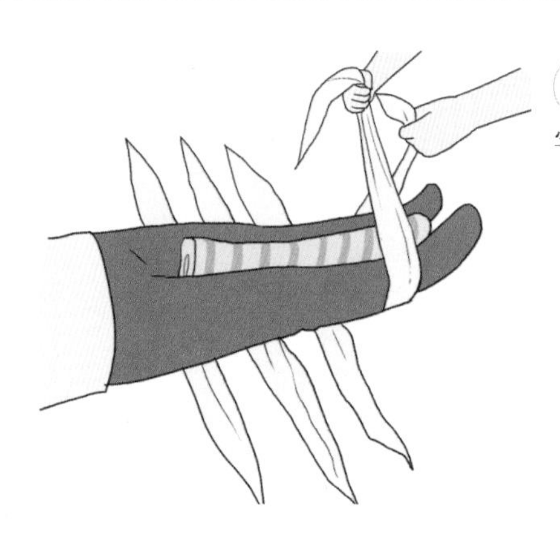

② 取一条三角巾，折叠成宽条带，用“8”字形固定两侧踝关节与足部。

③ 再用三条叠成条带状的三角巾依次固定两侧膝关节下方、靠近骨折部位的近（上）端与远（下）端，在健侧腿一边打结。

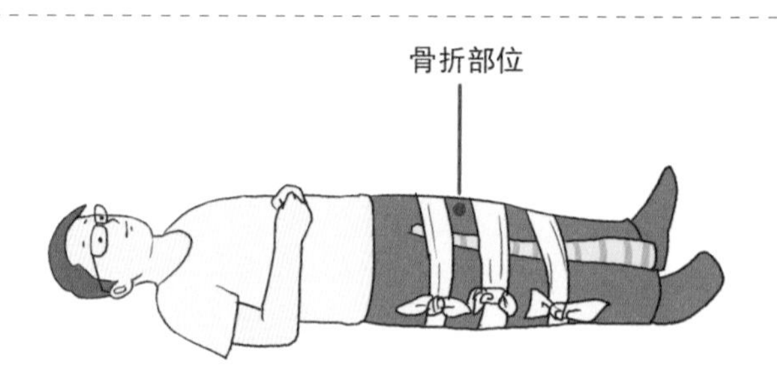

小腿（胫骨、腓骨）骨折固定

▶ 夹板固定法

1 将受伤部位包扎后，将夹板放置在伤肢外侧，如果有两块夹板则内外各放置一块，并在关节和骨突处加上衬垫。

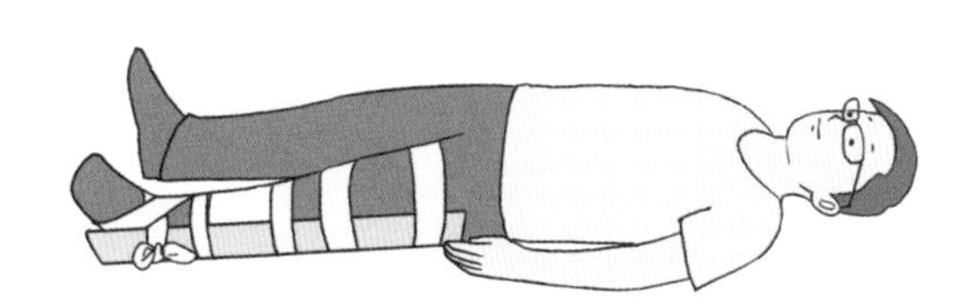

2 用 5 根绷带或三角巾依次固定骨折处两端、膝关节、踝关节、大腿。

▶ 无夹板固定法

1 在两膝与两踝之间加衬垫，或者将一个卷好的薄毯竖向夹于两腿之间。

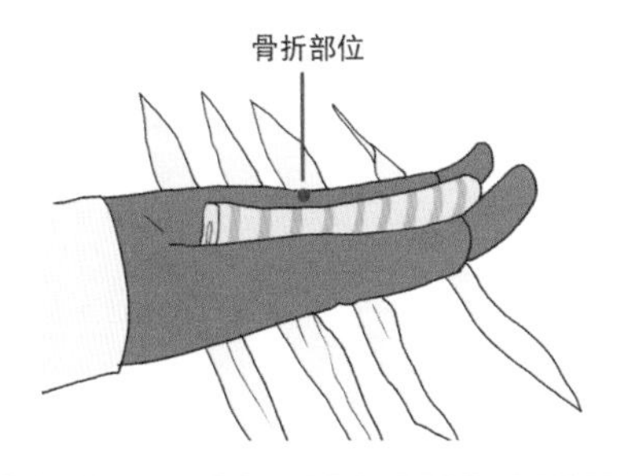

2 取一条三角巾，折叠成宽条带，用“8”字形固定两侧踝关节与足部。

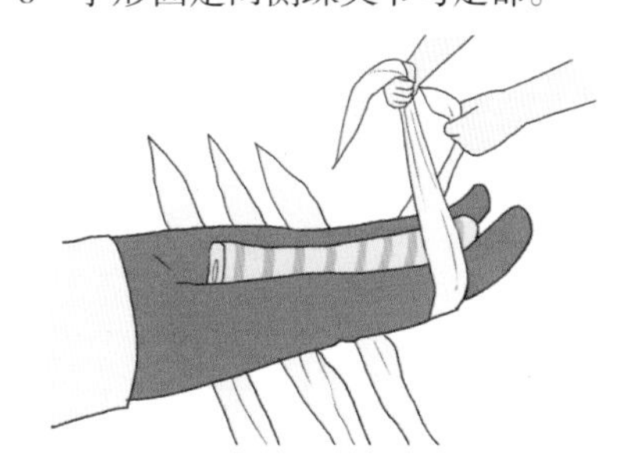

3 再用三条叠成条带状的三角巾依次固定大腿中部、骨折部位的近（上）端与远（下）端，均在健侧打结。

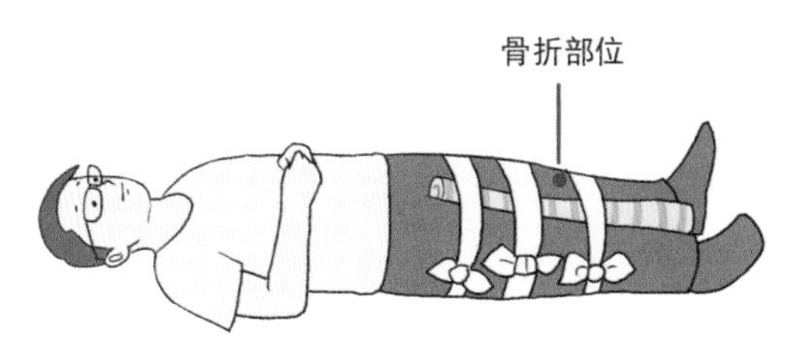

肘（膝）关节骨折固定

① 以肘关节为例，切勿强行屈伸关节，以免加重损伤，取伤员感觉相对舒适的关节角度，将一块夹板两端分别放在上臂与前臂。

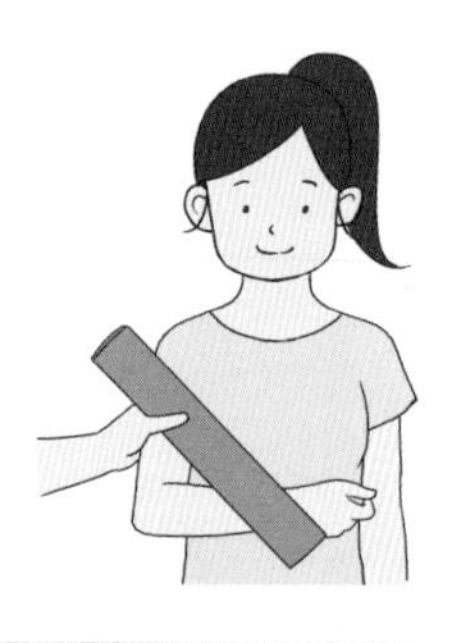

② 用绷带或三角巾固定住夹板与上肢相交的两点。

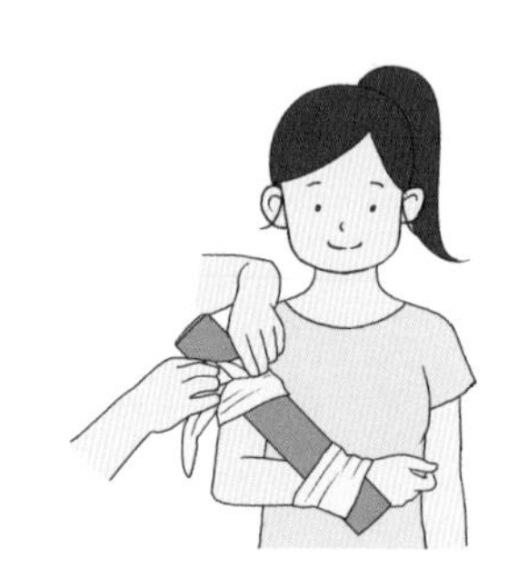

下颌骨骨折固定

① 将三角巾折叠成一掌宽的条带状，将条带的 1/3 与 2/3 交界处置于颏部，向上兜住两侧下颌。

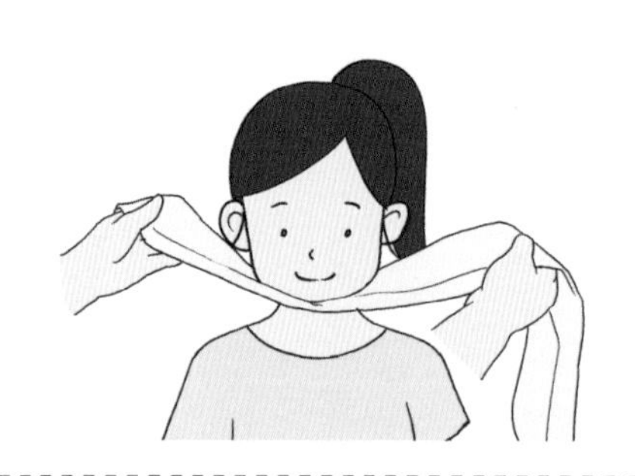

② 三角巾的两端盖住双耳，通过头顶正中部位，并在一侧耳朵的上方旋转、交叉。

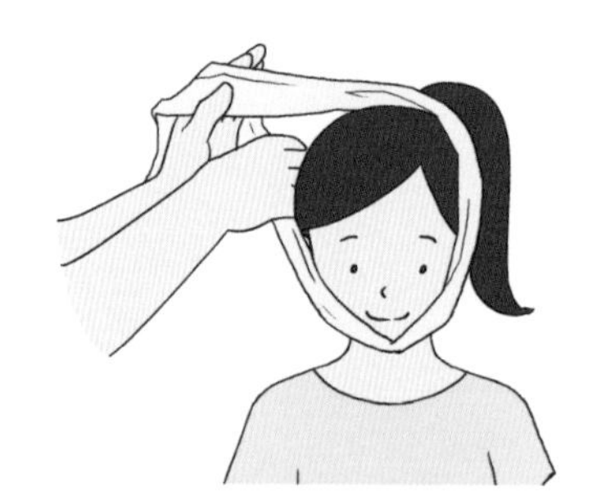

③ 交叉后的三角巾一端从两眉上通过，另一端从头后部绕过，两底角在对侧耳上方相遇、打结。

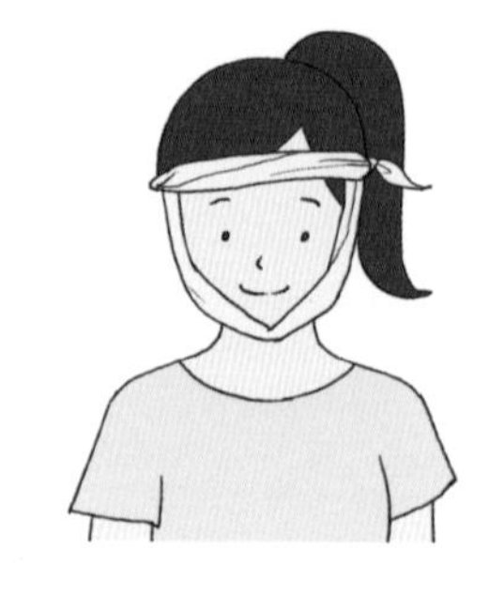

锁骨骨折固定

▶ “8”字固定法

① 在伤者的腋下放好衬垫，再将三角巾折叠成四指宽的条带，以横“8”字形缠绕两肩。

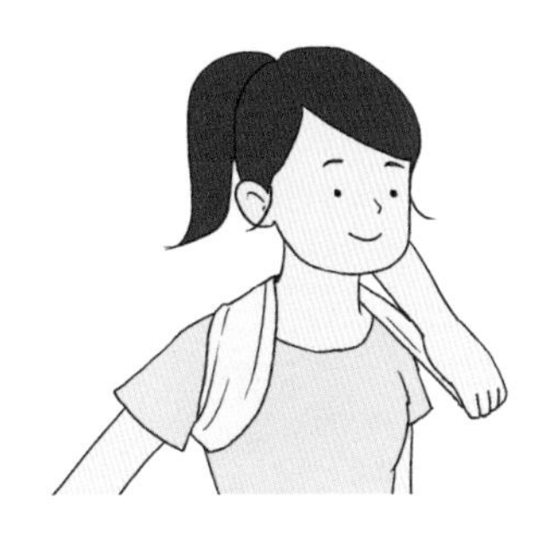

② 缠绕的力度以能使伤者两肩向后、胸部前挺为宜，最后在背部交叉打结。

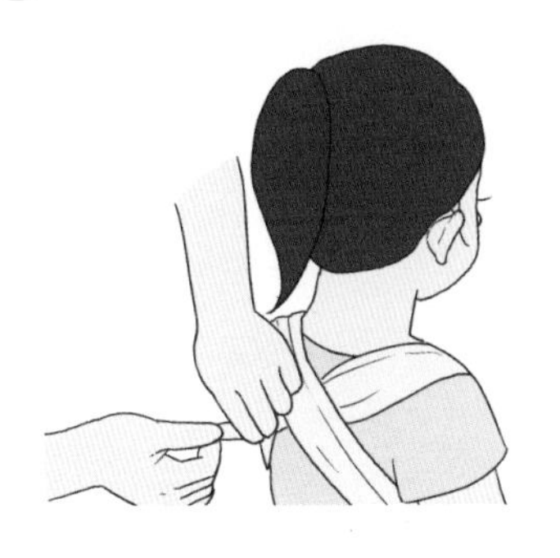

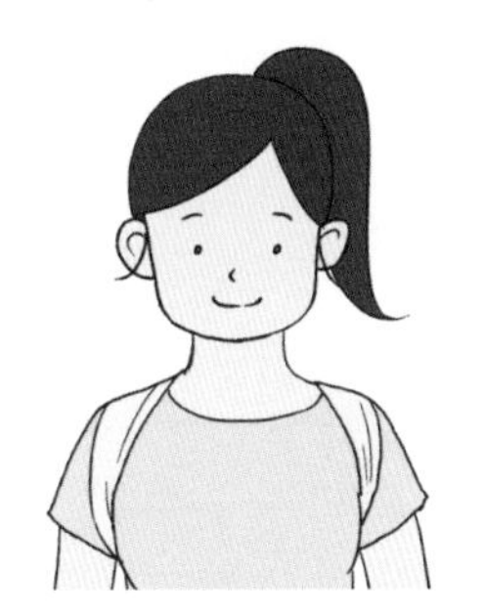

▶ 双肩固定法

① 将两块三角巾折叠成条带状，分别固定住两侧双肩，打结时留出一段条带尾端。

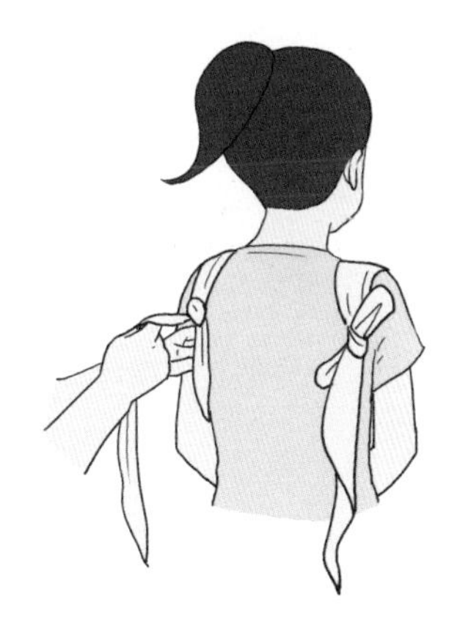

2 将两侧条带尾端连接打结，使伤者两肩向后，胸部前挺。

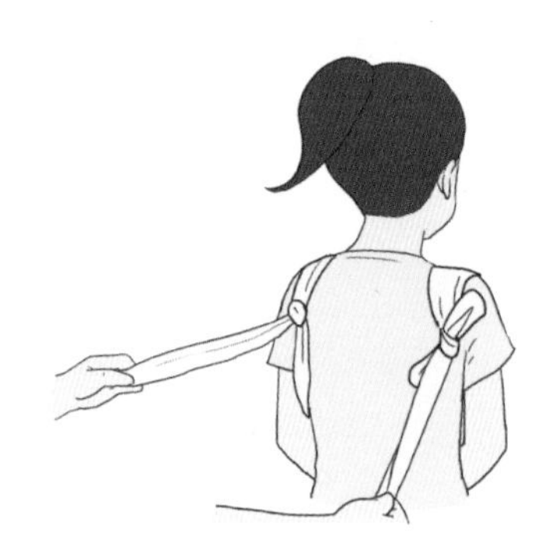

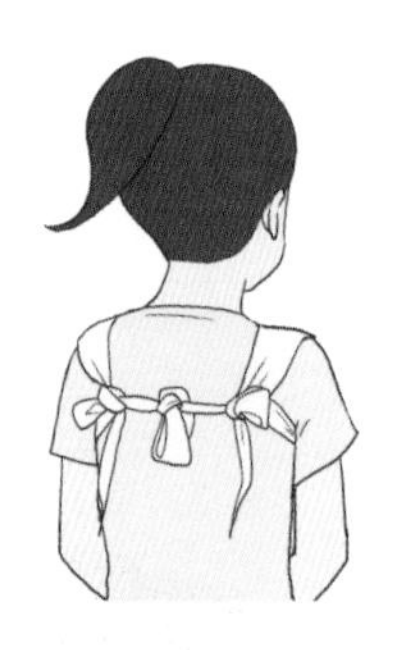

肋骨骨折固定

1 肋骨骨折多发于第4～7根肋骨，固定时一般需要3条三角巾，均折叠成4～5横指宽的条带，分别围绕胸部紧紧包扎。注意要于伤者呼气末时在健侧腋中打结，使三条条带松紧度相同。

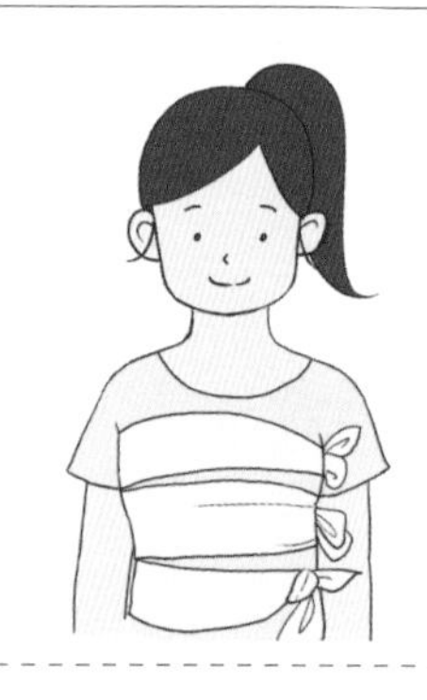

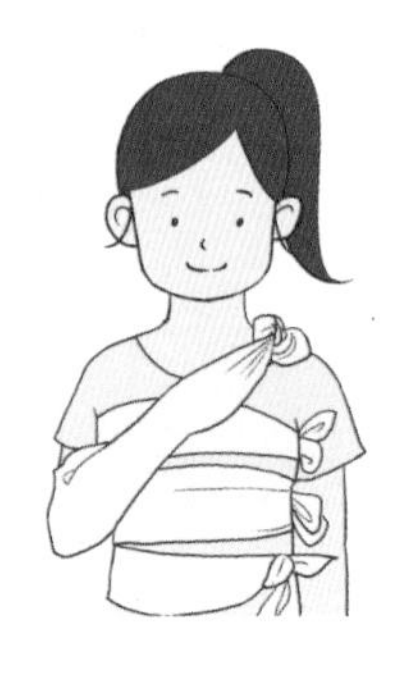

2 用三角悬臂带悬吊伤侧前臂。（**三角悬臂带操作方法参见本书P070**）

骨盆骨折固定

▶ “8”字固定法

1 骨盆骨折可导致休克甚至迅速死亡，还可造成神经损伤。固定时应尽可能小幅度移动伤者，使其仰卧，双腿并拢弯曲，抬起膝部。

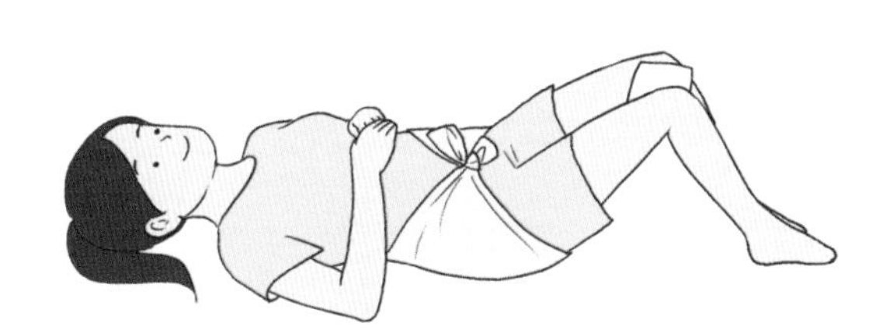

2 用一个展开的三角巾固定住臀部，在腹部打结。

3 再在两膝关节之间加衬垫，接着用一条折叠成条带状的三角巾将两侧膝关节固定在一起。

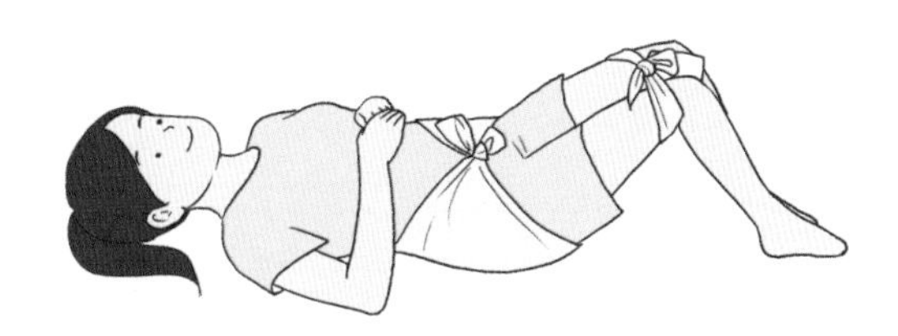

4. 搬运

伤病员经过现场止血、包扎、固定等抢救后，还需安全、迅速、合理地送往医院进行后续救治。如果搬运方法不当，很有可能前功尽弃，造成进一步的伤残，甚至危及生命。因此，掌握正确的搬运技术是外伤急救的重要部分。

单人搬运

▶ 扶行法

抢救者站在伤者身体一侧，将其靠近自己一侧的上肢绕过自己的颈部，用手握住伤者的手；另一只手绕到伤者背后，扶住其腰部或腋下，搀扶其行走。此法仅适用于伤势不重、下肢无骨折、意识清醒能步行的伤者。

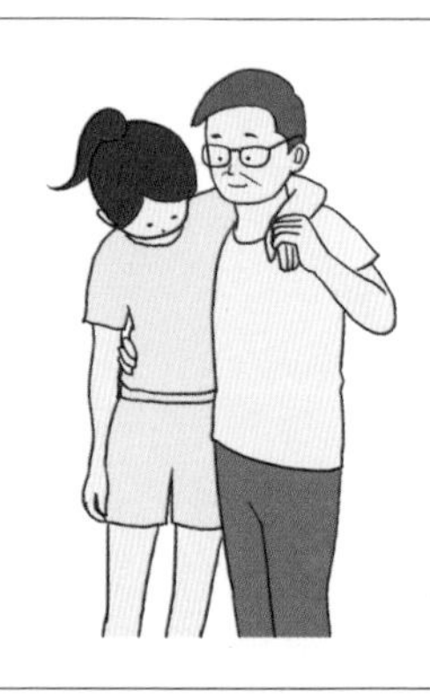

▶ 背负法

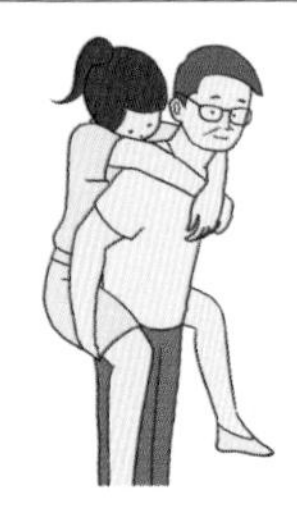

抢救者背向伤员蹲下，让伤员趴在自己背上，然后双手固定住伤者的大腿或握住伤者的手，缓缓起立。此法适用于清醒且可站立，但不能行走，体重较轻的伤者。

▶ 肩扛法

抢救者面对站立的伤者，一手固定伤者的同侧手，另一侧上肢插入伤者两腿之间，然后把伤者扛起来，使其伏在抢救者肩上，注意用手固定好伤者的下肢。此法适用于可以勉强站立，但不能行走，体重较轻的伤者。

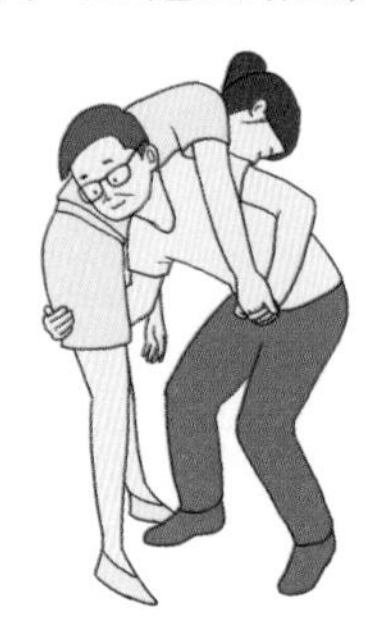

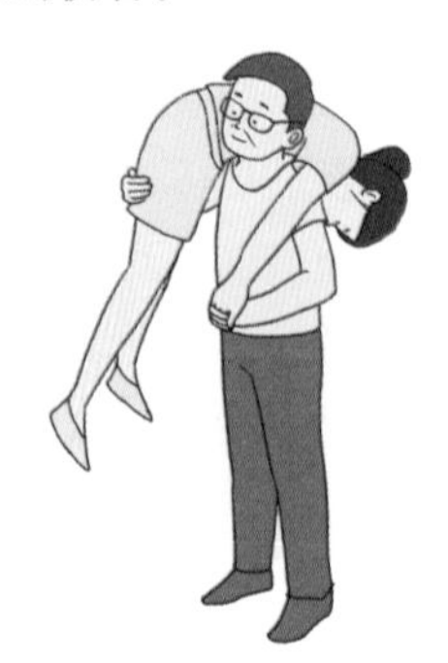

▶ 抱持法

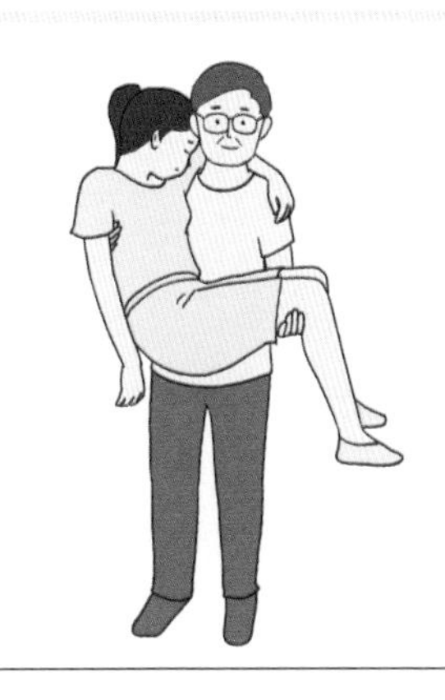

抢救者将一侧手臂放在伤者背后，用手扶住伤者腋下，使伤者的一只手臂搭在自己肩上；另一侧手臂放在伤者大腿下面，然后将伤员抱起。此法严禁用于脊柱、下肢骨折者。

▶ 拖行法

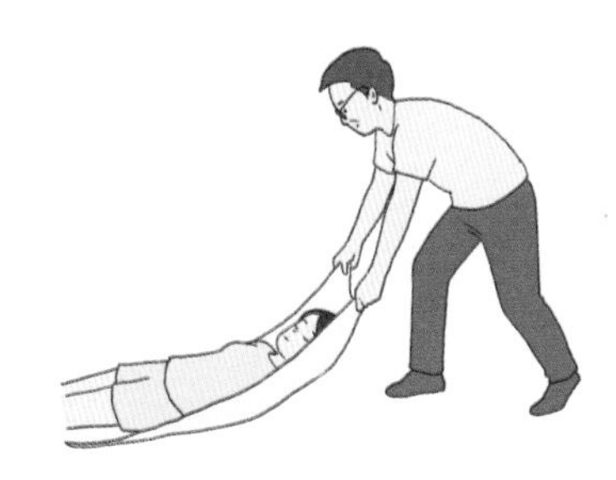

抢救者双手分别放在伤者双侧腋下或两踝，将伤者拖走；也可将伤者的衣服纽扣解开，把衣服拉至头上，然后拉住衣领将伤者拖走，以保护伤者的头部。还可以将伤者放置于被褥、毯子上，抢救者拉着被褥、毯子的两角将伤者拖走。此法适用于体重较大的伤者，或力气较小的急救者。

▶ 爬行法

将伤者摆成仰卧位，再用绷带或布条将其双手固定在一起。抢救者骑跨在伤者身体两侧，将伤者固定好的两手套在抢救者颈部，然后抢救者双手支撑地面爬行。此法适用于需要低姿安全脱离现场的伤病员，如急性一氧化碳中毒的病人。

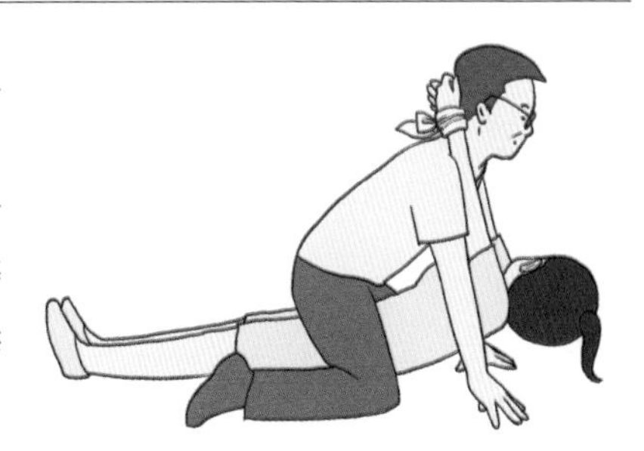

双人搬运

▶ 双人扶行法

两名抢救者分别站在伤者两侧，将伤者的两臂绕过两名抢救者的颈部，用手握住伤者的两手；另一只手绕到伤者背后，扶住其对侧的腰部或腋下，搀扶其行走。

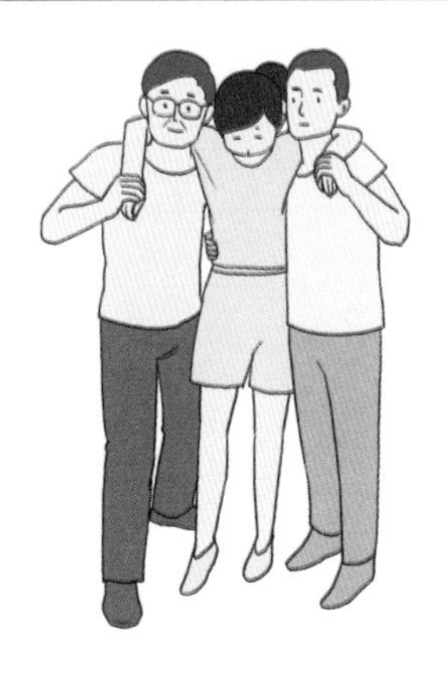

▶ 双手坐

两名抢救者面对面站在伤者两侧，分别将一侧的手伸到伤者背后，并抓紧伤者的腰带，让伤者的两臂绕过两名抢救者的颈部；两名抢救者再将各自的另一手伸到伤者的大腿下面，并握住对方的手腕。两名抢救者同时站起，先迈外侧腿，保持步调一致。此法适用于意识清楚的体弱者。

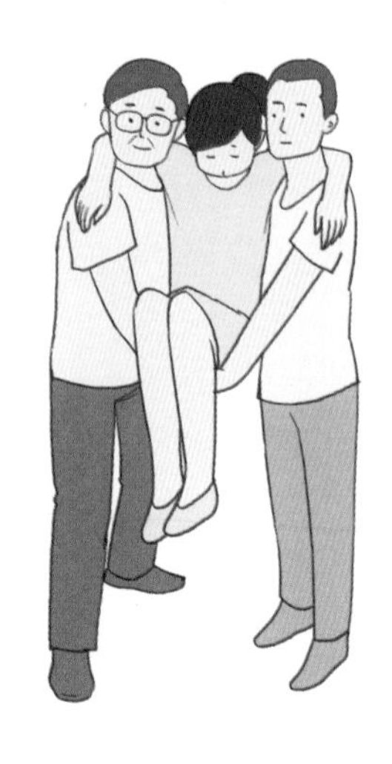

▶ 四手坐

两名抢救者各自用右手握住自己的左手腕，再用左手握住对方的右手腕。让伤者坐在抢救者相互紧握的手上，同时两臂分别绕过两名抢救者的颈部或扶住肩部。两名抢救者同时起立，先迈外侧腿，保持步调一致。此法适用于意识清楚的体弱者。

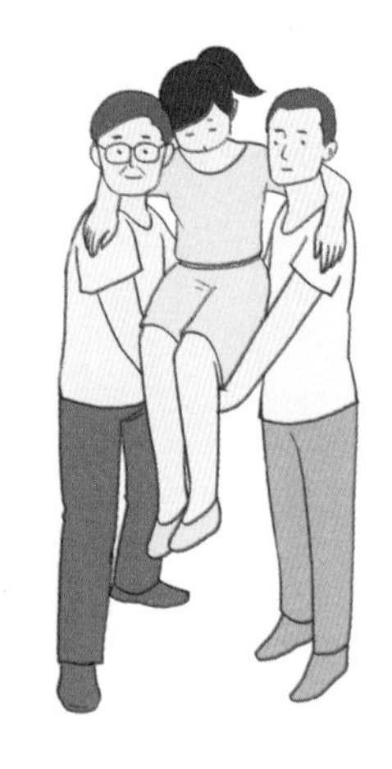

▶ 前后扶持法

两名抢救者一人在伤者背后，两臂从伤者腋下通过，环抱胸部，将伤者的两臂交叉在胸前，握住伤者的手腕；另一人背对伤者，站在伤者两腿之间，抬起伤者的两腿。两名抢救者一前一后步调一致地行走。此法适用于意识不清者，严禁用于脊柱、下肢骨折者。

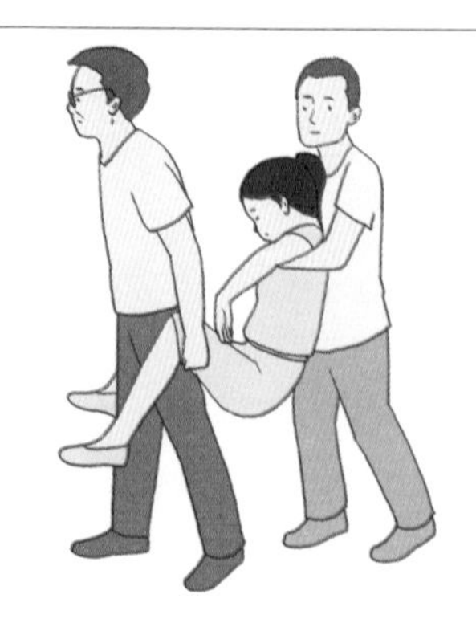

▶ 双人抬椅

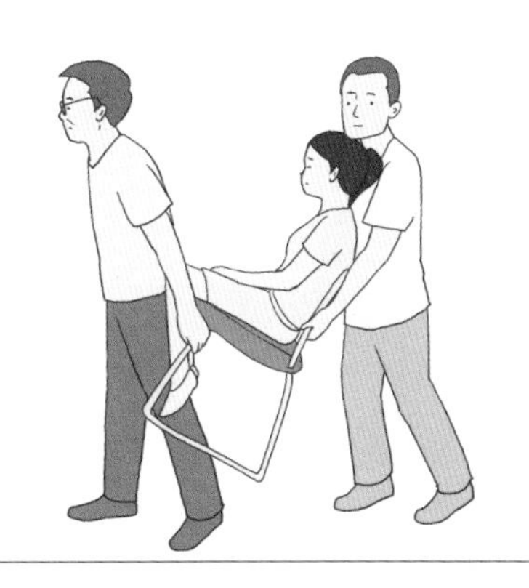

让伤者坐在一个轻而结实的椅子上，两名抢救者一前一后站立在伤者前后，分别抬起椅背下方和椅前腿上方，一前一后步调一致地行走。此法适用于昏迷、无法配合的伤者。

多人搬运

▶ 四人水平抬

四名抢救者每侧两人，面对面站立，相对的人将手在伤者身下互握并扣紧，其中一对人托住伤者的颈部和胸背部，另一对人托住伤者的腰臀部和膝部，四人一起将伤者抬起。

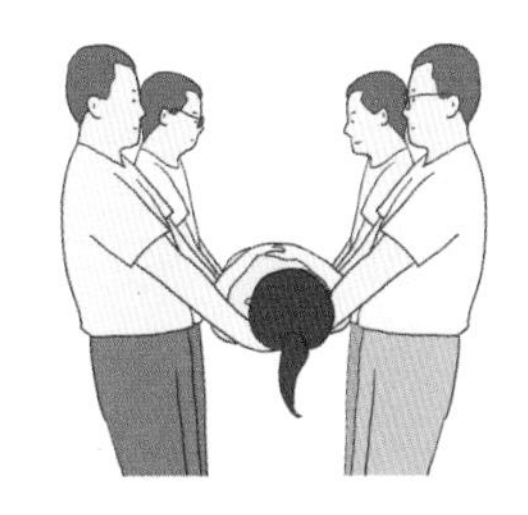

▶ 平抬上担架

此法适用于将疑似脊椎（除颈椎外）损伤的患者搬抬到担架上。一人托住伤者的头部，一人托住胸背部，一人托住腰臀部，一人托住并拢的下肢，四人一起合力抬起，并放置在担架上。

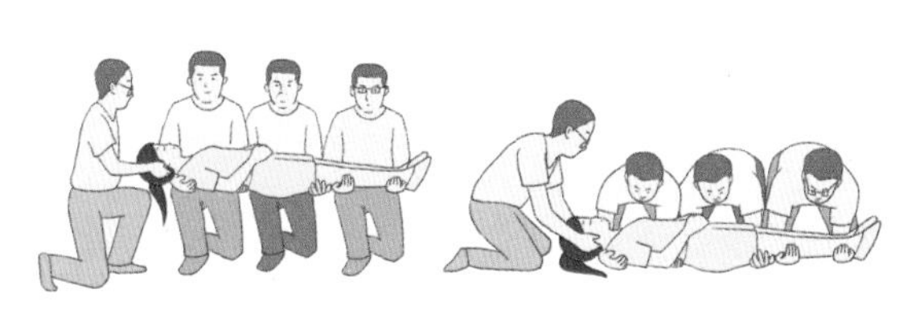

搬运伤者的注意事项

①搬运伤者之前要进行迅速的检查，重点检查伤者的头部、颈椎、脊柱、胸部有无外伤。

②搬运体重过重者和昏迷者时，要防止搬运途中发生坠落、摔伤等意外。

③搬运时一定要保持伤者呼吸道的畅通，避免使伤者的颈部过度弯曲，尤其是意识不清的伤者。

④在搬运过程中要随时观察伤者的病情变化，一旦在途中发生紧急情况，如窒息、呼吸停止、抽搐等，应立即停止搬运，并进行急救处理。

五、其他常用急救操作技术

1. 怎样测量体温?

基础体温是指人体处在清醒又非常安静，不受肌肉活动、精神紧张、食物及环境温度等因素影响时的状态下测量的体温，通常在睡眠 6 ~ 8 小时后，即早晨起床前未进行任何活动时测定。测量体温时，必须使用体温计，一般来说，体温计有口腔表、腋温表和肛表三种。

测量体温的方法

▶口腔测量法

1 将口腔用体温计用 75% 的酒精消毒，再将表内的水银柱甩至 35℃以下。

2 将口测体温计的水银端斜置于患者舌下，叮嘱患者闭口（切勿用牙咬），用鼻呼吸，以免嘴吸入凉气影响测量温度。

3 3 分钟后，取出体温计，用干布擦净后观察水平位置的水银柱所在的刻度。

【说明】一般成人的正常口腔体温在 36.2 ~ 37.2℃，小儿可高 0.5℃。

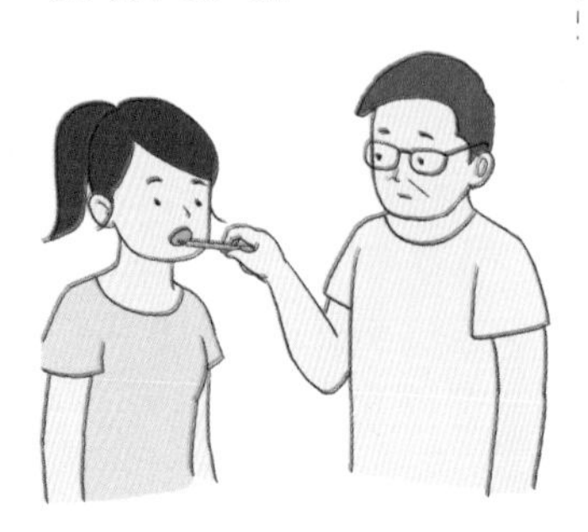

▶腋下测量法

1 将腋温表的水银甩至 35℃以下。

2 解开衣扣，擦干腋下，然后将水银端放置于腋窝中央略前的位置，嘱咐患者夹紧体温计，可用另一只手握住测量侧的手肘部以帮助固定。

3 10 分钟后，取出体温计，观察水平位置的水银柱所在的刻度。

【说明】一般成人的正常腋下体温为 36 ~ 37℃。

▶肛门内测量法

1 将专门的肛门表用 75% 的酒精消毒，再用凡士林或油脂润滑体温表的水银端。

2 慢慢将表的水银端插入肛门 3 ~ 4.5 厘米，如果是婴儿，伸进去 2 厘米即可，并要快和准，以免孩子感觉到疼之后自然缩紧肛门，就不容易推入了。

3 用手捏住体温计的上端，防止滑脱或折断，3 ~ 5 分钟后取出，擦净后阅读度数。

【说明】肛门体温的正常范围为 36.8 ~ 37.8℃。对于 3 个月以内的婴儿来说，肛门是测量体温最准的地方，超过 38℃为发热。

注意事项

- □ 测量体温前，应仔细查看体温计是否有破损。
- □ 获取体温计读数时，不能用手捏、拿水银端。
- □ 每次使用完体温计后，都用 75% 的酒精进行整体消毒。传染病人应有专用的体温计，不要和其他家庭成员混用。

2. 怎样测量呼吸次数?

呼吸是人体内外环境之间进行气体交换的必要过程，人体通过呼吸吸进氧气，呼出二氧化碳，从而维持正常的生理功能和生命活动。正确测量病人的呼吸次数，是了解其身体状况的常用指标，在家庭急救中非常重要。

▶ 了解呼吸

正常人的呼吸规律而且均匀，呼吸与脉搏的比例是 1 ： 4。一般来说，成年人每分钟呼吸 16 ~ 20 次，运动或情绪激动可以使呼吸暂时增快。小儿呼吸比成人快，每分钟可达 30 次左右，新生儿的呼吸更可达到每分钟 44 次。

一次呼吸动作的完成包括吸气和呼气，一般用直接观察胸部的起伏来观察呼吸动作。测量呼吸速率时需要测足 60 秒。

▶ 测量呼吸次数的方法

1 测量呼吸时不仅要数每分钟呼吸的次数，还要观察呼吸快慢是否一致，深浅是否均匀，有无呼吸困难的表现。正常呼吸是均匀、平衡、有规律的，吸气略长于呼气。新生儿呼吸可发生快慢、深浅不匀的情况，这不一定是有病的表现。

2 对于呼吸很微弱的危重病人，不便于观察其胸部的起伏，可以将棉絮放在其鼻孔前，观察棉絮 1 分钟内飘动的次数，即是他的呼吸数。注意棉絮的量要尽量少，不要阻碍病人的呼吸。

注意事项

- □ 各个年龄期的儿童呼吸次数也不一样，年龄越小的呼吸次数越多。
- □ 在测量时，如发现呼吸确实停止，应立即用口对口人工呼吸法进行抢救。
- □ 呼吸增快多发生在高热、肺部有病、心脏病患者身上。
- □ 药物中毒时呼吸会减慢，如出现呼吸困难或鼾声，则是危险的信号。
- □ 若出现双吸气、点头呼吸、鼻翼扇动，以及呼气时胸廓不但不鼓反而下陷的现象，表明病情严重，要尽快送往医院。

3. 怎样测量血压?

血压反映了心脏对全身血管的供血情况，对于高血压病人和休克病人来说，血压是直接显示病情轻重程度的重要指标。心室收缩时，动脉内最高的压力称为收缩压（高压）；心室舒张时，动脉内最低的压力称为舒张压（低压）。收缩压与舒张压之差为脉压。

血压的正常值

正常成人的收缩压为 12.0 ~ 18.7 千帕（90 ~ 140 毫米汞柱），舒张压为 8 ~ 12 千帕（60 ~ 90 毫米汞柱）。在 40 岁以后，收缩压会缩着年龄增长而升高。不同年龄段收缩压的正常范围如下：39 岁以下收缩压< 18.7 千帕（140 毫米汞柱），40 ~ 49 岁收缩压< 20 千帕（150 毫米汞柱），50 ~ 59 岁收缩压< 21 千帕（160 毫米汞柱），60 岁以上收缩压< 22.6 千帕（170 毫米汞柱）。

测量血压的方法

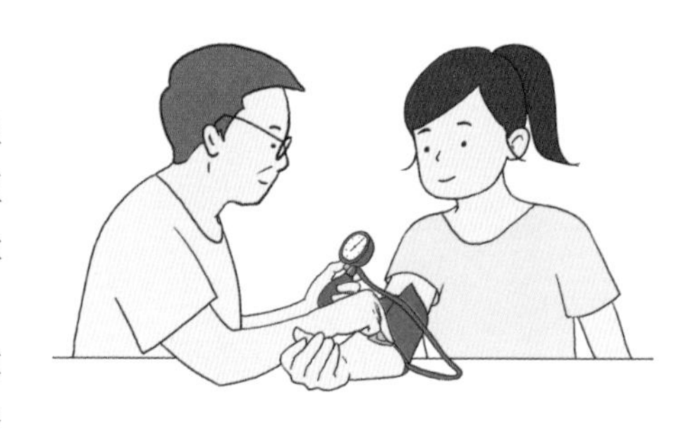

1 一般选用上臂肱动脉为测量处，病人取坐位，暴露并伸直肘部，手掌心向上，打开血压计，平放，使病人心脏的位置与被测量的动脉和血压计上的水银柱的零点在同一水平线上。放尽袖带内的气体，将袖带中部对着肘窝，缚于上臂，袖带下缘距肘窝 2 ~ 3 厘米，勿过紧或过松，并塞好袖带末端。

2 眼耳并用，戴上听诊器，在肘窝内摸到动脉搏动后，将听诊器的头放在该处，并用手按住，稍加压力。打开水银槽开关，手握气球，关闭气门后打开，一般使水银柱升到 21 ~ 24 千帕（160 ~ 180 毫米汞柱）即可。然后微开气门，慢慢放出袖带中的气体，使压力读数缓慢下降。

3 当听到第一个微弱声音时，水银柱上的刻度就是收缩压。继续放气，此音逐渐增强，突然变弱变低沉，然后消失，水银柱上的刻度为舒张压。如未听清，可将袖带内的气体放完，使水银柱降至零位，稍停片刻，再重新测量。

注意事项

- □ 测量血压前病人需安静休息片刻，消除劳累与紧张因素对血压的影响。测量时一般以右上肢为准，连测 2 次，取平均值。

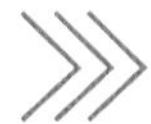

4. 怎样用酒精擦浴?

酒精擦浴是一种简易而有效的降温方法。因为酒精是一种挥发性的液体，它在皮肤上迅速蒸发时，能够吸收和带走人体大量的热量。一般来说，对于高热患者，在服用退热药的同时，还可以辅以冰袋降温、冷湿敷、酒精擦浴等物理降温方法。

▶ 用酒精擦浴的方法

1　用一块小纱布蘸浸酒精，置于擦浴的部位，先用手指拖擦，然后用掌部做离心式环状滚动，边滚动边按摩，使皮肤毛细血管先收缩后扩张，在促进血液循环的同时，使机体的代谢功能也相应加强，并借酒精的挥发作用带走体表的热量

2　使用酒精擦浴时要注意酒精浓度，一般以 30% ~ 50% 的浓度为宜。通常是先从病人的颈部开始，自上而下地沿着上臂外侧擦至手背，然后经过腋窝沿上臂内侧擦至手心。上肢擦完后，自颈部向下擦拭后背，擦浴的同时用另一只手轻轻按摩拍打后背，以促进血液循环。

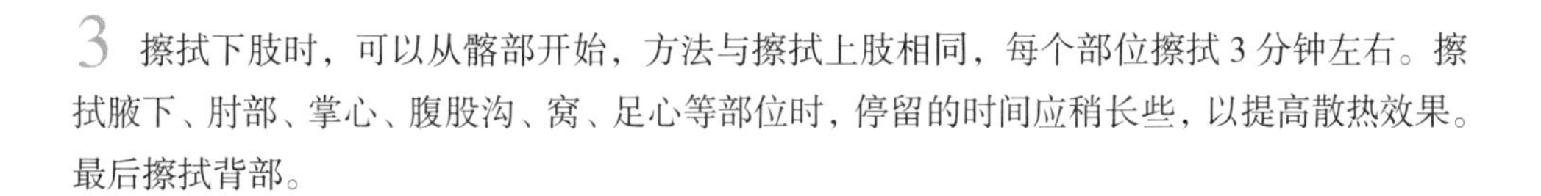

3　擦拭下肢时，可以从髂部开始，方法与擦拭上肢相同，每个部位擦拭 3 分钟左右。擦拭腋下、肘部、掌心、腹股沟、窝、足心等部位时，停留的时间应稍长些，以提高散热效果。最后擦拭背部。

4　酒精擦浴后用干毛巾擦干皮肤。

注意事项

- □ 如果没有酒精，可以用普通白酒代替，但一定要根据白酒的度数进行适当稀释，尤其是高度白酒，不宜直接用来进行擦浴。
- □ 高热寒颤或伴出汗的患者，不宜用酒精擦浴。因寒颤时皮肤和毛细血管处于收缩状态，散热少，如再用酒精刺激，会使血管更加收缩，皮肤血流量减少，进而妨碍体内热量的散发。
- □ 胸部、腹部及后颈部对刺激敏感，可引起反射性心率减慢和腹泻等不良反应，不宜做酒精擦浴。
- □ 擦浴过程中如发现患者出现寒颤、脸色苍白等异常情况，应停止擦浴，盖好衣被保温，并及时请医生诊治。婴儿及体质虚弱者不宜使用酒精擦浴法降温。

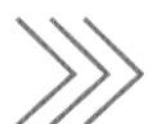

5. 怎样进行冷敷?

冷敷的主要目的是使局部血管收缩，控制小血管的出血，减轻张力较大的肿块的疼痛，达到消肿止痛的功效。冰的作用是减少通往伤处的血流，使受伤部位的内出血和肿胀情况得到控制。冷敷适用于扭伤患者、高热病人、扁桃体摘除术后、鼻出血者、早期局部组织损伤者、中暑者、牙痛及脑外伤病人。

冷敷的方法

▶ 冰袋冷敷法

将冰块打碎，用水冲掉碎冰块的棱角，然后装入橡皮袋或塑料袋内至 1/2 容积，驱出空气，扎紧袋口。然后将冰袋敷于患者病灶处。注意严禁将冰袋放在枕后部或阴囊处，以免造成冻伤。

▶ 冷湿敷法

用毛巾或纱布浸于冷水或冰水中，取出拧半干（拧至不滴水即可），敷于所需处。每 3 ～ 5 分钟更换一次。

注意事项

- □ 冷敷时要了解病人的感觉，如果患处皮肤感到不适或疼痛，皮肤发灰，出现紫斑或水泡时，应立即停止冷敷。
- □ 冷敷的时间不宜过长，一般以 20 分钟为宜，最多不超过 30 分钟，以免影响血液循环。
- □ 老、幼、衰、弱病人，不宜做全身冷敷。
- □ 如果使用冷巾、冰袋，4 ～ 6 分钟更换一次。
- □ 一般冷敷不要在肢体末端进行，以免引起循环障碍，导致组织缺血缺氧。
- □ 对伤口或手术后创伤处以及眼部冷敷，用具一定要严格消毒，以防引起交叉感染。

6. 怎样进行热敷?

热敷可以促进局部组织血液循环，提高机体的抵抗力和修复能力，促使炎症消散，减轻局部肿痛，并能使局部肌肉松弛，皮肤血管扩张，减轻深部组织的充血和肌肉痉挛，有消炎、消肿和减轻疼痛的作用。此外，冬季对老幼体弱之人及末梢循环不良的病人、危重病人进行热敷，可改善血液循环，使病人温暖舒适，起到防病保健的效果。

热敷的方法

▶ 干热敷法

将室温为 60 ～ 70℃的热水灌入热水袋 2/3 左右处，慢慢将热水袋的空气排出，拧紧盖子，倒提水袋检查是否漏水，然后将热水袋表面擦干，用前在臂内测试，应以不烫为宜。用毛巾将热水袋包裹好，放在病人需要热敷的部位。为小儿、老年人或瘫痪、水肿、循环不良及昏迷的病人进行干热敷时，水温应略低些，以 50℃左右为宜。

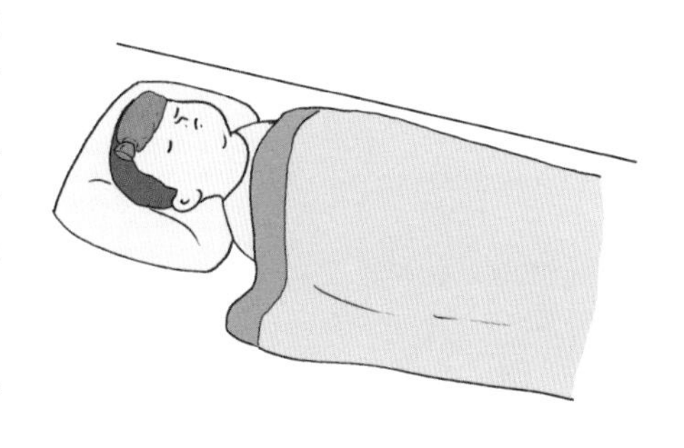

▶ 湿热敷法

先在需要热敷的局部皮肤涂上少许油，再盖上一层薄布，然后将小毛巾或旧布折成块，放在热水中浸湿，拧干后敷在患处，上面再加盖干毛巾以保持热度。敷布温度以病人不觉得烫为度，3 ～ 5 分钟更换一次，敷 20 ～ 30 分钟。也可在敷布上放热水袋保持温度。

▶ 水杯蒸汽熏敷

这种热敷法适用于眼鼻部疖肿，具体方法是：在一个大口径的水杯中灌入半杯开水，病人在距水杯 5 ～ 10 厘米处，将眼或鼻对准杯口，以能够耐受为度，然后用大毛巾将整个头部与水杯一起蒙住，熏蒸 20 分钟即可。

注意事项

- ☐ 热敷适用于初起的疖肿、痛经、风寒引起的腹痛、腰腿痛等病症。
- ☐ 湿热敷的毛巾敷前要拧干，敷完后不要马上外出，以免吹风着凉感冒。
- ☐ 给病人热敷时，如发现局部皮肤有发红等异常改变，应暂停热敷。毛巾和热水袋不可过烫，以免烫伤。对于伤口有神经损伤，局部麻木的患者更应该格外小心。注意保持伤口敷料干燥，一旦不慎弄湿，需及时更换伤口包扎敷料，以免感染。
- ☐ 急性腰痛病人未明确诊断之前不宜热敷，以免延误诊断；头、面、口腔化脓性感染的患者不宜热敷，以免局部血液增多，促使细菌进入脑内，产生不良后果；各种内脏出血病人也不宜热敷，以防血管扩张，加重出血倾向。

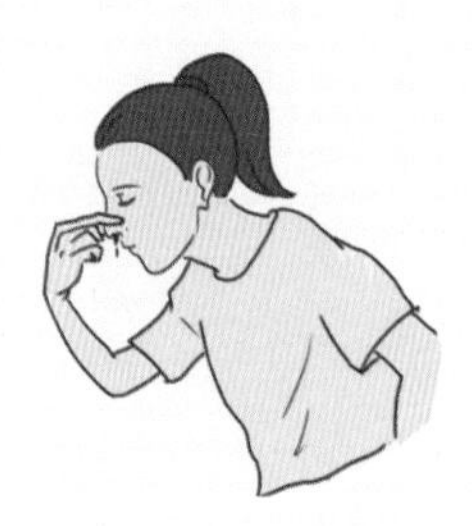

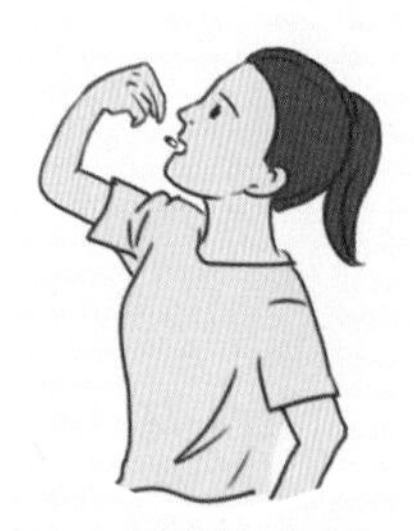

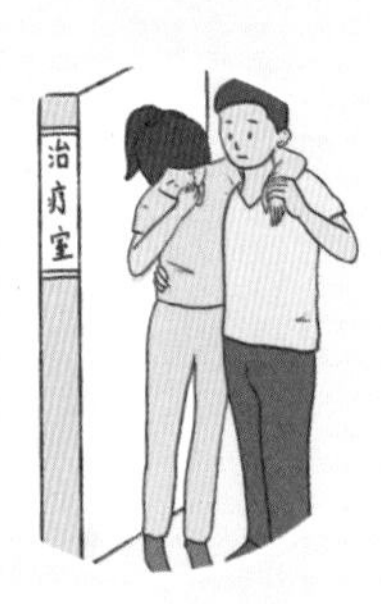
治疗室

Part 3

常见急症
的家庭急救

在家庭急救中，最常遇到的是各种突发急症，研究数据表明，70% 的急症发生在家庭。有些急症来势汹汹，而且毫无征兆，如脑中风、急性心肌梗塞等，如不及时采用正确的方法急救，有可能危及生命。有些急症可轻可重，可能是大病的征兆，如高热、头痛、咯血、便血等，需要第一时间做出准确的判断，正确处理。本章就为您详细介绍这些内容。

休克

休克是指由于多种原因造成的人体组织未能够获得足够的血液供应，细胞无法获得支援生命的必需养分而导致循环衰竭的状态。休克是疾病严重的表现，是病情危重、凶险的信号之一，如不及时抢救可迅速危及病人的生命。

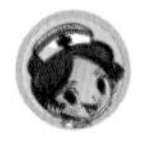

【病情判断】

1 导致休克的病因不尽相同，一般包括低血容量性、感染性、心源性三种。

低血容量性：大出血、严重腹泻、呕吐、肠梗塞、烧伤等。

感染性：各种病原体感染、中毒、血管床扩大等。

心源性：心肌梗死、心肌炎、心力衰竭等心肌收缩无力，或排血受阻、舒张不足等。

2 患者会有以下临床症状：面色苍白、四肢发凉、全身软弱无力、伴有大汗、烦躁不安、意识模糊、血压降低、脉搏细弱、心跳加快、呼吸急促、尿少或无尿，并很快进入昏迷状态，进而危及生命。

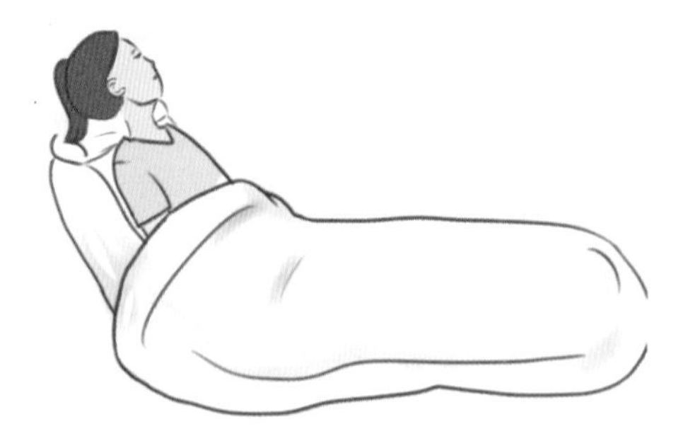

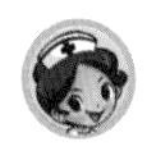

【急救方法】

1

将患者平卧，可以将双下肢略抬高，以利于静脉血回流，保证相对较多的脑供血。如有呼吸困难可将头部和躯干抬高一点，以利于呼吸。

2

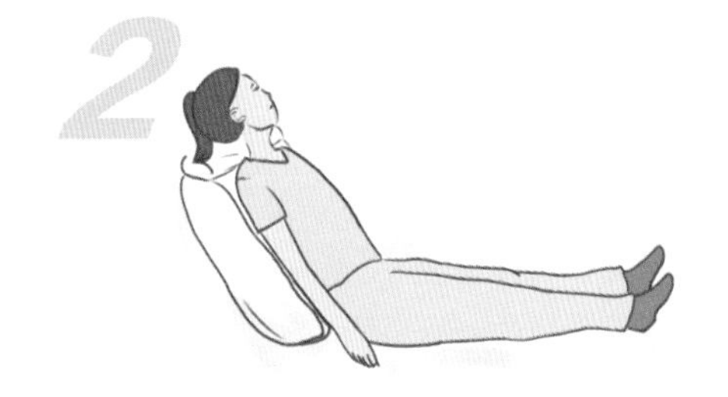

确保气道畅通，防止发生窒息。可把患者颈部垫高、下颌托起，使头部后仰，同时解开衣扣，将头偏向一侧，以防止呕吐物吸入气道。

3

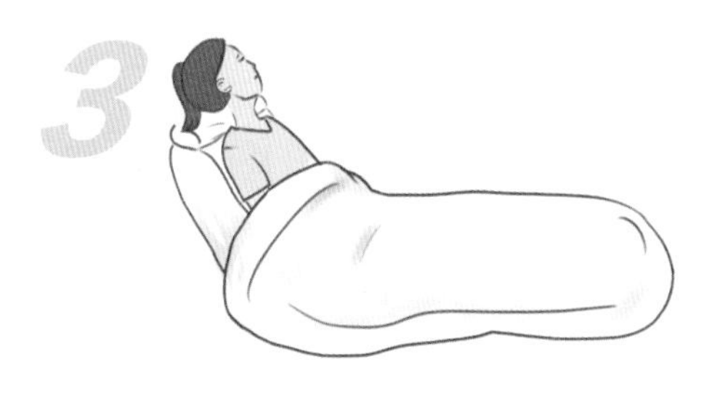

休克病人体温降低，怕冷，应注意为病人保暖，盖好被子。但感染性休克常伴有高热，应给予降温，可在颈、腹股沟等处放置冰袋，或用酒精擦浴。

4

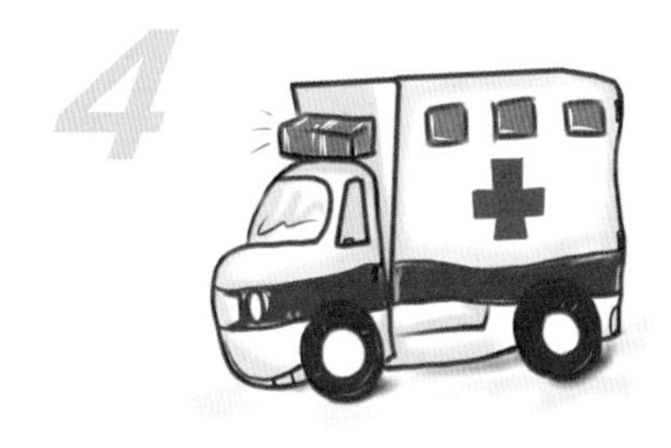

保持周围环境畅通和安静，如有条件可给病人吸氧，并及时拨打“120”急救电话。如为出血性休克，应立即采取有效的止血措施。

注意事项

- 如休克者是大月份的孕妇，应让其取左侧卧位，否则胎儿以及巨大的子宫会压迫血管，致使回心血量减少，加重休克。
- 密切关注病人的呼吸、脉搏、血压、尿量等情况，如呼吸停止应立即使用心肺复苏术进行抢救。
- 如病人感到口渴，可用水湿润嘴唇及口腔，不要经口进食，以防止误入呼吸道而引起窒息。

昏迷

昏迷是由于各种原因导致的脑功能受到严重、广泛的抑制，意识丧失，对外界刺激不发生反应，不能被唤醒，是最严重的、持续性的意识障碍，也是脑功能衰竭的主要表现之一。昏迷往往是疾病严重的表现，可危及生命。

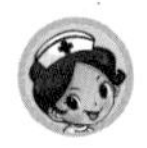

【病情判断】

1 引起昏迷的原因很多，主要有脑部疾患和全身性疾患两大类。

脑部疾患：急性脑血管疾病（脑出血、脑梗死）、颅脑损伤、颅内肿瘤、脑炎、中毒性脑病等。

全身性疾患：急性酒精中毒、急性一氧化碳中毒、糖尿病昏迷、尿毒症昏迷、肝昏迷（肝性脑病）等。

2 昏迷的判断较容易，如果遇到突然晕倒的病人，呼之不应、推之不醒，意识丧失，但心跳、呼吸依然存在，就可以判断为昏迷。但昏迷的原因往往很难立即判断。

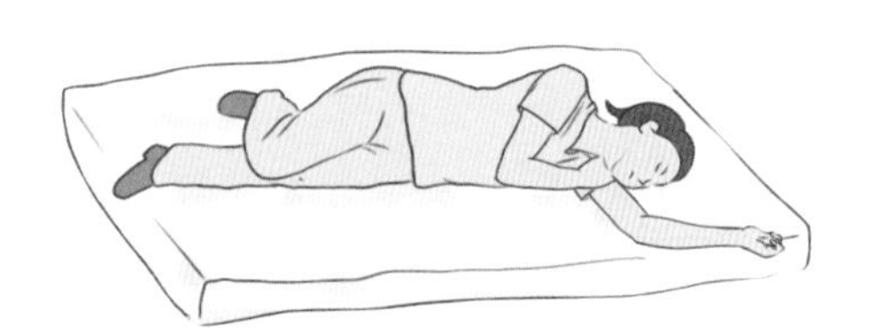

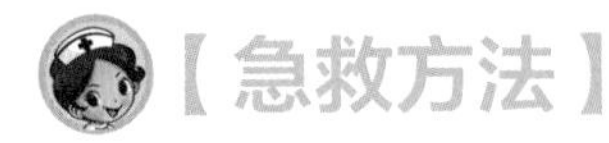

【急救方法】

1

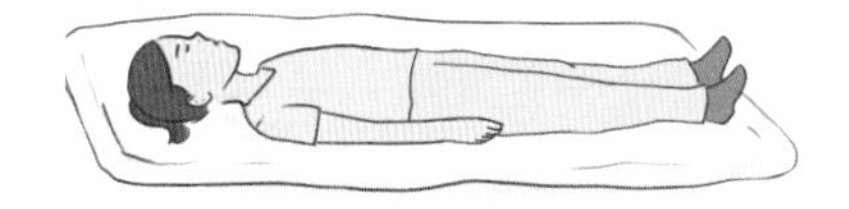

保持安静，绝对卧床。切勿让患者枕高枕，同时避免不必要的搬动，尤其要避免头部震动。

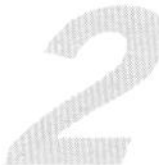

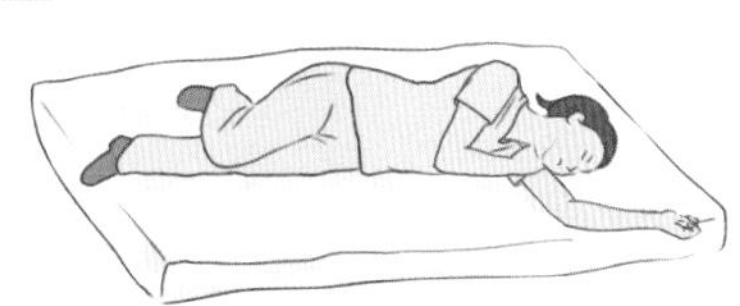

将患者摆成“稳定侧卧位”（**具体操作方法参见本书P019**），确保气道通畅。如患者口腔中有呕吐物、分泌物，需及时清理。如患者有活动假牙，应立即取出。

3

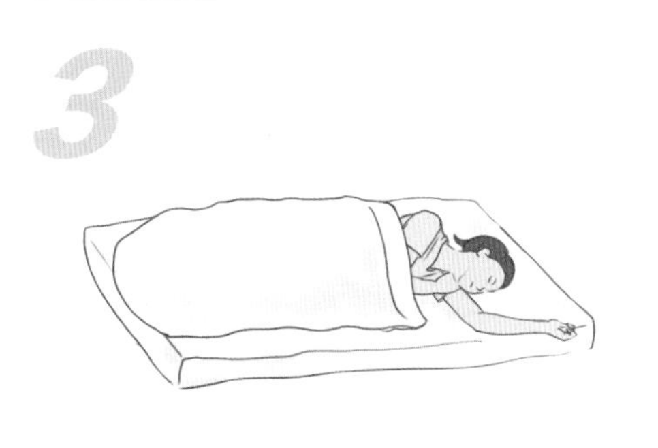

注意保暖，为患者盖好被子，防止受凉。

4

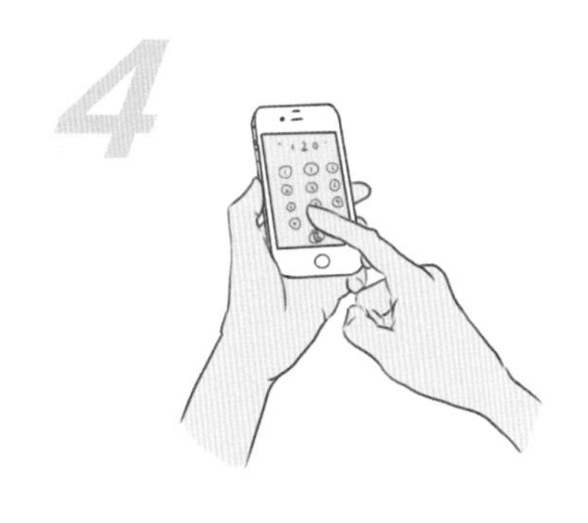

及时拨打“120”急救电话。

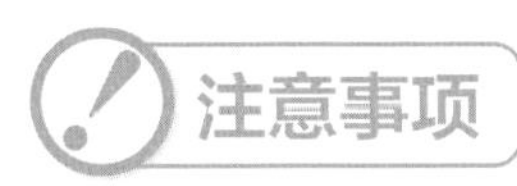

注意事项

- 对伴有躁动不安或抽搐的病人，应防止其坠床，必要时可用布带或绳子将患者固定在床上，防止病人坠床、摔伤。
- 密切观察患者的心跳和呼吸，一旦发生心脏骤停或呼吸停止，立即进行心肺复苏。
- 严禁给昏迷患者喂水、喂药。

晕厥

晕厥也称“昏厥”，是一种突发性、短暂性的急性脑缺血或缺氧症，其特征为“来得快，去得快”，多数患者在调整姿势后数秒至数分钟可自行恢复。如果病人不能被叫醒，或在短时间内不能清醒则为昏迷，应注意将二者区分开。

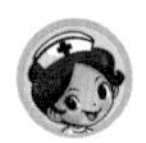

【病情判断】

1 引起晕厥的原因有多种，应及时确定是什么原因引起的晕厥，给予相应的处理。

单纯性晕厥：多见于体弱的女青年，可由长时间站立、剧烈疼痛、过度疲劳、精神刺激、缺乏睡眠、天气闷热、空气污浊、洗热水澡等引起。

低血糖晕厥：多由饥饿、营养不良、糖尿病应用降糖药后未进食等原因引起。

心源性晕厥：由于严重心律失常等原因，导致心排血量突然减少引起。此型病情较凶险，应立即抢救，否则有心脏骤停导致死亡的危险。

脑源性晕厥：主要由脑血管病引起。

2 晕厥往往有前兆，患者发作前会感到头晕、眼前发黑、心慌、胸闷、恶心、出冷汗、全身无力、饥饿等，然后突然倒下，此时病人面色苍白、四肢发凉、血压下降、脉搏细弱。晕厥的发生常与环境、情绪有关。

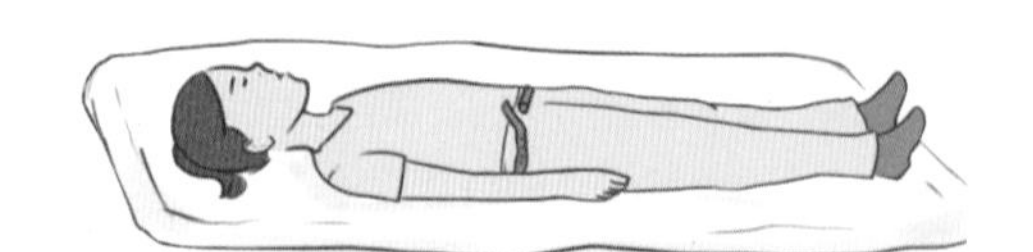

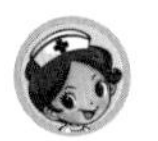

【急救方法】

1

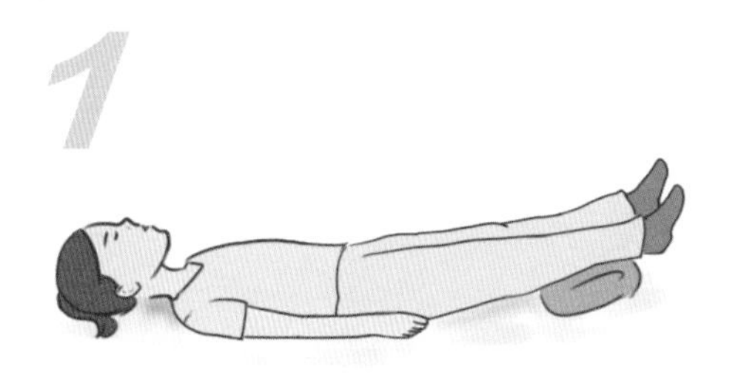

立即采取平卧位，将双下肢抬高，以保证脑组织有尽可能多的血液供应。

2

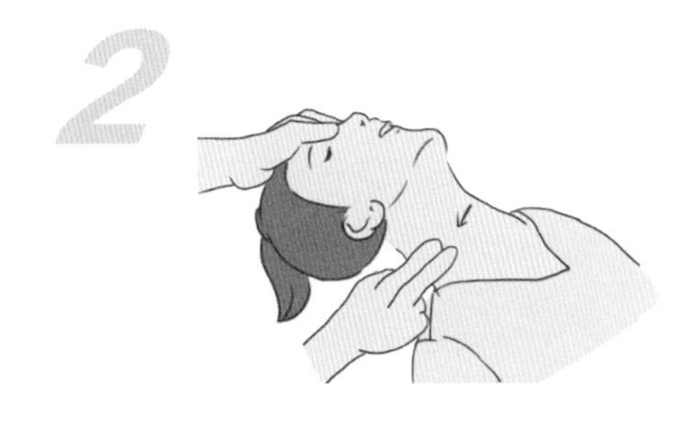

确定气道是否畅通，并检查呼吸和脉搏。

3

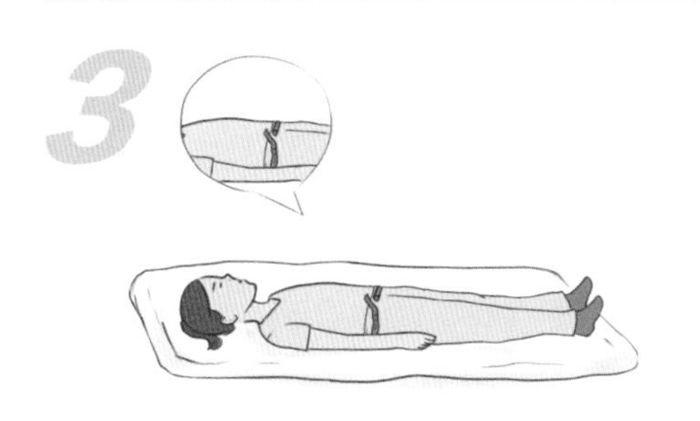

解开较紧的衣领、裤带，以免影响呼吸。

4

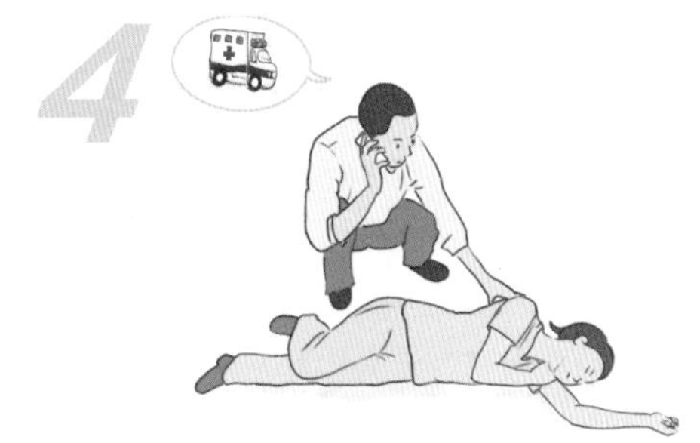

若患者不能于数分钟内自己醒来，应迅速拨打“120”急救电话，并将患者摆成稳定侧卧位，以防止窒息。

注意事项

- 严重低血糖、急性出血、严重心律失常导致的晕厥较严重，一般需要立即拨打“120”急救电话。
- 晕厥可引起继发性伤害，如皮损、出血、骨折、脑震荡等，需采取相应的急救措施。
- 患者转醒后可逐渐坐起，休息几分钟后再起立，并继续观察几分钟。低血糖患者转醒后可给予糖水、食物等。
- 如果经常发生晕厥，应去医院检查寻找原因。

脑中风（脑卒中）

脑中风又称“脑卒中”，是指脑部某个区域内病损的血管突然堵塞、梗死或破裂，造成脑血液循环出现障碍，脑部神经细胞缺乏足够的氧气供给，细胞死亡无法再生而引起的脑功能障碍，对病人的生活质量乃至生命危害极大。

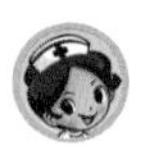

【病情判断】

1 脑中风的临床表现症状是猝然昏倒、不省人事或突然发生口眼㖞斜、半身不遂、语言不清和智力障碍。

2 脑中风发作前往往有以下前兆：突然出现剧烈头痛、头晕、恶心、呕吐，或头痛、头晕突然比往日加重，或由间断性变成持续性；突然感到一侧肢体、面部、舌头、嘴唇麻木；反应迟钝、性格改变、理解力下降；突然一侧或双侧视力下降，耳鸣或听力下降；突然发生短暂的意识丧失；血压突然急剧增高。

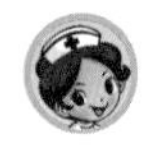

【急救方法】

1 对于意识清楚的病人，现场可检查以下三项：

①笑一笑：让病人笑一笑，看病人有无口角㖞斜、不对称，判断有无面瘫。

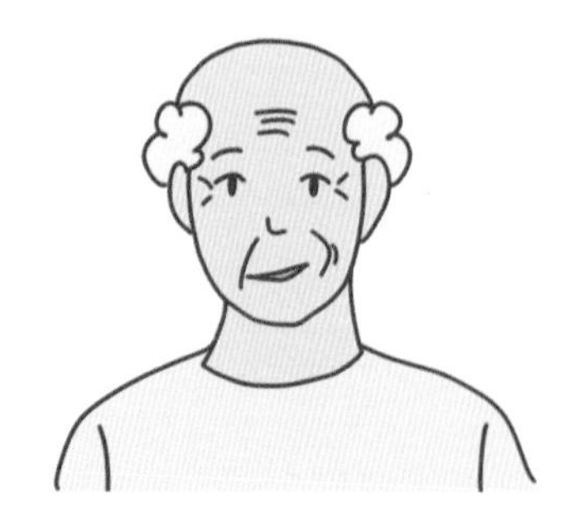

②抬一抬：让病人平举双臂，看有无一侧肢体不能抬起或肢体无力，判断有无偏瘫。

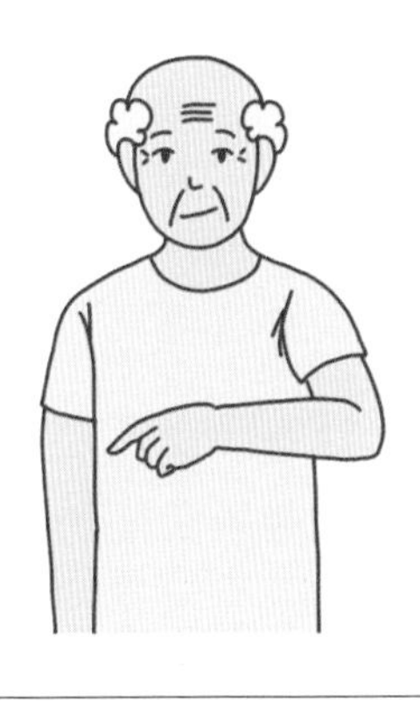

③说一说：让病人回答问题或重复简单的句子，看有无言语不清，判断有无失语。

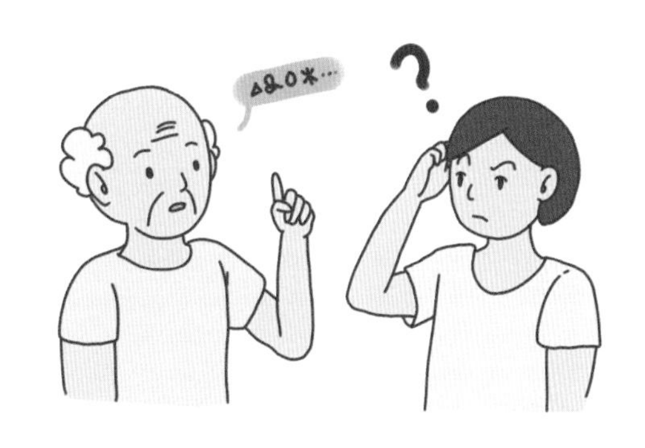

2 绝对卧床，勿枕高枕，保持安静，避免不必要的搬动，尤其要避免头部震动。

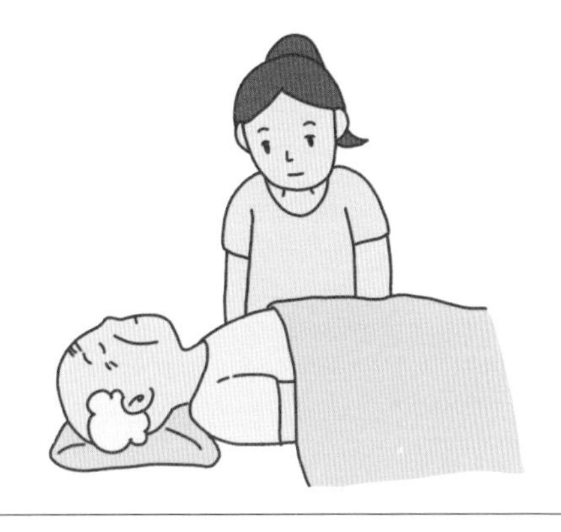

3 保持气道通畅，松开领口，千万不要喂水、喂药；对于昏迷的病人，应采取稳定侧卧位。

4 拨打“120”急救电话，迅速将病人送入医院，经CT检查确诊后，再由医生决定治疗方案。

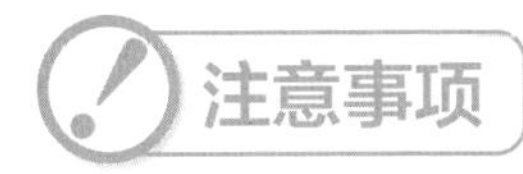

- 发生脑中风时，不要搬动病人，否则会加速血管的破裂。
- 患者若出现大小便失禁应就地处理，注意不要移动上半身。
- 给患者保暖，同时密切观察脉搏、心跳，一旦心跳停止立即进行心肺复苏。

心绞痛

心绞痛是冠心病的常见急症之一，是由于供应心脏血液和营养的冠状动脉发生急剧的、暂时的缺血与缺氧，引起心脏细胞功能异常的临床综合征。心绞痛发作时应立即采取一定的应急措施并及时拨打急救电话。

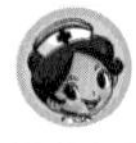

【病情判断】

1 心绞痛的表现为胸骨后闷胀感，伴随明显的焦虑，持续 3 ~ 5 分钟，常散发到左侧臂部、肩部、下颌、咽喉部、背部，也可放射到右臂。

2 情绪激动、受寒、饱餐等增加心肌耗氧情况可导致心绞痛发作，称为“劳力性心绞痛”，可通过休息和含化硝酸甘油缓解。

3 有些老年人的心绞痛症状不典型，表现为气紧、晕厥、虚弱、嗳气等。

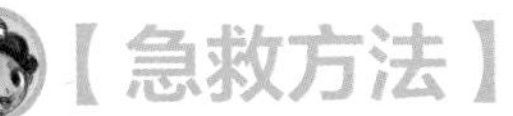

【急救方法】

1

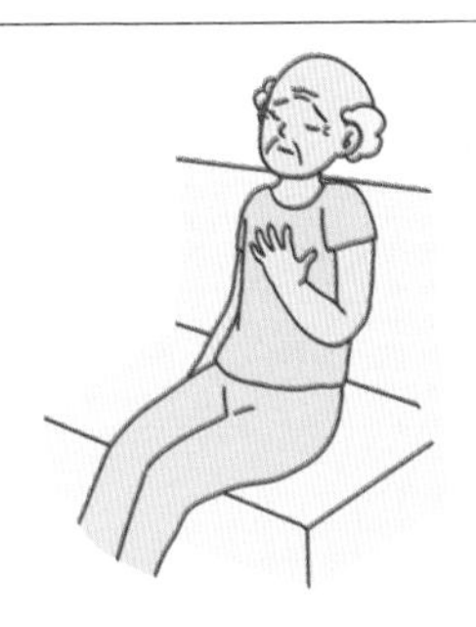

停止一切活动，安静休息，去除诱因，如精神刺激、焦虑、恐惧，同时避免不必要的搬动。如因呼吸困难不能平卧，应取半卧位或坐位；如发生血压下降或休克，应取平卧位。

2

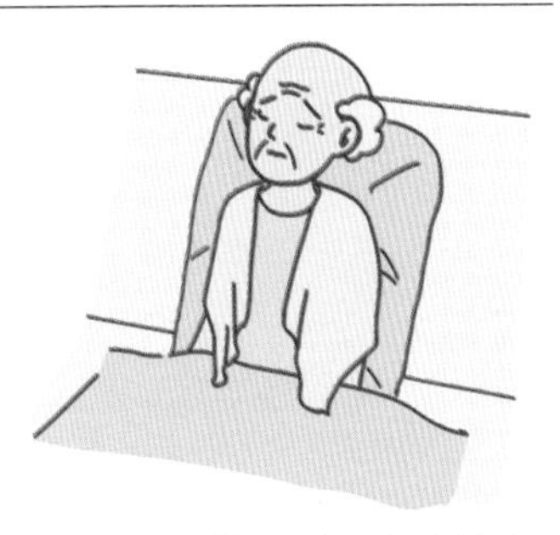

解开病人的衣领与腰带，缓解病人的疼痛，并注意保暖。

3

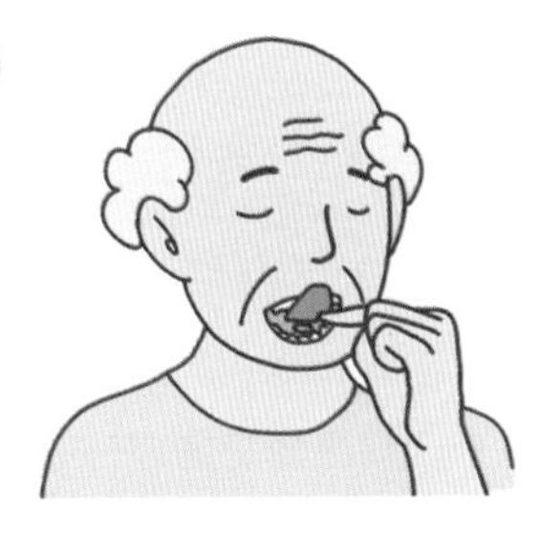

即刻用硝酸甘油片（0.5 毫克）舌下含服，也可用消心痛（10 毫克）舌下含服，一般 1 ~ 3 分钟起效。

4

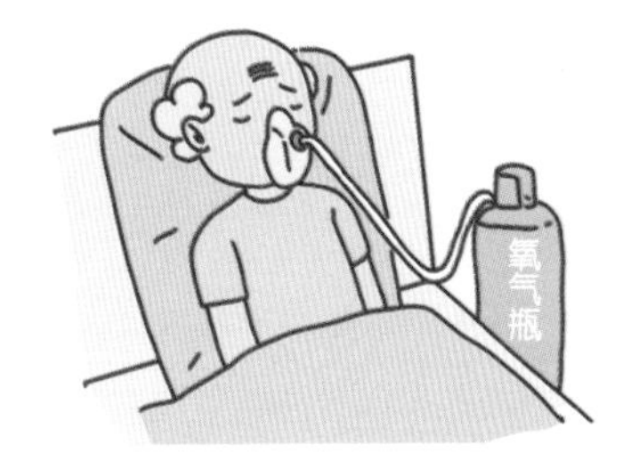

如有条件可给病人吸氧，并及时将病人送往医院或拨打“120”急救电话。

注意事项

- 血压下降、心率过快或过慢、右室心肌梗死以及 24 ~ 48 小时内服用过“伟哥”的病人禁止舌下含服硝酸甘油。
- 大多数心绞痛一次发作时间不超过 10 分钟。如病人经处理后症状不缓解甚至加重，应怀疑为“急性心肌梗死”，此时不能自己去医院，要立即拨打“120”急救电话。

急性心肌梗死

急性心肌梗死是由于冠状动脉粥样硬化、血栓形成或冠状动脉持续痉挛，使冠状动脉或分支闭塞，导致心肌因持久缺血、缺氧而发生坏死，可并发心律失常、休克或心力衰竭，常危及生命，有可能发生猝死。

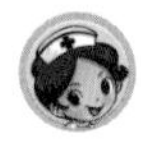

【病情判断】

1 患者发病时心前区闷胀不适、钝痛，钝痛有时向手臂或颈部放射，伴有恶心、呕吐、气促及出冷汗等症状。女性通常表现为胸部闷痛，而老年人则更多地表现为呼吸困难。

2 急性心肌梗死的临床表现差异极大，有的发病十分凶险，迅即死亡；有的表现轻微或不典型，甚至没有胸痛的表现，易延误就医时间；有的则演变为陈旧性心肌梗死。

3 冠心病患者如果出现了不明原因的晕厥、呼吸困难、休克等，都应首先想到可能是急性心肌梗死发生了。

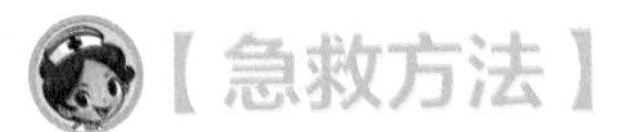

【急救方法】

1

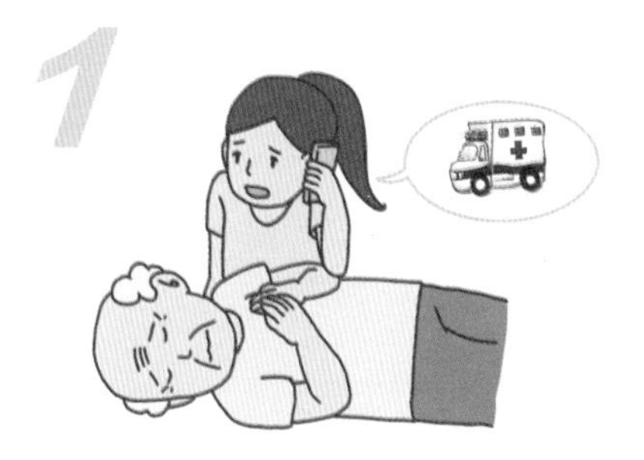

迅速呼救，并拨打“120”急救电话。

2

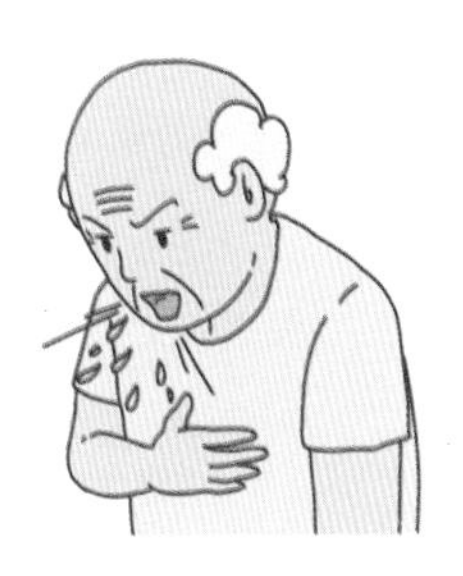

如果患者意识清醒，可令其深呼吸，然后用力咳嗽，可起到与胸外心脏按摩相同的效果。

3

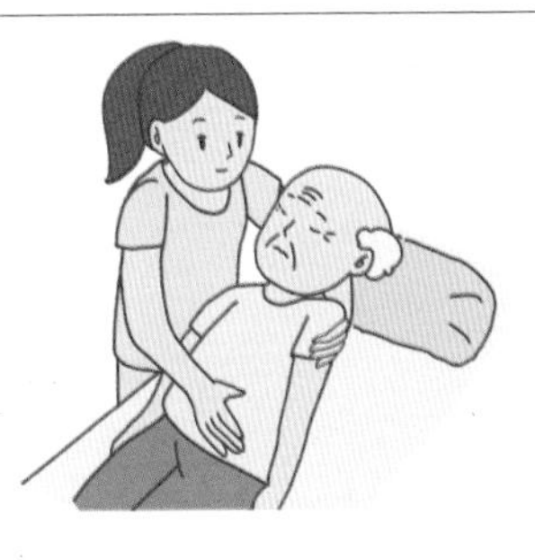

绝对卧床，保持镇静，不要搬动病人强行去医院，同时解开病人的衣领、腰带。若病人发生休克，立即撤下枕头，清理口腔中的呕吐物、分泌物，然后将下颌抬起，使头部后仰。

4

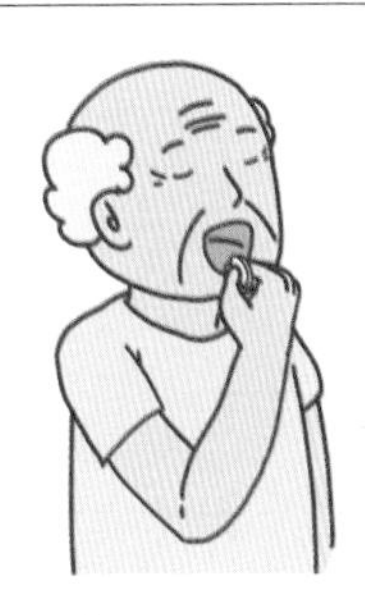

可酌情选用阿司匹林 100 ~ 300 毫克嚼服，以限制心肌梗死的范围。

注意事项

- 对阿司匹林过敏，或有主动脉夹层、消化道出血、脑出血等病史者，不能服用阿司匹林。
- 在等待医护人员赶来期间，密切观察病人的情况，如出现面色苍白、手足湿冷、心跳加快等情况，多表示已发生休克，此时应保证病人气道畅通。如病人心脏骤停、呼吸衰竭，不可晃动呼叫病人，而应采用徒手心肺复苏术急救。

突发高血压病

很多高血压病人的植物神经系统处于不稳定状态，因此大多具有脾气急、肝火旺、心跳快等特点，尤其是初发高血压的中壮年人，情绪稍一激动，血压就会骤升。老年高血压病人由于对环境适应能力较差，也容易出现血压骤升。

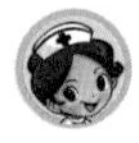

【病情判断】

1 病人突然感到头痛、头晕、视物不清或失明、恶心、呕吐、心慌、气短、面色苍白或潮红，两手抖动、烦躁不安。

2 严重者可出现暂时性瘫痪、失语、心绞痛、尿混浊；更严重者则抽搐、昏迷。

3 由于体质和自我感觉存在差异，有的人毫无感觉或仅有轻度心慌、头晕、头痛，有的人则感觉天旋地转、恶心、呕吐、耳鸣、四肢冰冷。

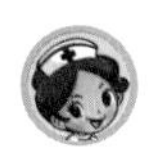

【急救方法】

1

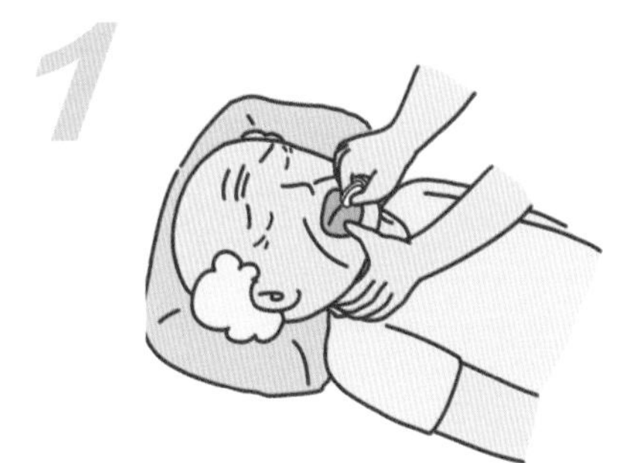

立即服用一种短效降压药，如心痛定、开博通等，以防意外发生。

2

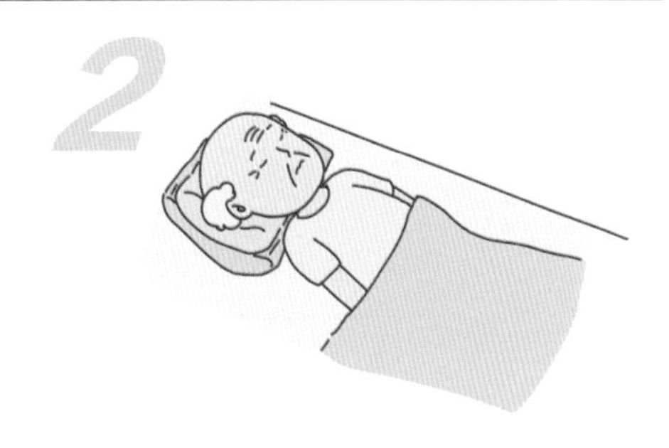

保持镇定，不要刺激病人情绪，让其采取半卧位，头部抬高，尽量避光，安静休息。

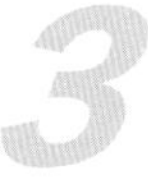

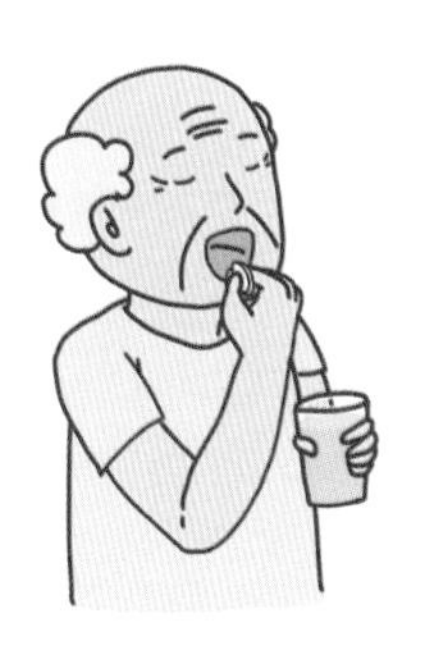

病人若神志清醒，可立即服用双氢克尿噻 2 片、安定 2 片，或复方降压片 2 片，少饮水。

4

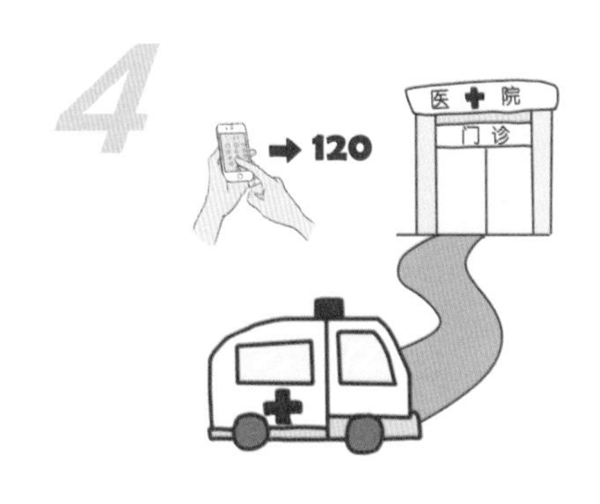

尽快送病人到医院进行治疗。

注意事项

- 如果病人服用短效降压药后血压不降低，要及时去医院就诊。
- 服药后注意为病人保暖，如果有条件可以吸入氧气。
- 如果病人呼吸道分泌物较多，需要及时清理，保持呼吸道畅通。

糖尿病紧急并发症

糖尿病紧急并发症包括糖尿病酮症酸中毒、非酮症高渗性糖尿病、低血糖昏迷、乳酸酸中毒等。糖尿病急性并发症有可能直接威胁到患者的生命，因此必须加以重视，首先要及早预防，其次要及时发现和治疗。

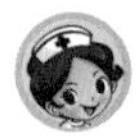

【病情判断】

1 酮症酸中毒患者表现为口渴、多饮、多尿，倦怠无力、食欲减退、恶心、呕吐，少数患者可有腹痛。严重时患者呼出的气体中有烂苹果味，心率增加，血压下降甚至昏迷。

2 非酮症高渗性糖尿病患者早期表现为多尿、口渴逐渐加重；晚期因严重脱水会出现少尿、无尿及神经精神症状，如嗜睡、幻觉、癫痫样抽搐及昏迷。

3 乳酸酸中毒患者有疲乏倦怠、恶心呕吐、腹泻、上腹痛等症状，严重者出现意识障碍和昏迷。

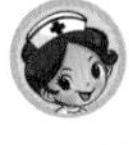

【急救方法】

1

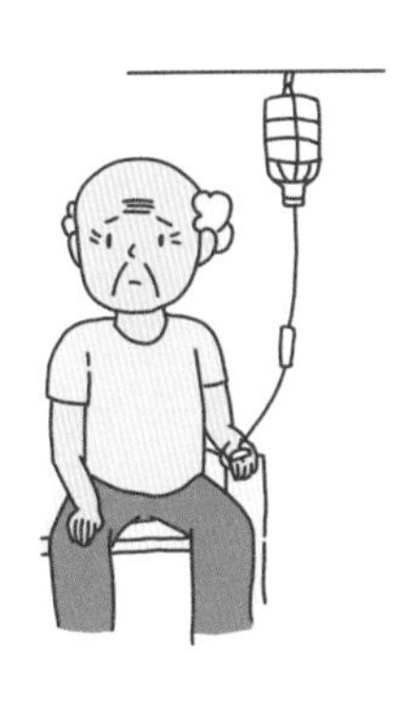

出现酮症酸中毒时应及时补液及静脉持续小剂量滴注胰岛素，纠正电解质紊乱及酸中毒。

2

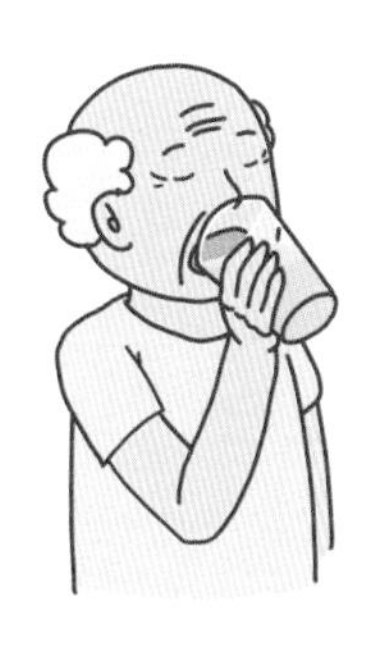

非酮症高渗性糖尿病患者应及时纠正脱水高渗症状，静滴小剂量胰岛素，消除诱因。患者平时应注意多饮水，不要等到口渴时才喝水，尤其不能限制饮水。

3

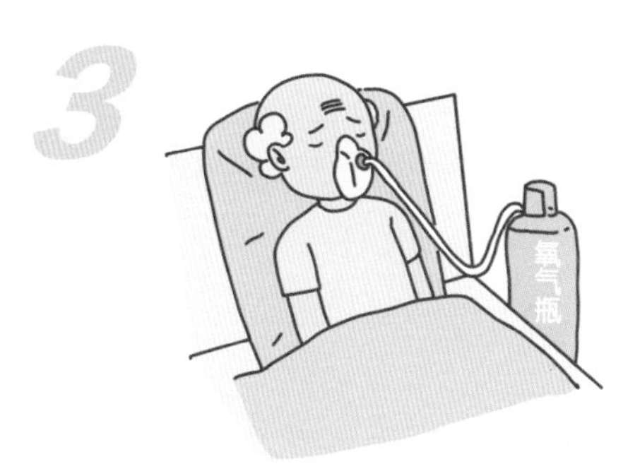

乳酸酸中毒患者应补碱、吸氧及补充小剂量胰岛素。

4

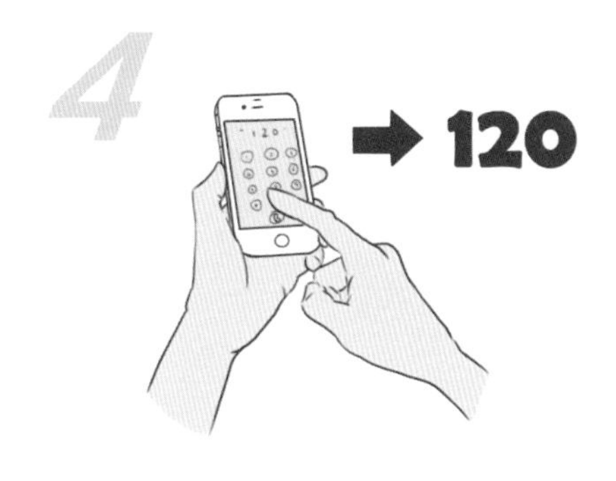

出现严重症状者应及时就医。

注意事项

- 有严重肝病、肾病及严重心肺功能不全的病人不要服用双胍类降糖药。
- 自己注射胰岛素时，应在腹部、大腿前外侧、手臂外侧 1/4 部分、臀部轮流注射，不宜重复多次在身体同一部位注射胰岛素。

支气管哮喘

支气管哮喘发作时，气道会收窄，呼吸变得困难，严重时病人可因窒息而死亡。哮喘通常发生在气候变化大的时候，或在病人上呼吸道感染发作时，反复发作可导致多种肺部及心脏并发症。预防性药物在急救时没有效用。

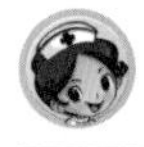

【病情判断】

1 初期可出现喉痒、干咳等前兆，随后多突然发生呼吸困难，尤其是呼气费力。

2 病人被迫端坐位，喘息、气急，可听到明显的哮鸣音，伴有心率增快，烦躁不安、口唇青紫、有窒息感，少数患者以胸痛为主要表现。严重时呼吸抑制、哮鸣音减弱或消失、血压下降、意识丧失，甚至迅即死亡。

3 哮喘常发作于患者接触烟雾、香水、油漆、灰尘、宠物、花粉等刺激性气体或变应原之后，夜间和清晨是高发时间段。

【急救方法】

1

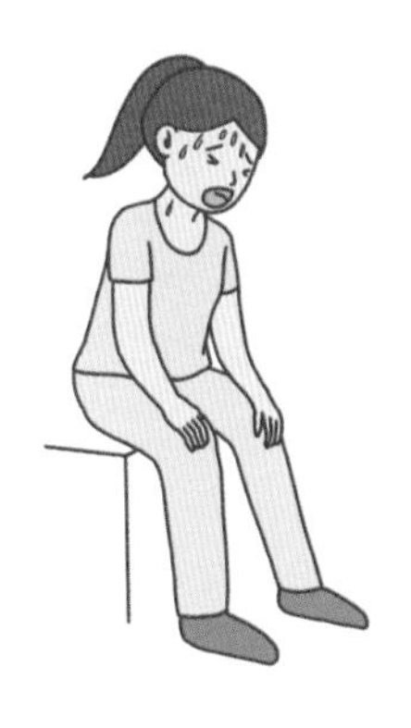

立即去除过敏原及诱因，扶病人端坐，安慰病人，消除其紧张、焦虑、恐惧情绪。

2

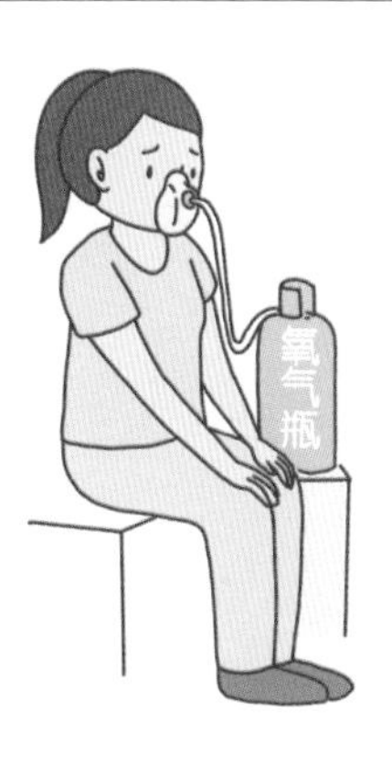

让病人保持端坐，身体可微微向前，并立即给病人吸氧。

3

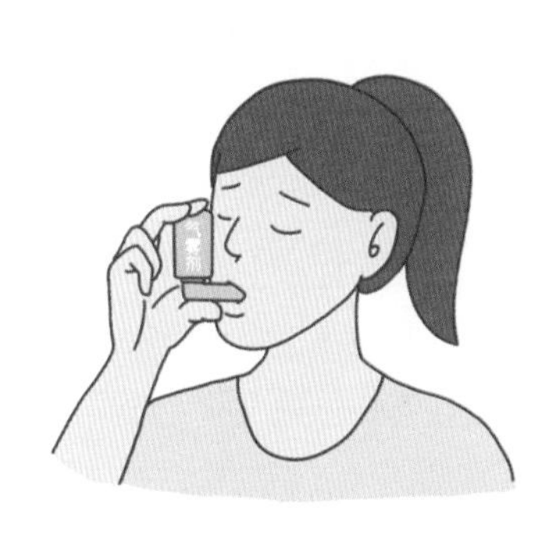

喷入沙丁胺醇气雾剂（也叫“舒喘灵”或“喘乐宁”）1～2下，必要时每4小时重复一次。

4

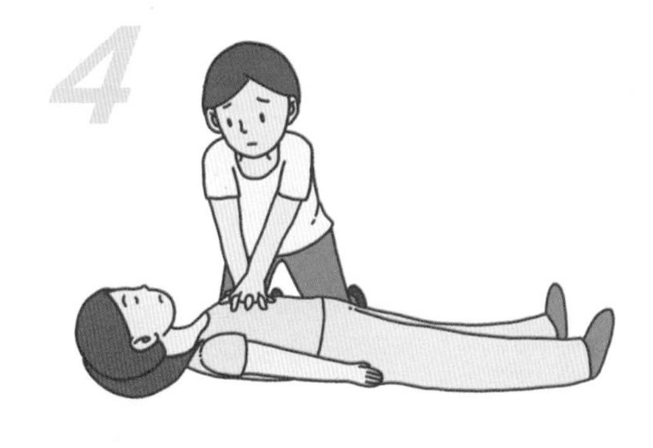

及时拨打“120”急救电话，如病人昏迷，需保持气道通畅，一旦发生呼吸、心跳骤停，立即做心肺复苏。

注意事项

- 心功能不全、高血压、糖尿病、甲亢病人及孕妇慎用沙丁胺醇气雾剂。
- 病况较轻者可于 10 分钟内恢复正常呼吸，但需要及时向其主治医师报告。

癫痫大发作

癫痫大发作是指脑细胞反复异常放电，导致暂时性中枢神经系统功能紊乱，而出现意识丧失、全身抽搐的症状。癫痫大发作时的突然意识丧失可能造成意外伤害，持续 30 分钟以上的发作可危及生命。

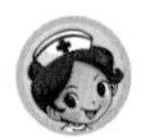

【病情判断】

1 癫痫大发作的病人可分为原发性癫痫和继发性癫痫。前者有癫痫发作史或家族史；后者可有颅内感染、颅内寄生虫、颅内肿瘤、脑血管病、脑外伤等病史。突然停用或减量使用抗癫痫药物也可能诱发癫痫大发作。

2 病人突然意识丧失，跌倒在地，全身强制性抽搐，头往后仰，上肢屈曲或伸直，握拳、拇指内收，下肢伸直，足内翻；面部青紫，口吐白沫，眼球固定，瞳孔散大，心率增快，血压升高；可出现尿失禁及舌咬伤；发作持续不断，间歇期也不能清醒过来。

3 少数病人在癫痫大发作之后可能出现精神失常。

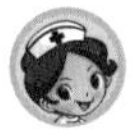
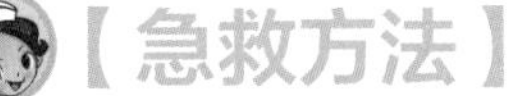

【急救方法】

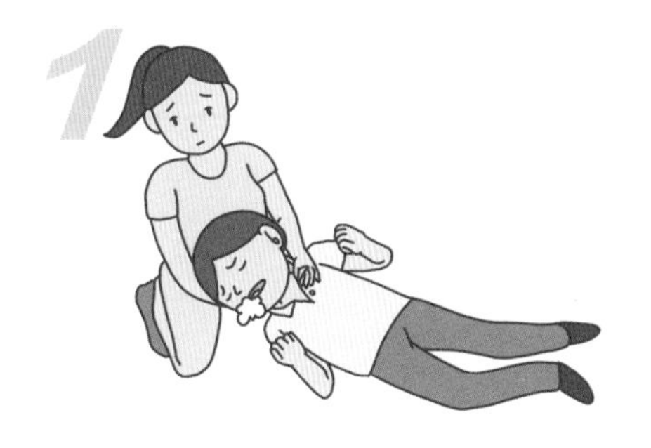

1 抢救者首先不要惊慌失措，应尽量抱住病人，慢慢放倒在地，将其头侧向一边，解开颈部的衣扣。

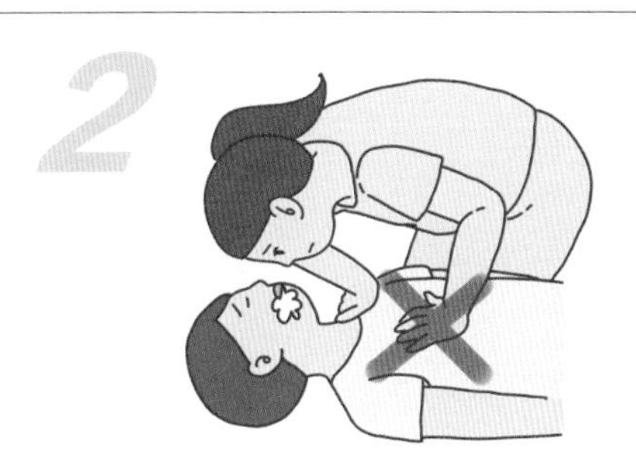

2 不要按住病人，病人抽搐的力量很大，强行按住有可能导致病人肌肉拉伤甚至骨折。

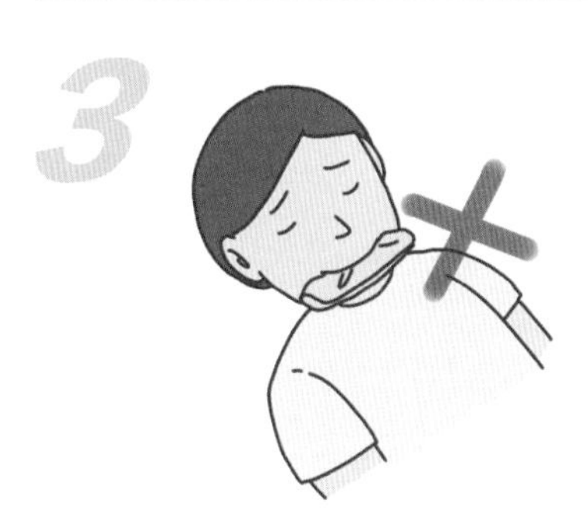

3 不要试图掰开病人的嘴，不要往牙齿之间塞入任何东西，因为窒息比舌咬伤后果更严重，而且舌咬伤的情况并不多见。

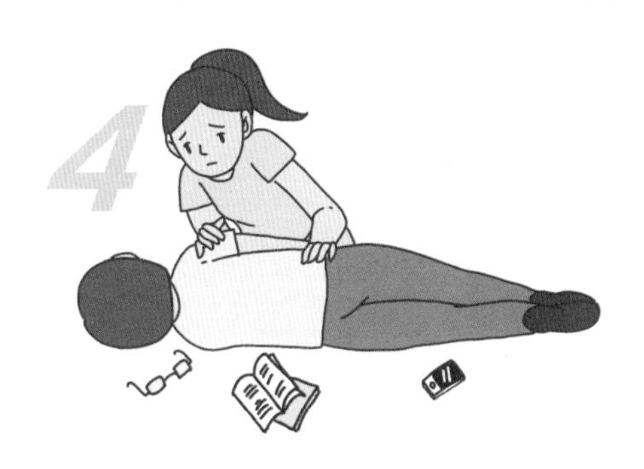

4 病人抽搐过后，将其摆放成“稳定侧卧位”，确保气道通畅。**（具体操作方法参见本书 P019）**

注意事项

- 在癫痫发作的强直期，可用一只手稍微用力托着病人的颈部，防止病人颈部过伸引起损伤。
- 若病人抽搐不止，要立即拨打“120”急救电话。
- 少数病人可能出现一些无意识的破坏、攻击行为，如自伤、伤人、毁物等，此时应对病人严格限制，确保安全。

中暑

中暑是人体在高温和热辐射的长时间作用下，身体的体温调节功能出现障碍，导致水、电解质代谢紊乱及神经系统功能损害。中暑是一种可威胁生命的急症，若未给予及时处理，可能引起抽搐、永久性脑损害、肾脏衰竭甚至死亡。

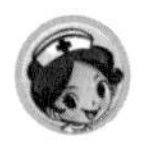

【病情判断】

根据临床症状的表现，中暑可分为先兆中暑、轻症中暑和重症中暑。

先兆中暑：在高温环境中，体温正常或稍高，不超过37.5℃，但出现头晕、眼花、耳鸣、恶心、胸闷、心悸、四肢无力或麻木、口渴、大汗、注意力不集中、动作不协调等症状。

轻症中暑：体温超过38℃，除以上症状外，还有面色潮红或苍白、呕吐、气短、皮肤灼热或湿冷、脉搏细弱、心率增快、血压下降等症状。

重症中暑：重症中暑又分为热痉挛、热衰竭、日射病和热射病，其症状分别如下：

①热痉挛：肌肉突然出现阵发性的痉挛疼痛，出现汗闭、口渴、尿少、头痛、甚至不安等症状。

②热衰竭：常发生于老年人及一时未能适应高温的人，体温正常或稍微偏高，出现头晕、头痛、心慌、口渴、恶心、呕吐、皮肤湿冷、血压下降、晕厥或神志模糊。

③日射病：开始时剧烈头痛、恶心呕吐、烦躁不安，继而可出现昏迷及抽搐。

④热射病：早期有大量冷汗，继而无汗、呼吸浅快、脉搏细速、躁动不安、甚至模糊、血压下降，逐渐向昏迷伴四肢抽搐发展，严重者可产生脑水肿、肺水肿、心力衰竭。

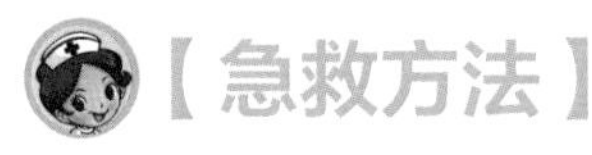

【急救方法】

1

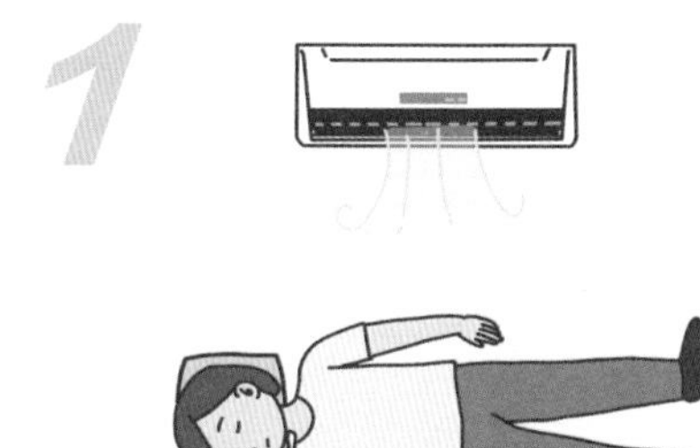

迅速将病人转移至阴凉通风处平躺休息，如走廊、树荫下或有空调的房间。

2

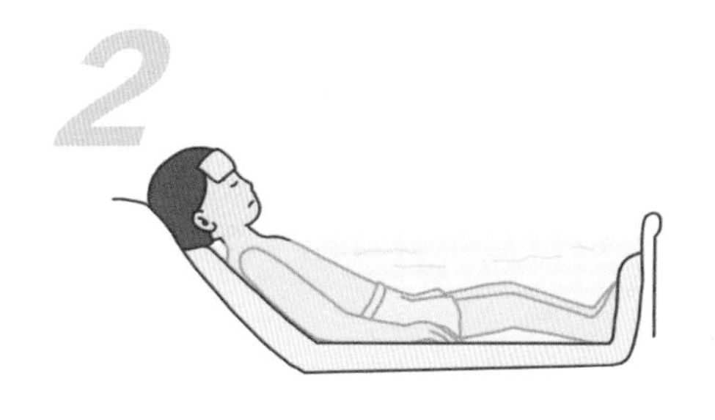

脱去衣物，可用头部冷敷、冷水浸泡、冷水擦身等方法降温。

3

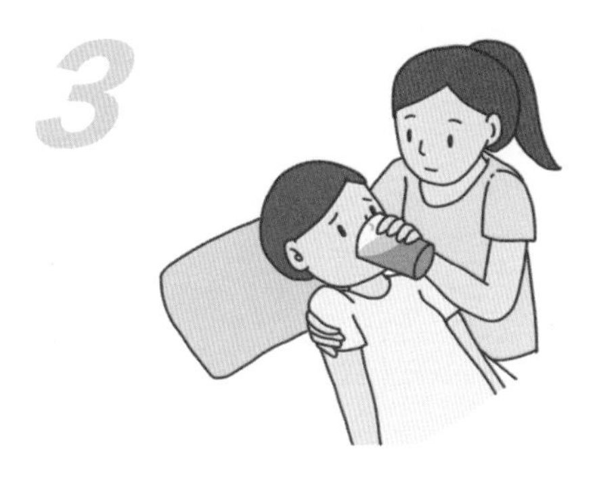

给患者饮用含盐的清凉饮料、含电解质的运动型饮料或果汁。昏迷者禁止喂任何液体。

4

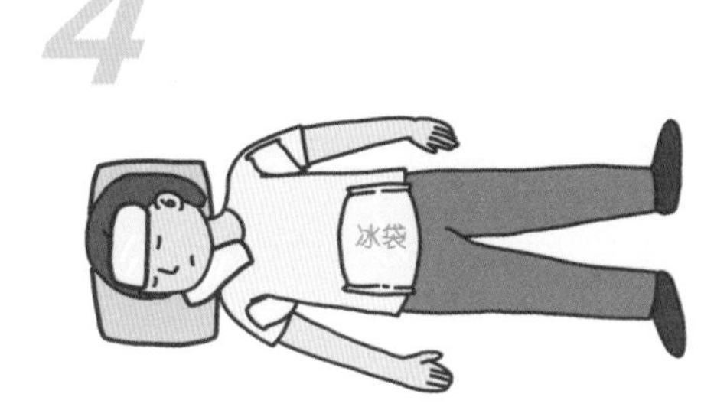

高热者，应在头部、腋下、腹股沟放置冰袋，每 10 分钟测量一次肛温，至 38℃为宜。

注意事项

- 如果患者出现肌肉痉挛（抽筋），不可强行按压，可以进行按摩、冰敷或肢体屈伸。
- 重症中暑昏迷者可用手指掐按人中穴、内关穴、合谷穴，同时尽快送至医院或拨打“120”急救电话。
- 如患者在冷水浸泡时出现发抖现象，应减缓冷却过程，因为发抖会增加核心体温，对恢复不利。此外，将体温降至 38℃即可，不宜更低。

鼻出血

鼻出血在日常生活中十分常见，其原因很多，可以由鼻腔本身的原因引起，也可由全身性疾病引起，其中最多见的为鼻黏膜干燥导致鼻腔血管破裂而引起的。严重出血不止也可导致休克，反复的鼻出血可造成贫血。

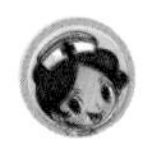

【病情判断】

1 可引起鼻出血的鼻腔本身的原因：鼻黏膜干燥、鼻部受伤、鼻中隔疾病、鼻腔肿瘤等。

2 可引起鼻出血的全身性疾病：血液病、高血压等。

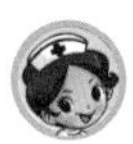

【急救方法】

1

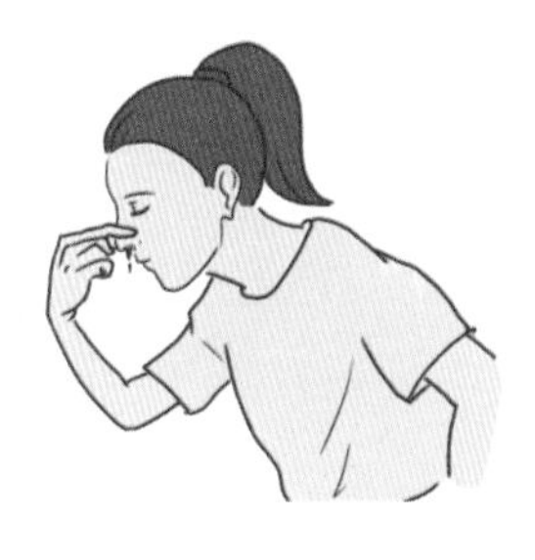

一旦发生鼻出血，要及时进行局部压迫。让病人低头、张口呼吸，用拇指和食指捏住双侧鼻翼，向后上方压迫数分钟，直至止血。

2

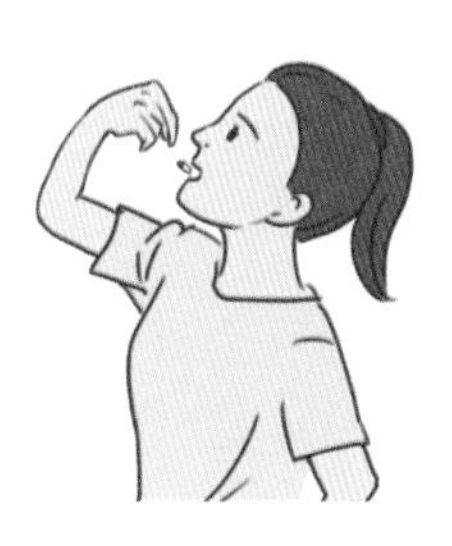

如果是全身性疾病导致的鼻出血，在进行局部压迫的同时，还要进行全身性治疗，如降压。

3

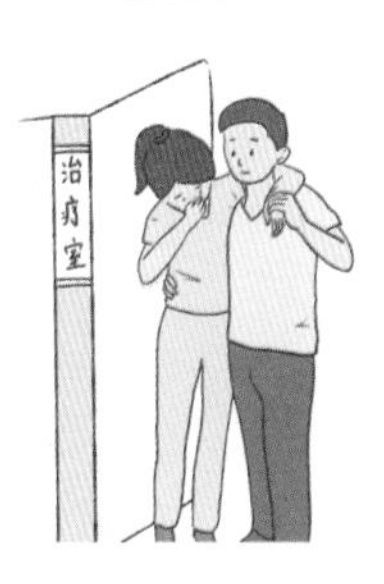

经过局部压迫后，仍止不住血的，要及时送往医院诊治。

4

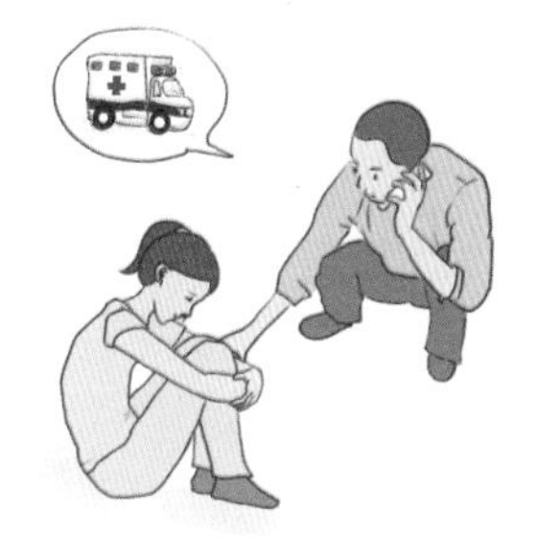

如果因头部受伤出现鼻出血，同时伴有眼眶淤血、耳后淤血、耳出血等，这种鼻出血称为“鼻漏”，实际为颅内出血，此时严禁采用压迫、填塞等止血法，同时禁止冲洗、避免用力咳嗽和打喷嚏，并尽快送至医院或拨打“120”急救电话。

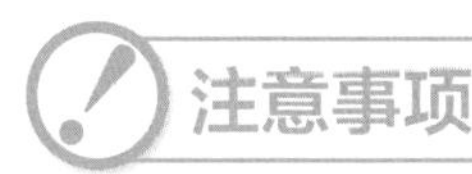

- 鼻出血之后千万不要仰头，以免血液误入气道造成窒息，儿童尤其禁止采用此法。
- 如果经常鼻出血，可能和身体的其他疾病有关，应及时到医院进行确诊并进行相关治疗。

低血糖

低血糖是由于多种原因引起的静脉血血糖浓度低于一个特定的水平，导致交感神经兴奋和脑细胞缺氧，而出现的一系列症状。有时过度饥饿、酗酒、体温过低、剧烈运动而没有及时补充糖分，也有可能导致低血糖。

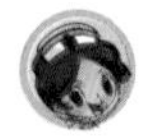

【病情判断】

1 临床上，反复发生空腹低血糖提示有器质性疾病；餐后引起的反应性低血糖，多见于功能性疾病。

空腹低血糖相关的器质性疾病：体内降低血糖的物质（如胰岛素）过多，常见于胰岛素瘤、胰高血糖素缺乏等症；某些重症疾病，如肝衰竭、心力衰竭、肾衰竭、营养不良等；注射胰岛素、磺脲类降糖药物、水杨酸等药物。

餐后（反应性）低血糖相关的功能性疾病：糖类代谢酶的先天性缺乏，如遗传性果糖不耐受症等；特发性反应性低血糖症；滋养性低血糖症；功能性低血糖症；2 型糖尿病早期。

2 低血糖早期症状为面色苍白、出冷汗、头晕、心慌、恶心、四肢发冷、颤抖，严重者可出现精神不集中、躁动、易怒，晚期症状可出现昏迷。

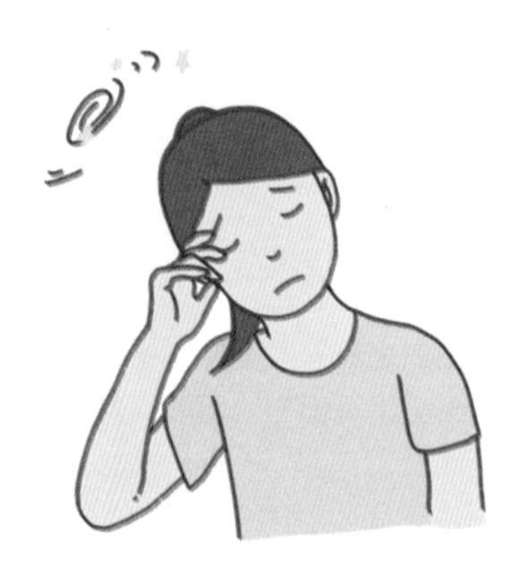

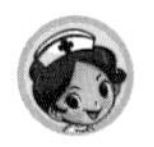

【急救方法】

1

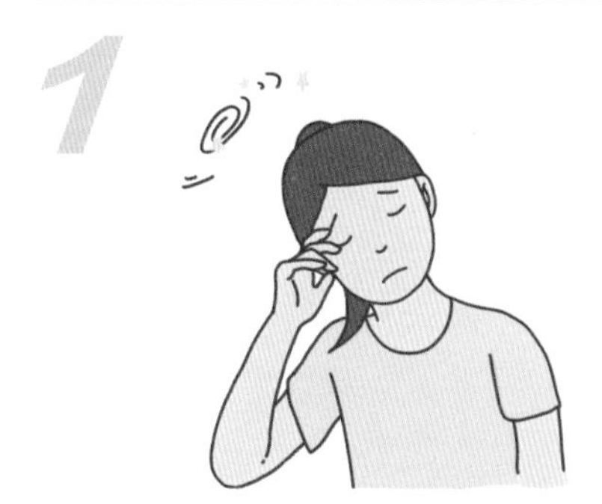

协助病人坐下或者躺下休息。

2

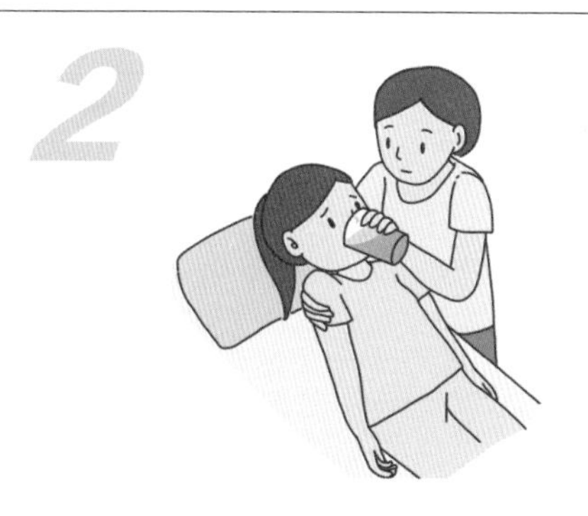

若病人可以吞咽，可给予含糖饮品或糖以提高血糖，使症状完全缓解。

3

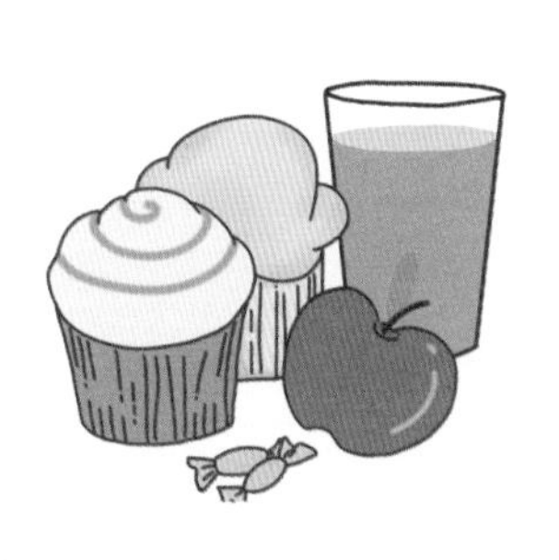

情况缓解后，可让病人多进食些甜品，少食多餐，必要时午夜也可以加饮含糖饮料一次。

4

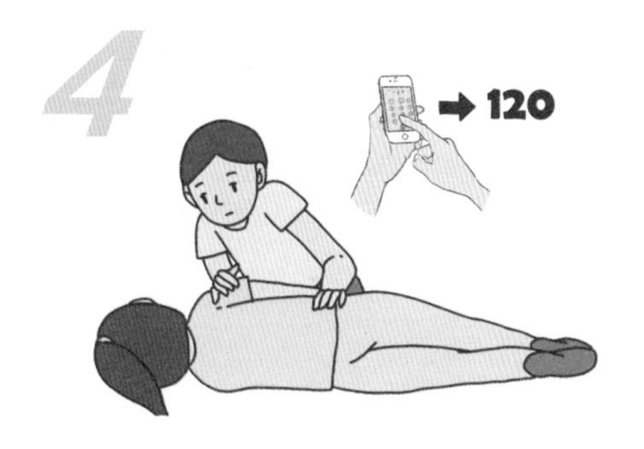

如病情恶化或不省人事，应将病人摆成“稳定侧卧位”，并尽快拨打“120”急救电话。

注意事项

- 如家中有容易出现低血糖的患者，最好在家中常备葡萄糖片、方糖、甜饼干、甜牛奶等。
- 服用 α-葡萄糖苷酶抑制剂类药物的患者在发生低血糖时，不能食用蔗糖来急救，可以食用葡萄糖。
- 静脉推注 50% 葡萄糖 40 ~ 60 毫升是低血糖抢救最常用和最有效的方法。

晕动病

晕动病是晕车、晕船、晕机等的总称，是指乘坐交通工具时，人体内耳前庭平衡感受器受到过度运动刺激，前庭器官产生过量生物电，影响神经中枢而出现的出冷汗、恶心、呕吐、头晕等症状群。

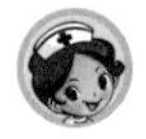

【病情判断】

1 本病常在乘车、航海、飞行和其他运行数分钟至数小时后发生。

2 初时感觉上腹不适，继有恶心、面色苍白、出冷汗，旋即有眩晕、精神抑郁、唾液分泌增多和呕吐。

3 严重者可有血压下降、呼吸深而慢、眼球震颤，以及严重呕吐引起的失水和电解质紊乱。

4 症状一般在停止运行或减速后数十分钟和几小时内消失或减轻。经多次发病后，症状反可减轻，甚至不再发生。

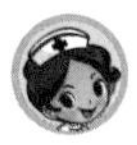【急救方法】

1

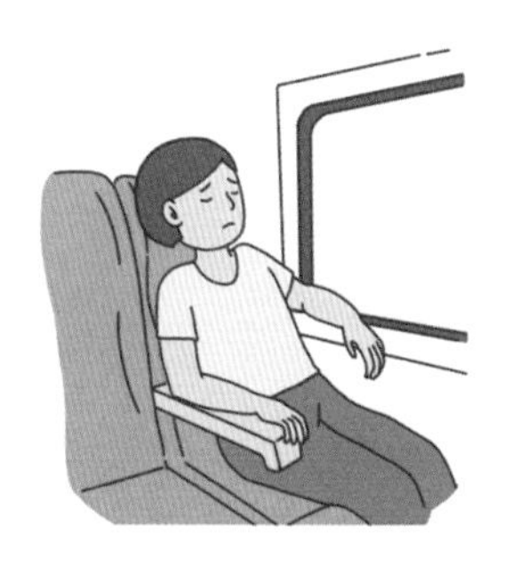

发病时患者宜闭目仰卧，坐位时头部紧靠在固定椅背或物体上，避免较大幅度的摇摆。

2

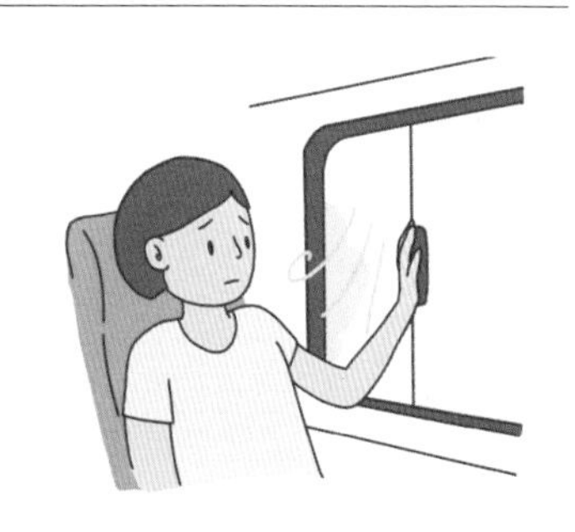

打开车窗通风。

3

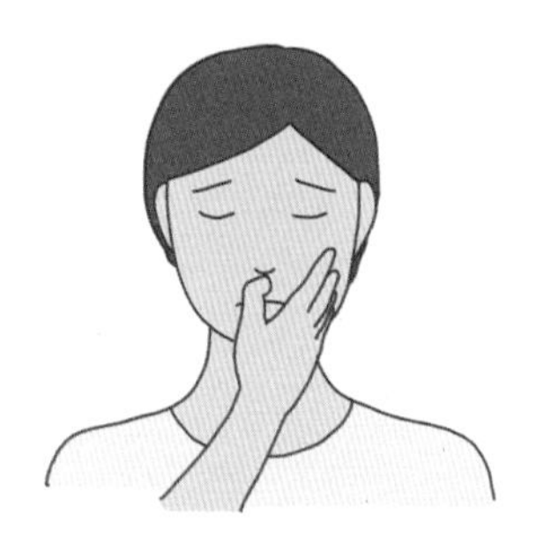

用手掐按人中穴、内关穴、合谷穴、足三里穴等。

4

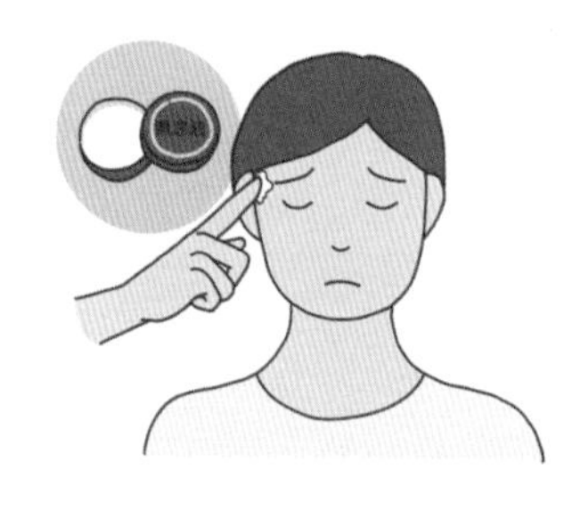

涂清凉油于太阳穴或人中穴，口服10粒仁丹或口服2～3毫升十滴水。重者可口服晕海宁、苯海拉明、异丙嗪、灭吐灵等西药。

注意事项

- 患有晕动病的人在乘车、乘船时应尽量限制头部运动，可将头靠在背椅上固定不动，以减少加速度的刺激，特别是旋转性刺激。有可能的话，尽量平卧。
- 避免不良的视觉刺激，乘车时少往窗外看，更不宜在车内看书，最好闭目养神。乘车前可服用怡含宁含片，以预防晕动病的发生。

高热

当机体在致热原作用下或各种原因引起体温调节中枢的功能障碍时，体温升高超出正常范围，称为发热。临床上将体温升至39.1～41℃的发热称为“高热”。高热在临床上属于危重症范畴，需要紧急处理。

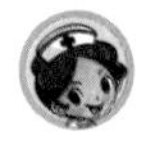

【病情判断】

1 高热是一些疾病的前驱症状，病因包括急性感染性疾病和急性非感染性疾病两大类。前者最为多见，如细菌、病毒引起的呼吸道、消化道、尿路及皮肤感染等，后者主要由变态反应性疾病如药物热、血清病以及植物神经功能紊乱和代谢疾病所引起。

2 患者皮肤潮红而灼热，呼吸加速、加强，头痛，烦躁，口渴，可有小量出汗。

3 不同的疾病，在发热时常有不同的其他症状：

①发热伴寒战，可能是肺炎、急性胆囊炎、急性肾盂肾炎、流行性脑脊髓膜炎或败血症等；

②发热伴咳嗽、吐痰、胸痛、气喘等，可能是肺炎、胸膜炎、肺结核或肺脓肿；

③发热伴头痛、呕吐，可能是上呼吸道感染、流行性脑脊髓膜炎、流行性乙型脑炎等；

④发热伴下腹痛、腹泻、里急后重脓血便等，可能是细菌性痢疾。

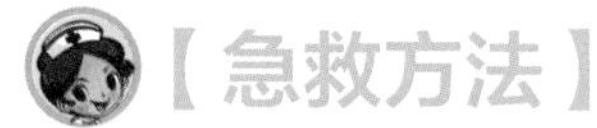

【急救方法】

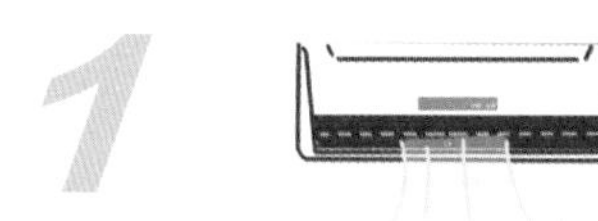

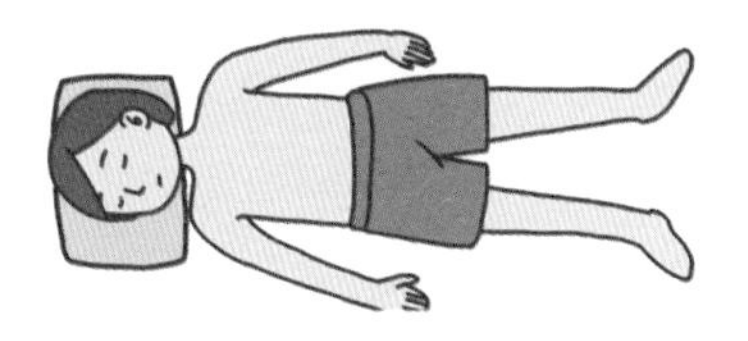

及时将患者转移至空调房，脱去过厚的衣物，卧床休息。

2

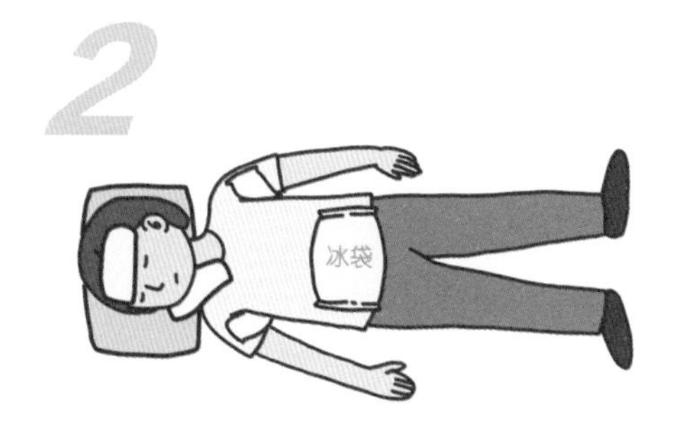

使用擦浴、冷敷法进行降温。可用30%～50%酒精或温水擦拭四肢、颈等处，也可用冰袋或冷毛巾置于额、枕后、颈、腋、腹股沟等处。

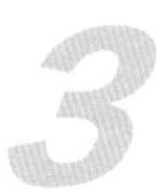

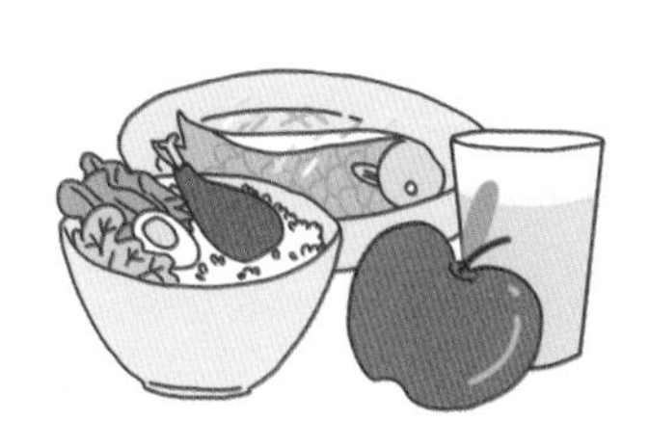

补充水分、营养，不要轻易应用退热剂和抗菌药物。

4

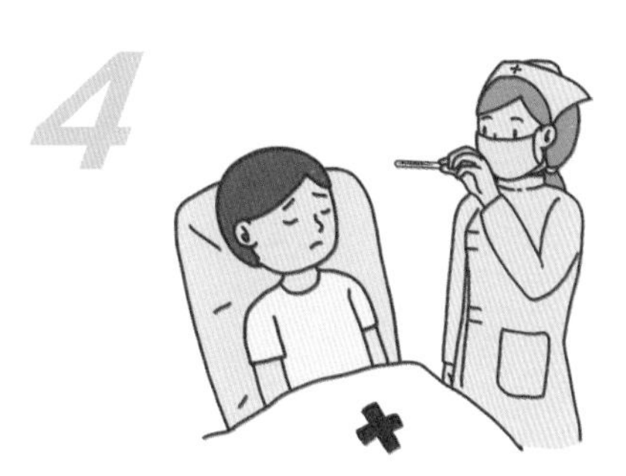

尽快将患者送入医院，检查出具体病因并及时治疗。

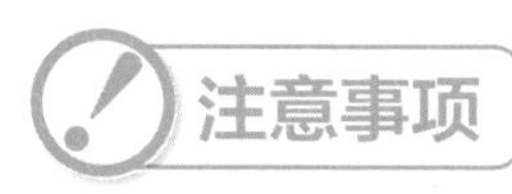

注意事项

- 发热时体内水分流失会加快，因此一定要注意补充水分，在可行范围内宜多饮用白开水、果汁及不含酒精或咖啡因的饮料。
- 尽量避免给患者穿过多的衣服或盖厚重的棉被，这样会使身体不易散热，加重高热的不适。

头痛

头痛指额、顶、颞及枕部的疼痛，可见于多种疾病，大多无特异性。但反复发作或持续的头痛，可能是某些器质性疾病的信号，应认真检查，明确诊断，及时治疗。

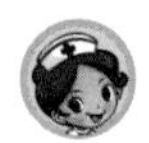

【病情判断】

1 以下疾病有可能引发头痛：

颅脑病变：脑膜炎、脑血管意外、脑肿瘤、脑震荡、偏头痛等。

颅外病变：颅骨肿瘤、颈椎病、三叉神经痛等。

全身性疾病：高血压病、肺炎、中毒等。

2 急起头痛伴发热者，常见于急性感染，所致的头痛多位于全头部，呈弥漫性。

3 有高血压病史而突然发病，头痛、呕吐、肢体偏瘫时，则可能为脑出血。

4 剧烈头痛伴呕吐、怕光，服用麦角胺后头痛缓解，应考虑偏头痛。

5 如半侧面部发红或面色苍白，结膜充血、流泪、畏光，且头痛多在夜间发作，多为丛集性头痛。

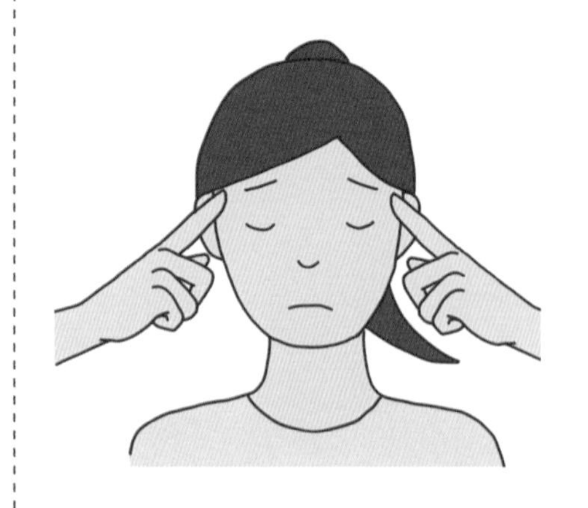

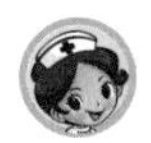

【急救方法】

1 让患者躺在安静的房间休息，保持室内空气流通。

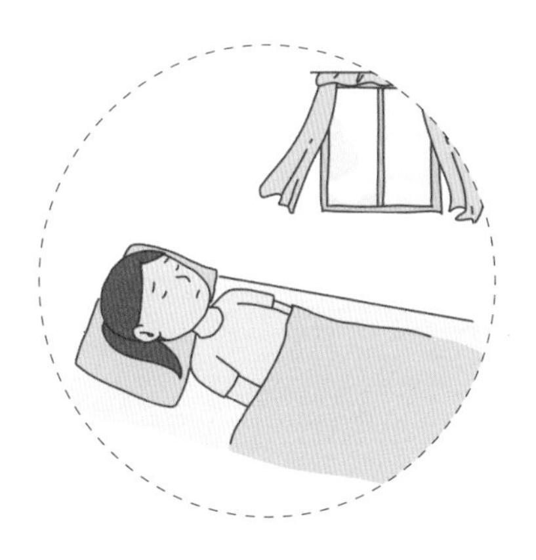

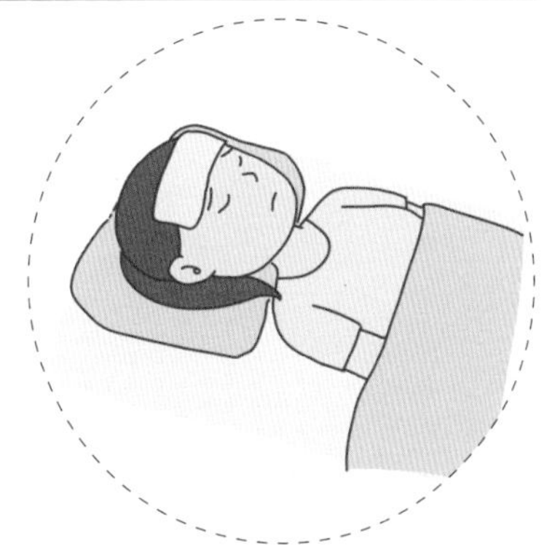

2 无论头痛的部位在何处，均可用冷毛巾（或冰袋）或热毛巾（或热水袋）敷前额，以起到止痛作用。

3 头痛难忍时，可用双手手指按压两侧太阳穴、合谷穴等穴位。

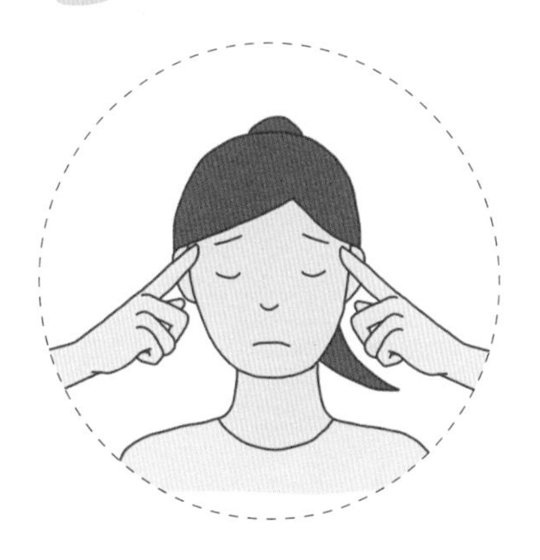

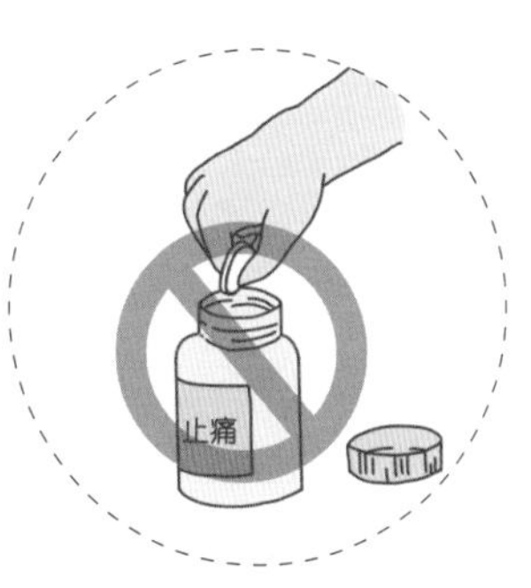

4 服用止痛药，但注意过量服用会掩盖病情。如患者出现意识障碍、呕吐、肢体麻木等症状，应及时送医院救治。

注意事项

- 患者应卧床休息，加盖衣被，限制活动，并按医生指示服药。服药后可喝一杯热牛奶或一小碗热稀粥，忌吃油炸食物。
- 保持室内空气新鲜，无刺激性异味，温湿度适宜，但需防止患者吹风着凉。

呕吐

呕吐是通过胃的强烈收缩迫使胃或部分小肠的内容物经食管、口腔而排出体外的现象。呕吐是身体的一种反射性动作，其目的是将进入身体的或体内产生的有害物质排出体外，呕吐之前常有恶心、上腹不适等症状产生。

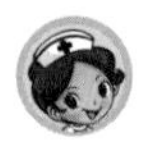

【病情判断】

1 青壮年呕吐多见于腹腔内脏炎症、肠梗阻等。

2 青年妇女不明原因的呕吐应考虑妊娠的可能；老年人呕吐应考虑胃癌。

3 吐量多且有宿食，应想到幽门梗阻。食后立即呕吐多为食管痉挛、梗阻或神经性呕吐。

4 喷射样呕吐伴剧烈头痛，应考虑中枢神经系统疾患。

5 呕吐伴有腹痛、发热，多为腹腔内脏急性炎症，少数为胸腔疾病如肺炎、心肌梗死等。

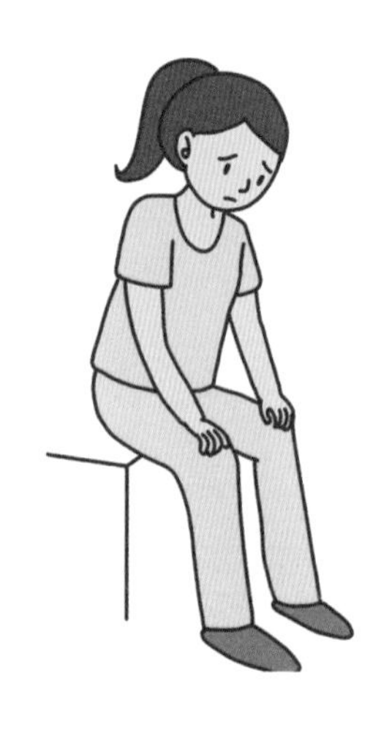

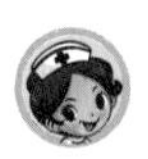

【急救方法】

1

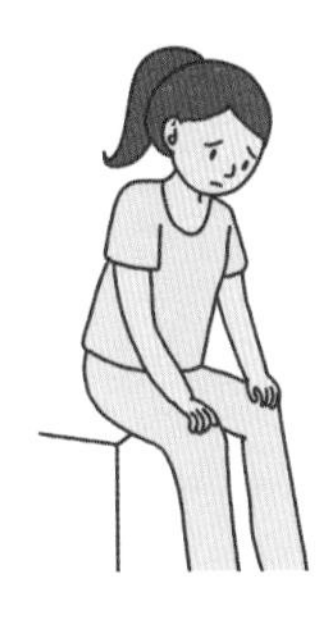

发生呕吐时，患者宜取半坐位或侧卧位，切不可仰卧，以免呕吐物被吸入气管，造成窒息或引起吸入性肺炎。

2

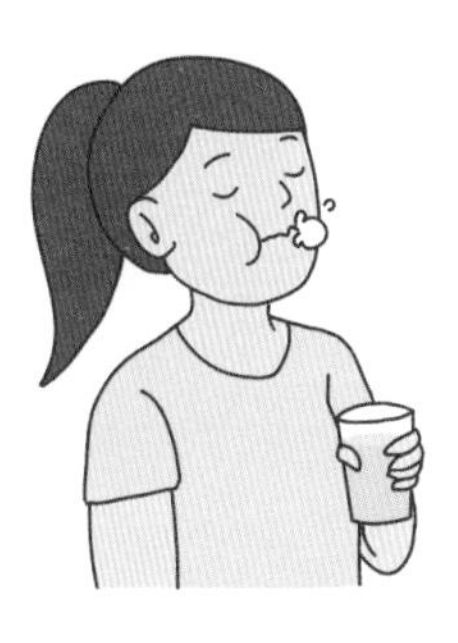

让患者尽可能吐出来，吐得越干净越好，否则有毒物质易被身体吸收。吐后用温水漱口。

3

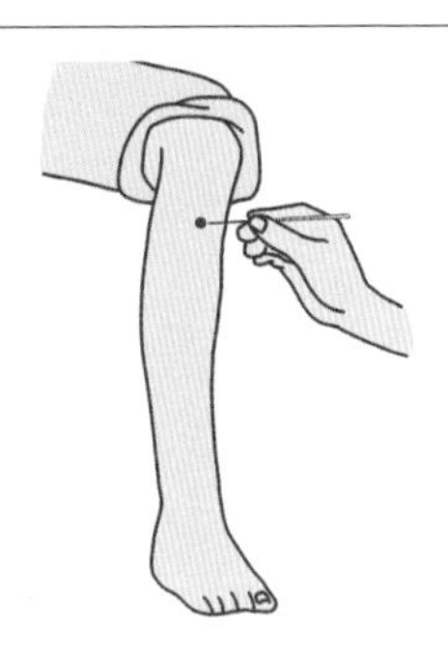

针刺或按揉内关穴、中脘穴、足三里，可缓解恶心呕吐；针刺或按压上腕穴、内关穴、公孙穴，可缓解神经性呕吐。

4

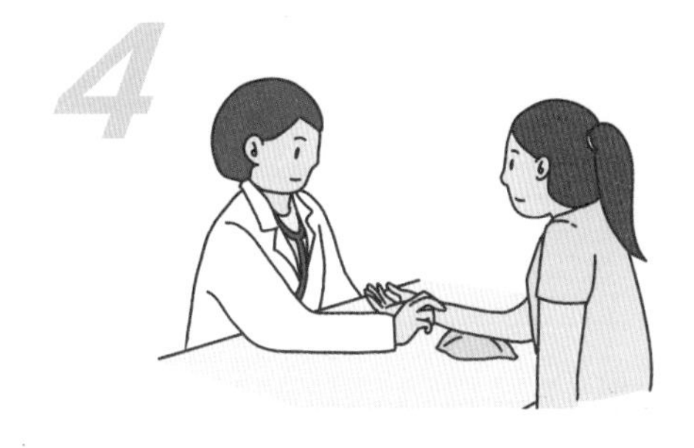

对引起呕吐的相应疾病进行治疗，严重者及时就医。

注意事项

- 呕吐时患者一般比较紧张，救护者应予以安慰，缓解其紧张情绪，协助患者吐出，并及时处理呕吐物。
- 呕吐时应注意体位，病情轻、体力尚可者，可取坐位。病情重、体力差及昏迷者，身体稍向前倾或侧位，防止呕吐物呛入气管，保持呼吸道畅通。
- 若呕吐物为大量鲜血或咖啡样物，应注意病人是否出冷汗、脉细快等症状，并及时送医院诊治。

咯血

咯血是指喉部以下的呼吸器官（即气管、支气管或肺组织）出血，并经咳嗽动作从口腔排出的过程。咯血不仅可由呼吸系统疾病引起，也可由循环系统疾病、外伤以及其他系统疾病或全身性因素引起，应与口腔、咽、鼻出血及呕血相区别。

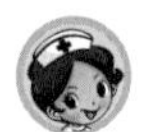

【病情判断】

1 引起咯血的疾病很多，主要是呼吸系统疾病，如肺结核、支气管扩张、肺癌、肺脓肿、支气管炎、肺炎等。

2 心血管疾病，如风湿性心脏病、肺动脉高压，以及全身性疾病，如血小板减少性紫癜、白血病、血友病、再生障碍性贫血等也可引起咯血。

3 咯血常伴有咳嗽、咳痰。咳出的血为鲜红色，常混有泡沫及痰，量一般不多。

4 每次的出血量超过 300 毫升，或 24 小时出血量大于 500 ~ 600 毫升的咯血称为大咯血，其主要症状是胸痛、胸闷，出现并发症后还会有低血压、休克、呼吸衰竭等相应症状。另外，血液或血块可堵塞气管或支气管，从而引起窒息而致死亡。

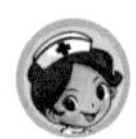

【急救方法】

1 让患者平卧或侧卧（患侧朝下）休息，消除其紧张和焦虑，鼓励其咳出血液。

2 给予患者易消化的流食或半流食，保持大便通畅，以免排便用力时再次引发咯血。

3 适当给予镇静药物，如口服地西泮 2.5 ~ 5.0 毫克，每日 3 次。大咯血时一般不用镇咳药物。

4 用止血药物，如云南白药 0.3 ~ 0.6 克，每日 3 次，或口服安络血片剂 2.5 毫克，每日 3 次。无法止血者应迅速送医。

注意事项

- 患者应卧床休息，如采用平卧姿势，宜用低枕，可适当垫高脚部。用冷毛巾、冰袋进行局部冷敷。
- 密切观察患者的面色和脉搏，若患者虽已停止咯血，但脉搏超过 120 次 / 分钟，还应考虑有内部出血。
- 咯血患者恢复期的食物应以流质为主，逐渐过渡到软质饮食。
- 咯血量大者易发生休克，最好在咯血发生后及时送患者到医院治疗。

呕血

呕血是指患者呕吐血液，由于上消化道（食管、胃、十二指肠、胃空肠吻合术后的空肠、胰腺、胆道）急性出血所致，但也可见于某些全身性疾病。在确定呕血之前，必须排除口腔、鼻、咽喉等部位的出血以及咯血。

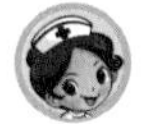

【病情判断】

1 呕血主要由消化系统疾病、血液病、急性传染病，以及尿毒症、结节性多动脉炎、血管瘤、抗凝剂治疗过量等原因引起，但主要的三大病因是：消化性溃疡、食管或胃底静脉曲张破裂出血、急性胃黏膜出血。

2 患者多先有恶心，然后呕血，继而排出黑便。食管或胃出血多有呕血及黑便，而十二指肠出血多无呕血而仅有黑便。如出血量大，还可能出现脉搏细弱、呼吸加快、血压下降与休克等急性周围循环功能不全症状。

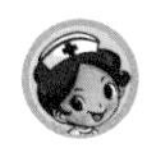

【急救方法】

1 让患者绝对卧床休息，取平卧位，并将双下肢抬高30°，但需保持患者气道通畅，可将头侧向一边，以防呕血时吸入气管内发生窒息。

2 如患者剧烈恶心、呕吐，应进流质食物；频繁呕吐或食道静脉曲张破裂出血者，应暂时禁食。

3 可给予镇静药物，如地西泮5 ~ 10毫克，口服或肌肉注射，对止血有一定效果。

4 应用止血药物，如口服云南白药0.3 ~ 0.6克，每日3次。呕血严重者及时就医。

注意事项

- 严密观察患者的面色、精神状态、脉搏、呼吸、血压等，如出现脉搏加快、烦躁不安、出汗、休克等情况，应立即送往医院救治。
- 救护者需不断安慰患者，消除其紧张心理和烦躁情绪。

急性腹痛

急性腹痛是家庭急症最常见的情况之一，数据表明，15% ~ 40% 的人患过腹痛，其中比较严重的疾病引起的腹痛可以占到所有腹痛的 50% 以上。而在医院的急诊患者中，也大约有 30% 是以腹痛为主诉的，约 25% 的急性腹痛需要紧急处理。

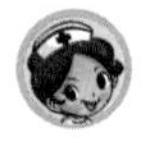

【病情判断】

1 根据腹痛部位判断，可分为左上腹痛、右上腹痛、中上腹痛、脐周腹痛、中下腹痛、右下腹痛、左右中腹疼痛、左下腹痛、全腹痛，分别提示与相应部位的脏器病变有关。

2 起病急骤、病情进展迅速多见于空腔脏器穿孔、腹腔内出血、肠管扭转、肠系膜血管闭塞、动脉瘤破裂；缓慢起病常见于较轻的内科及全身疾病。

3 持续性腹痛见于炎症，如急性化脓性阑尾炎、急性化脓性胆囊炎等；持续性腹痛伴有阵发性加重提示有腹部炎症和空腔脏器穿孔等病变。

4 起病时先有发热、呕吐，后出现腹痛者常为内科疾病；先有腹痛，后有发热，且腹痛持续 6 小时以上不见缓解者则多数可能为外科急腹症。

5 胰腺炎的疼痛往往向左腰背部放射；胃、十二指肠溃疡穿孔的疼痛向肩部放射；胆囊炎、胆石症的疼痛可向肩背部放射；子宫及直肠病变疼痛常向腰骶部放射；输尿管结石绞痛常向会阴部或大腿内侧放射。

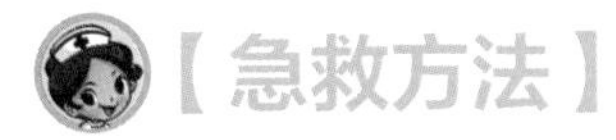

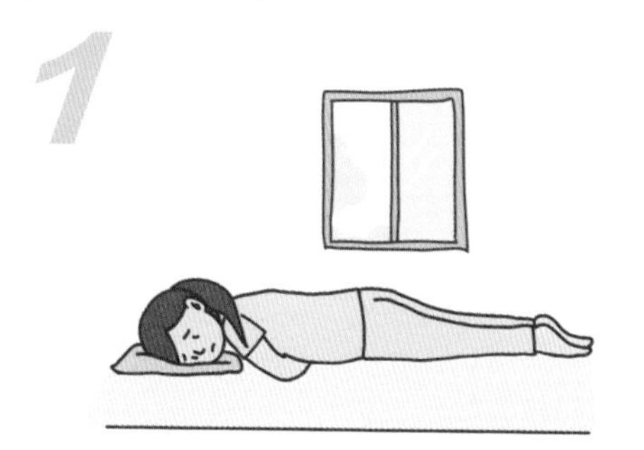

卧床休息，取俯卧位可使腹痛缓解，双手适当压迫腹部也可使腹痛缓解。

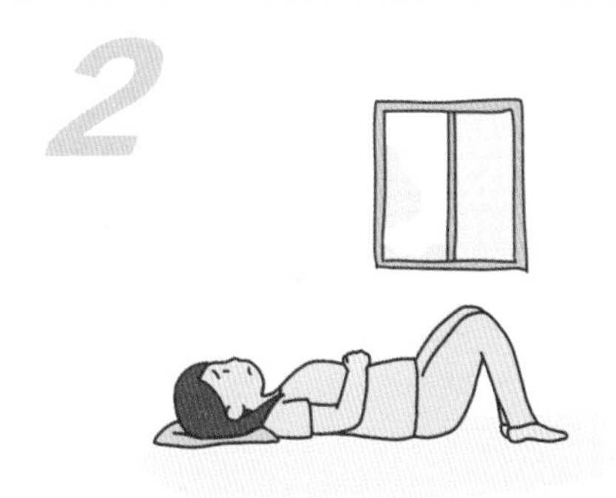

如果患者俯卧不适，可以平卧，蜷起双腿，屈膝、放松腹部，如腹部僵硬、压痛明显，则用手指压住疼痛部位，然后猛然抬手。

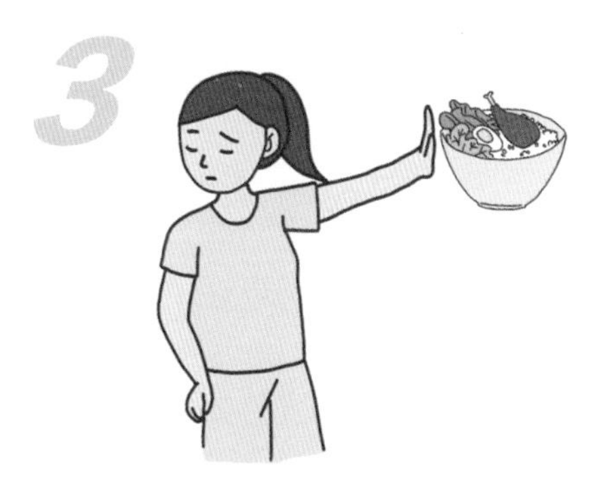

不要让患者进食任何食物，症状缓解后可进流食或半流食。

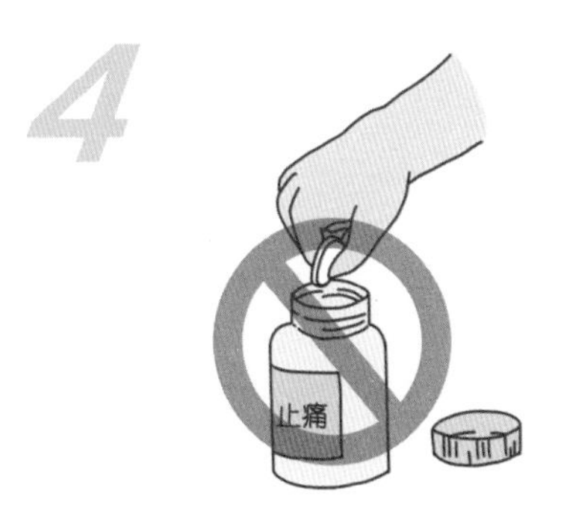

症状不缓解立即去医院诊治，忌用止痛药，以免掩盖重要的症状甚至加重病情。

注意事项

- 救护者注意将患者的其他症状（如恶心、呕吐、血尿、便血、腹泻、发热等）详细记录下来，以便去医院就诊时供诊治医生参考。
- 对慢性间歇性发作的腹痛，同样不能掉以轻心，应入院查清病因并及时治疗。

急性腹泻

腹泻是指排便次数增多，粪质稀薄，或带有黏液、脓血或未消化的食物。急性腹泻起病急骤，每天排便可达10次以上，粪便量多而稀薄，排便时常伴腹鸣、肠绞痛或里急后重，常由感染引起，致病菌多为沙门菌属、金黄色葡萄球菌或变形杆菌等。

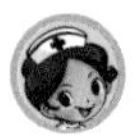

【病情判断】

1 腹泻伴呕吐，进食后数小时出现，应考虑食物中毒。

2 腹泻伴里急后重，可能是痢疾、直肠炎等。

3 如伴有乳液、脓血便，可见于细菌性或阿米巴痢疾、溃疡性结肠炎。

4 如伴痉挛性中、下腹痛，排便后减轻或消失，常见于结肠性病变。

5 伴有持续性上腹痛并牵涉到背部者，多考虑慢性胰腺炎。

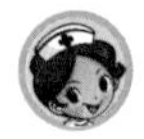

【急救方法】

1 让患者卧床休息，暂时禁食，为腹部保暖。多饮淡盐水，防止脱水或电解质紊乱。

2 症状缓解后可进食清淡流质或半流质饮食。

3 急性食物中毒早期应催吐导泻，以便将有毒物质尽快排出体外。

4 凡遇严重吐泻，大便为脓血乳液状、米泔水样、洗肉水样，并伴有全身中毒症状及各种严重并发症的患者，应当机立断，马上送医院救治。

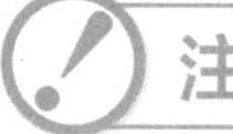

注意事项

- 急性腹泻一定要搞清具体的原因，对症下药。
- 对一般腹泻病人应该让其卧床休息，防止体力消耗，鼓励多饮水。病情严重者应禁食，可用热水袋置于腹部解痉止痛。
- 对怀疑患有肠道传染病者，应立即采取隔离措施，避免接触，以防传染。

便血

血液从肛门排出，或粪便颜色呈鲜红、暗红或柏油样（黑便），均称为便血。便血多见于下消化道出血，特别是结肠与直肠病变的出血，但亦可见于上消化道出血。一般认为消化道出血量在 50 毫升以上即可出现黑便。

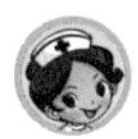

【病情判断】

1 鲜血便：多为急性出血，流出的血液外观类似外伤出血，颜色鲜红或紫红、暗红，时间稍久后可以凝固成血块。常见于痔疮、肠息肉、直肠脱垂、肛裂等疾病。

2 脓（黏液）血便：排出的粪便中既有脓（黏）液，又有血液。往往见于直肠或结肠内的肿瘤及炎症。

3 黑便：又称为柏油便，大便呈黑色或棕黑色，主要见于上消化道出血。如果出血量较少，且出血速度较慢，血液在肠内停留时间较长，排出的粪便即为黑色；若出血量较多，在肠内停留时间较短，则排出的血液呈暗红色；出血量特别大，而且很快排出时也可呈鲜红色。

4 隐血便：小量（微量）消化道出血不会引起粪便颜色改变，仅在粪便隐血试验时呈阳性，称为隐血便。常见于溃疡、炎症及肿瘤。

5 伴随症状：肛门疼痛难忍，或肿胀有痔核，或伴有肛裂；上消化道出血可伴有呕血。

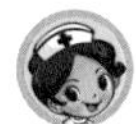

【急救方法】

1 患者应卧床，安静休息，注意保暖，食用流质食物。

2 肛裂或痔疮出血可用 1% ~ 2% 的盐水浸泡棉球或纱布压迫肛门止血，并加 T 字带固定。

3 原因不明的出血可口服云南白药，每次 0.2 ~ 0.3 克，每日 3 次。

4 及时将患者送往医院查明病因，抢救治疗。

注意事项

- 有些便血虽然出血量少，但长期不断出血，常造成患者贫血、面色苍白、无力、抵抗力低下，甚至发生休克，应及早进行治疗。
- 患者要减少增加腹压的姿势，如下蹲、屏气，忌久坐、久站、久行和劳累过度。

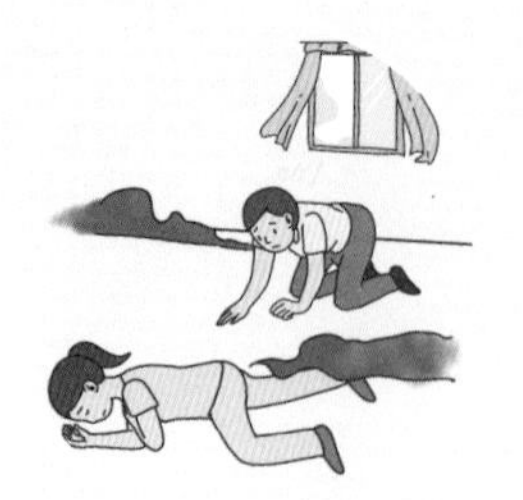

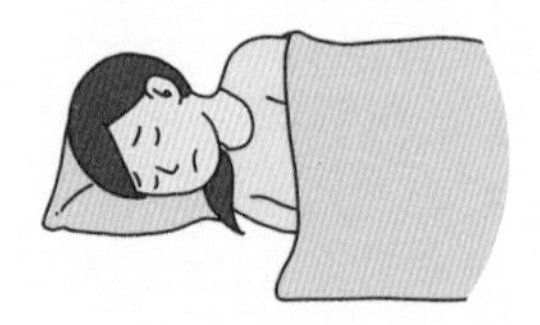

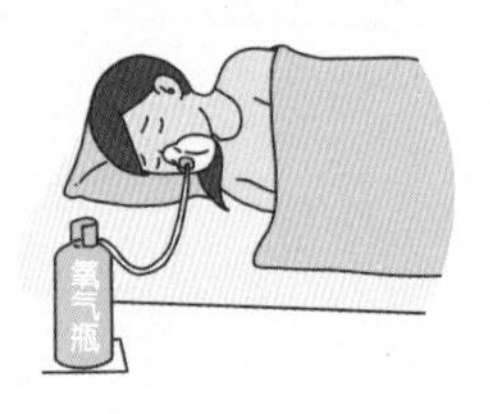
氧气瓶

Part 4

意外伤害
的家庭急救

意外伤害是指因意外事件导致身体受到的伤害，包括触电、溺水、中毒、烧烫伤、冻伤、切割伤、骨折等。意外伤害往往发生得较为突然，如果不能立即采取正确的急救措施，很容易为伤患者留下终身遗憾，甚至失去挽救生命的机会。各种意外伤害应如何急救？需要注意哪些问题？本章向您介绍 43 种家庭常见意外伤害的急救措施。

触电

触电是由于人体直接接触电源，导致一定量的电流通过人体，致使全身性或局部性组织损伤与脏腑功能障碍甚至死亡。触电时间越长，机体的损伤越严重。误触电路、设备漏电以及火灾、雷电、地震、大风等自然灾害都有可能引发触电。

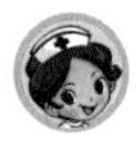

【伤情判断】

1 轻者受到惊吓，出现局部麻木、头晕、心悸、面色苍白、四肢无力、惊恐呆滞等。

2 重者立即出现昏迷、强直性肌肉收缩、抽搐、心律失常、休克、心跳及呼吸微弱，呈现“假死状态”，或心脏骤停、呼吸停止、出现紫癜。电击部位皮肤被电灼伤、焦化或炭化，并有组织坏死。如从高处跌下，可伴有脑震荡，头、胸、腹外伤或四肢骨折。

3 少数触电者当时症状较轻，尔后突然加重，出现包括心脏骤停在内的迟发性反应。此外需注意，有些人会把触电后的身体强直误认为是“尸僵”，切勿放弃抢救。

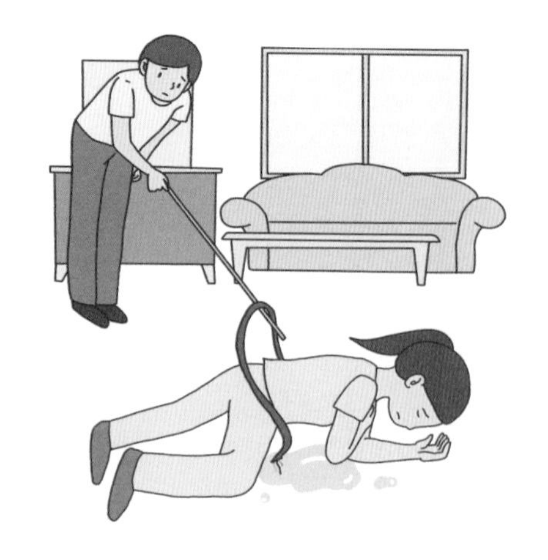

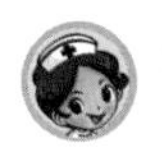

【急救方法】

立即使触电者脱离电源，但需注意方法：

①如果触电位置距离电源开关或电源插销较近，可立即拉电闸或拔出插销。

②如果位置较远，可用带有绝缘柄的电工钳或有干燥木柄的斧头切断电线，或用干木板等绝缘物插到触电者身下。

③如果是漏电的电线直接接触到触电者，可用干燥的衣服、手套、绳索、木板、木棒等绝缘物品拉开触电者或拉开电线。

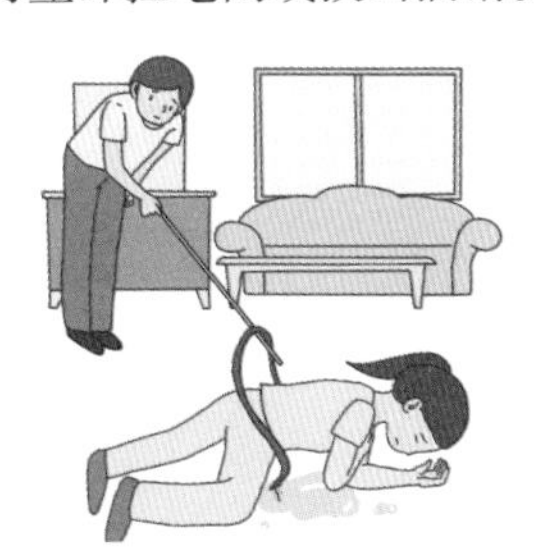

2 如患者已发生心脏骤停，应立即进行心肺复苏术，同时拨打“120”急救电话。

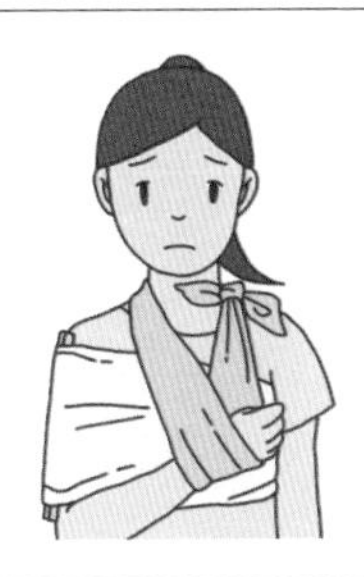

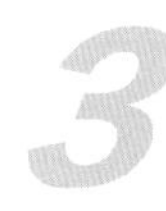

对于电灼伤、出血、骨折等，应进行止血、包扎、固定等处理。

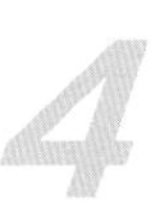

即使触电者心跳存在、意识清楚，但自觉头晕、心慌、面色苍白、全身无力等，也应及时拨打“120”急救电话送院观察，以防 24 ~ 48 小时内发生包括心脏骤停在内的迟发性反应。

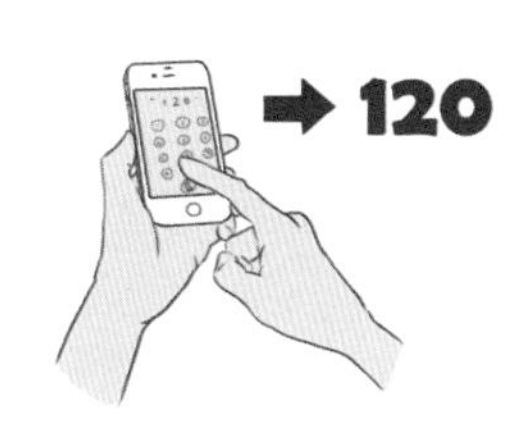

注意事项

- 在确认电源已完全切断之前切勿盲目施救，以免造成救护者不必要的伤亡。
- 如果触电者的衣服是干燥的，并且不贴身，可以用一只手抓住他的衣服，拉离电源。但千万不能碰摸触电者的皮肤和鞋。
- 高压触电的现场救护非常危险，在确定电源已被完全切断之前，任何人都必须远离高压电缆 18 米以上。

溺水

溺水是由于大量的水灌入肺内或遇冷水刺激引起喉痉挛，造成窒息或缺氧的紧急意外，若抢救不及时，4 ~ 6 分钟内即可导致溺水者死亡。对于溺水的抢救必须争分夺秒，第一时间应给予现场急救而不是送往医院。

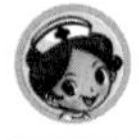

【伤情判断】

1 轻者：落水时间短，口唇及四肢末端出现青紫、面部浮肿、四肢发硬、呼吸浅表，出现窒息缺氧现象。

2 重者：落水时间长，1 分钟内即出现低血氧症，面色青紫、口鼻腔充满血性泡沫或泥沙、四肢冰冷、昏迷不醒、瞳孔散大、呼吸停止。

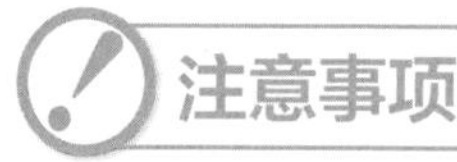

- 溺水后容易出现肺炎、心力衰竭等威胁生命的并发症，即使溺水者情况好转，也要及时送往医院进行检查和治疗。
- 没有经过专业训练的救助人员不宜贸然下水施救，可先将系好绳子的游泳圈扔给溺水者，或是用长木杆搭救溺水者。
- 未成年人不宜下水救人，应采取报警求助的方式，立即拨打“110”和“120”，并大声呼救。
- 救助人员要注意，千万不要让溺水者紧紧抱住自己，万一被抱住，救助人员可以先让自己下沉，等溺水者松手后，再进行救助。

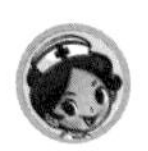

【急救方法】

1

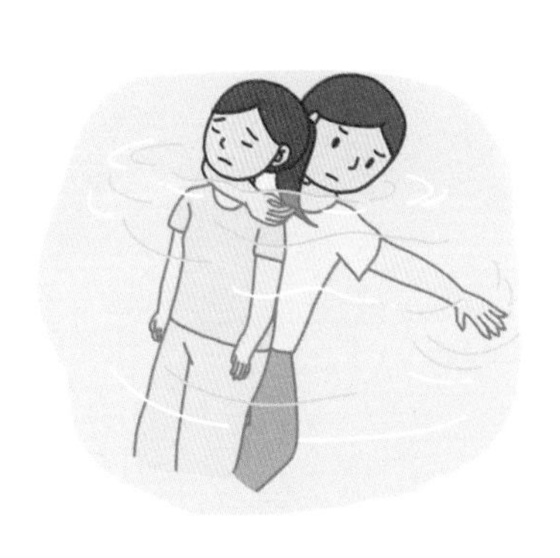

有能力下水施救的救助者，下水前要尽可能将衣服和鞋子脱掉，从溺水者背部靠近，一只手抱住溺水者的脖颈，用另一只手划水。如果溺水者已经处于虚脱状态，救助人员可以靠向溺水者的头部，将其拖拽到岸边。

2

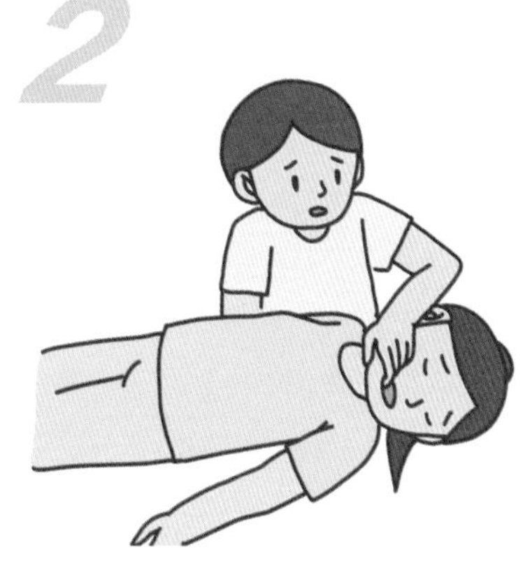

迅速将溺水者平放在地面上，头偏向一侧，撬开其口腔，清除口、鼻内的异物，松解衣领、纽扣、内衣、腰带、背带，保持呼吸道畅通，同时注意保暖。

3

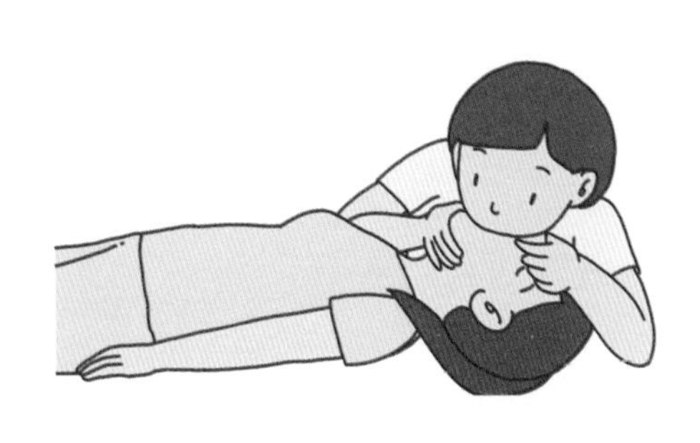

对溺水者进行人工呼吸、胸外心脏按压，直至判断情况好转或死亡，在送往医院的过程中也不能停止。

4

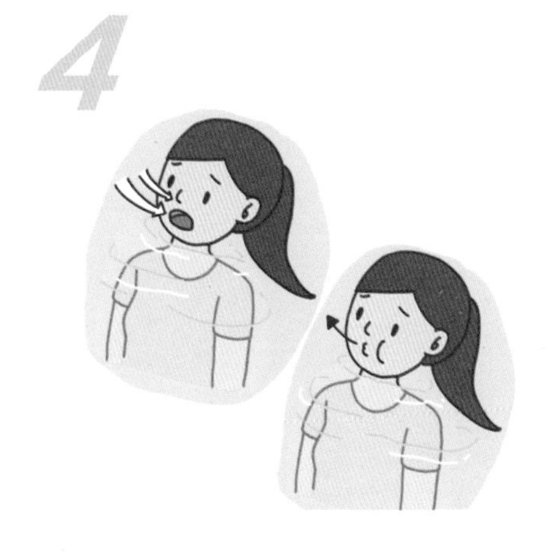

如果是自己落水，切勿举手挣扎，应仰卧，使头向后，口鼻向上露出水面；呼气浅，吸气深，可勉强浮起，等人来救。

异物入眼

眼部常见的异物有沙尘、睫毛等，一般没有明显的危害。造成较严重伤害的异物有锐器、碎石、玻璃碴或腐蚀性液体等。

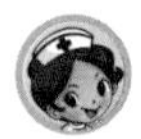

【伤情判断】

异物入眼主要会有以下不适症状：眼痛、灼热感、流泪、眼睛发红、对光敏感、眼部有异物感、视力减退等。

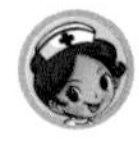

【急救方法】

腐蚀性液体（家用清洁剂、洗厕剂等）入眼：

尽快用大量的清水（自来水或蒸馏水）冲洗受伤的眼睛。

2 冲洗时不要让水溅到患者未受伤一侧的眼睛及皮肤上，也不要溅到救护者身体上。

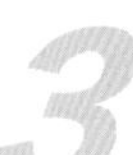

冲洗后用干净纱布盖住受伤一侧的眼睛，及时送医院治疗。

注意事项

- 一般异物如昆虫、沙尘、铁屑等进入眼内，多数是黏附在眼球表面上，因此切忌用手揉擦，否则会使眼角膜损伤。
- 如果是较大的坚硬物嵌入眼角膜，切勿进行任何形式的拔动，应立即送医院治疗。

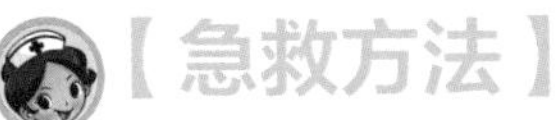

【急救方法】

可去除掉的异物（沙尘、睫毛等）入眼：

1

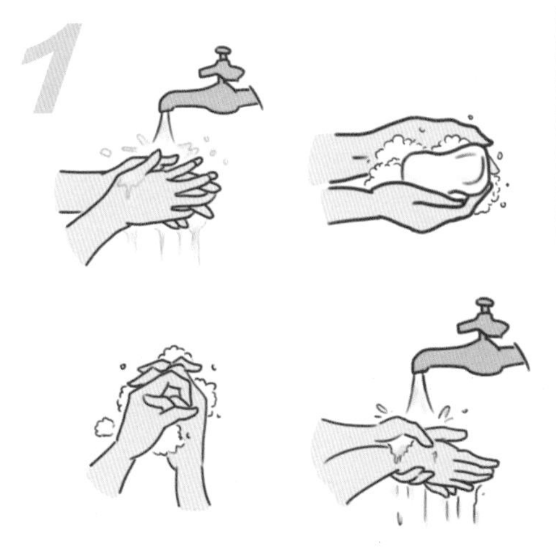

救助者用肥皂和清水洗净自己的双手并擦干。

2

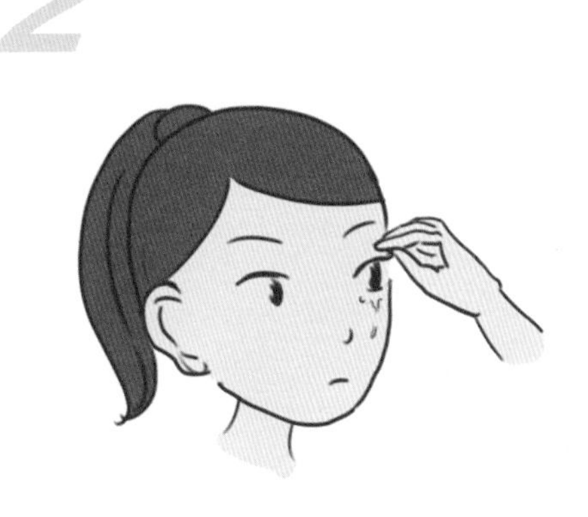

把患者的上眼皮轻轻拉起盖住下眼皮一会儿，利用下眼皮将藏在上眼皮内的细小异物拔去。

3

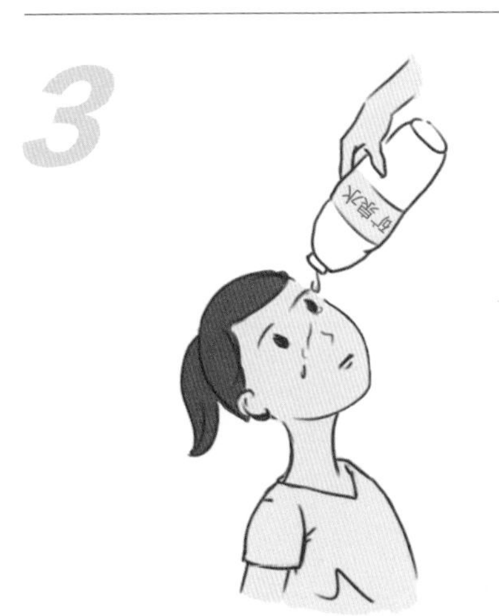

如果异物没有去除，可用容器将干净的温水倒入患者张开的眼中，冲走异物。

4

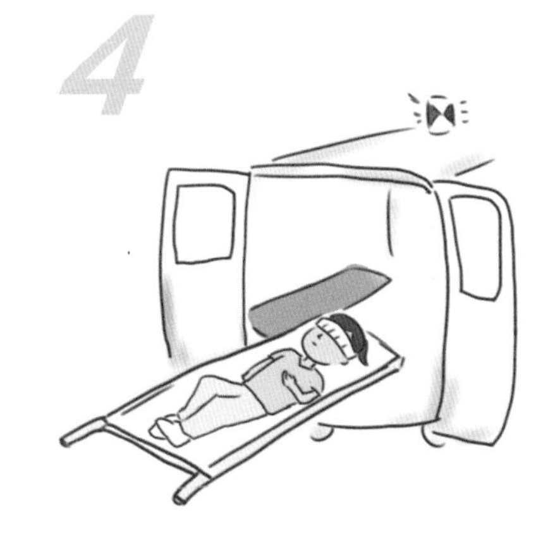

如上述方法均未奏效，切勿再尝试处理，此时用干净纱布轻轻盖住患者的眼睛，尽快去医院治疗，途中尽可能保持仰卧。

异物入耳

异物入耳会阻塞耳道，引起疾病。此种情况多见于儿童，因此要加强对儿童的看管和教育，避免其打闹时将异物塞入耳中。此外，有些人喜欢用棉花棒清洁耳朵，有可能会在耳内留下棉花。在野外环境中，一些昆虫也有可能飞入或爬入耳中。

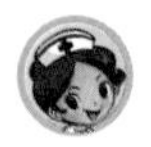

【伤情判断】

伤者一般会出现耳鸣、耳痛、耳内瘙痒、听力下降、眩晕、反射性咳嗽等症状。

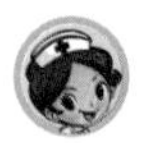

【急救方法】

用凡士林或胶黏物质涂在棉签上，将异物粘出。

2 如果是昆虫入耳，救助者可一手拉起伤者耳郭，另一手用手电筒照着耳道，吸引昆虫爬出来。

3 用食用油或37℃的温水灌入耳中，令昆虫有机会浮出来。

如以上方法均未奏效，应立即送往医院治疗。

注意事项

- 较小的昆虫飞入耳道，会引起过响的声音，这时可用双手捂住耳朵，张口，以防鼓膜震伤。
- 如果是球形异物进入耳道，如小圆柱、玻璃球等，不要用镊子取，以免取的过程中滑脱，反而将异物送入耳道深处。

异物入鼻

异物入鼻多发生于儿童。儿童嬉戏时，有时会将豆类、纽扣、橡皮等小物体塞进鼻腔内。此外，偶尔小飞虫也有可能飞入鼻腔。进食时大笑或口含食物打喷嚏，也有可能导致食物呛入鼻腔。

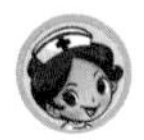

【伤情判断】

鼻腔黏膜红肿，鼻腔有脓性分泌物；未感冒但出现鼻塞，而且鼻涕恶臭；若异物留存时间过长，鼻黏膜可出现糜烂、假膜等不良现象。

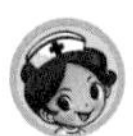

【急救方法】

1 首先询问伤者将何种异物塞入鼻孔，然后用手电筒照射鼻孔并查看。

2 告诉伤者用嘴呼吸，不要用鼻呼吸，以免将异物吸入气管。

3 如果异物有一部分露在外面，可以轻轻将其捏出，但不能勉强，以免损伤鼻腔。

4 如果鼻腔内异物较小，位置不深，可通过擤鼻动作将异物擤出。

5 也可让伤者嗅胡椒粉，诱使其打喷嚏，有时也可将异物排出。

6 豆粒、花生等误入鼻孔，可先往鼻孔里滴几滴食用油，然后用手堵住两耳和没被堵塞的一侧鼻孔，让伤者用力向外喷气，使异物滑出。

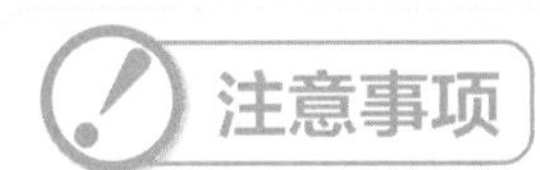

- 如果异物不能擤出，应该及时去医院就医。

吞入异物

儿童可能在大人不注意的时候吞入一些小物件，引发意外，成年人也可能误吞鸡骨、鱼骨等。尖锐的异物有可能损伤消化道，细小的异物可能会引起哽噎。

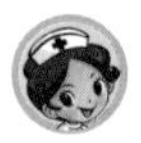

【伤情判断】

伤者出现吞咽障碍，吞咽时感觉疼痛，由于不敢下咽，所以口水特别多。如果异物太大，也会出现呼吸困难。

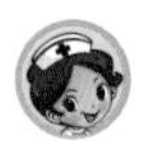

【急救方法】

首先询问伤者吞入了何种异物。

如果吞入的异物光滑、无棱刺，则可顺利进入到胃肠中。可让伤者多吃一些含粗长纤维的蔬菜，从而包裹住异物，随粪便排出体外。

如果吞入的是不光滑异物，首先检查气道是否通畅，可按照气道异物阻塞的方法进行急救。**（具体操作方法参见本书 P038~P043）**

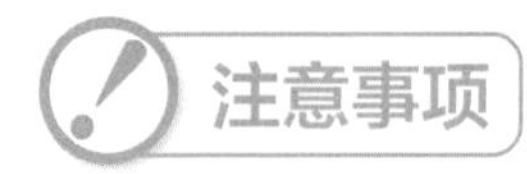

- 如果处理效果不佳，应立即寻求医疗帮助。

鱼刺卡喉

吃鱼时，不慎将鱼刺卡在咽部、食管的情况经常发生，较小、较软的鱼刺，有时可能随着连续的吞咽动作，自然地滑下。但如果鱼刺较大或吞咽后没有排除，就需要采取一定的急救措施。

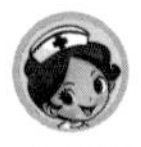

【急救方法】

如果感觉局部疼痛，可令患者张开嘴，用小勺将舌头压低，再用手电筒照亮咽部。

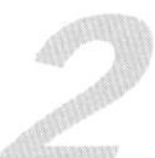

仔细检查咽部，如果发现鱼刺，用镊子夹出即可。如果看不到鱼刺，应及时去医院治疗，切勿自行尝试其他方法。

注意事项

- 千万不能让患者囫囵吞咽大块馒头、烙饼、米饭等食物。这样做有可能使鱼刺更加深入，更加不易取出，甚至导致邻近的大血管被刺破出血，危及生命。另外，也有可能造成邻近组织的感染。
- 有人认为醋能软化鱼刺，此说法并未得到证实，而且喝醋并不能使醋浸泡在鱼刺处，因而不可能起到软化的作用，故不宜使用此方法。
- 无论用何种方法，将鱼刺“推向下方”都是不可取的，尤其对于较大的鱼刺及倒着卡入的异形鱼刺，非常有可能刺伤消化道。

酒精中毒（醉酒）

酒精（乙醇）中毒是日常生活中最常见的中毒之一，俗称“醉酒”，由于一次性饮用大量酒精饮料，导致中枢神经系统的兴奋及抑制状态，以及呼吸、循环系统功能紊乱，重者可因呼吸中枢麻痹而死亡。

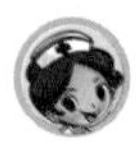

【病情判断】

1 急性酒精中毒的表现可分为三期：

兴奋期：眼部充血、面部潮红或苍白、头晕、呕吐、言语增多、言语含糊不清或出现暴力行为，有些人表现为嗜睡。此期血液中酒精质量浓度为 0.5 ～ 1.5 克 / 升。

共济失调期：动作笨拙、步态不稳、语无伦次、血压增高、嗜睡。此期血液中酒精质量浓度为 1.5 ～ 2.5 克 / 升。

抑制期（昏迷期）：意识不清或丧失、面色苍白、皮肤湿冷、口唇微紫、心率增快、血压下降、瞳孔放大，重者抽搐、昏迷、大小便失禁、呼吸衰竭甚至死亡。此期血液中酒精质量浓度为 2.5 克 / 升以上。

2 急性酒精中毒还可导致胃黏膜损伤，或因剧烈呕吐导致贲门撕裂症，二者均表现为急性上消化道出血，呕吐物中可见红色液体；还可诱发急性胰腺炎、急性肝坏死、心绞痛、急性心肌梗死、急性脑血管病、肺炎、跌伤等。

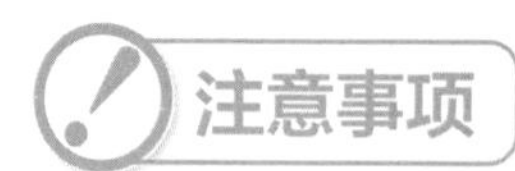

注意事项

- 当发现醉酒者出现烦躁、昏睡不醒、抽搐、呼吸微弱时，已不宜自行救护，应立即送医院救治。
- 不要接近有暴力行为倾向的酒精中毒者，必要时报警协助。

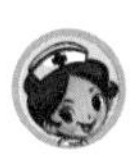

【急救方法】

1

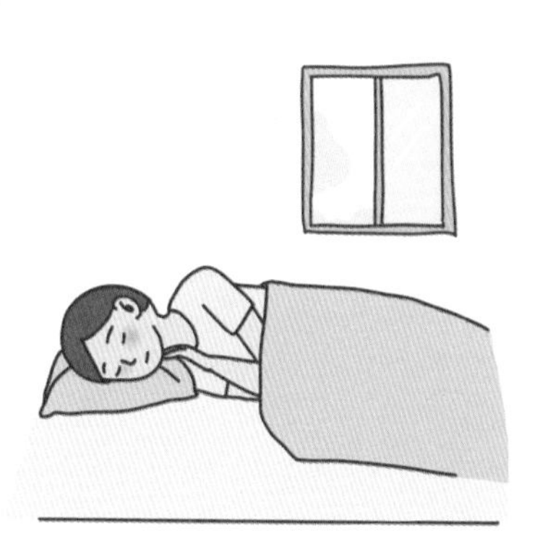

兴奋期与共济失调期的醉酒者，取侧卧位休息，保持安静，此时体温降低，应注意保暖，避免受凉。

2

可吃些梨、橘子、西瓜、萝卜等，有解酒作用，并能补液利尿。

3

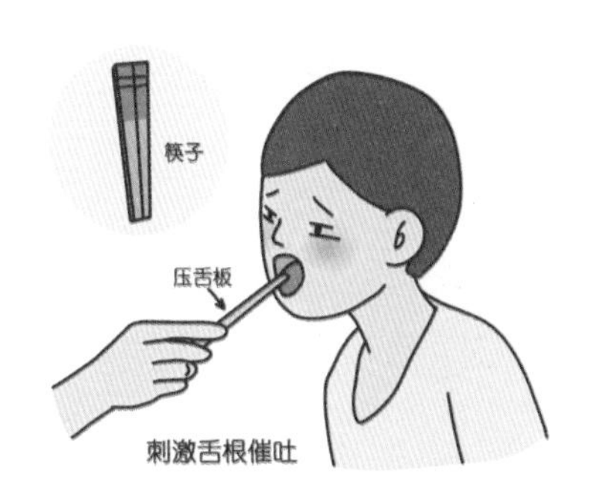

兴奋期和共济失调期可以催吐，减少机体对酒精的吸收；昏迷期禁止催吐或口服洗胃，以免导致窒息。

4

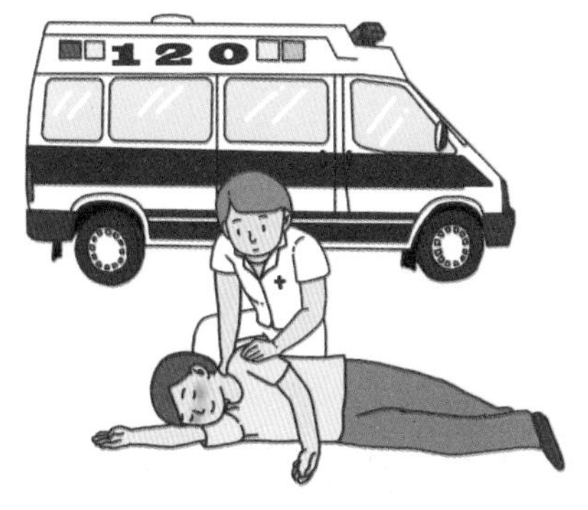

必要时及时拨打“120”急救电话。如醉酒者呼吸、心跳停止，应立即进行心肺复苏术。

食物中毒

食物中毒是由于吃了变质的或含有毒素的食物，所引发的消化系统、神经系统及全身中毒的急性病症。食物中毒又可分为细菌性食物中毒、真菌性食物中毒、化学性食物中毒，其特点是潜伏期短，突然发作。

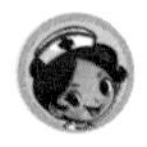

【病情判断】

患者出现恶心、呕吐、腹绞痛、腹泻等症状。腹泻时大便可能带血或者黏液。患者伴有头痛、发热、脉搏细弱、血压降低、脱水等症状，严重者会出现休克、呼吸困难、昏迷甚至死亡。

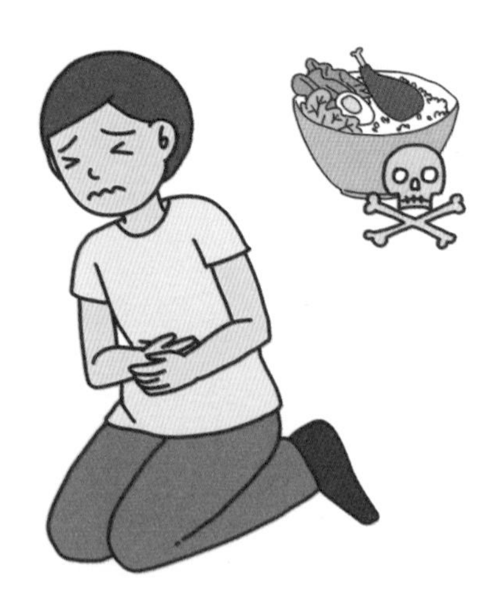

注意事项

- 如果是吃了变质的鱼、虾、蟹等引起的食物中毒，可立即取食醋 100 毫升，加水 200 毫升稀释后一次服下，并及时就医。
- 如果患者出现呼吸困难甚至呼吸停止，立即进行心肺复苏术。

【急救方法】

1

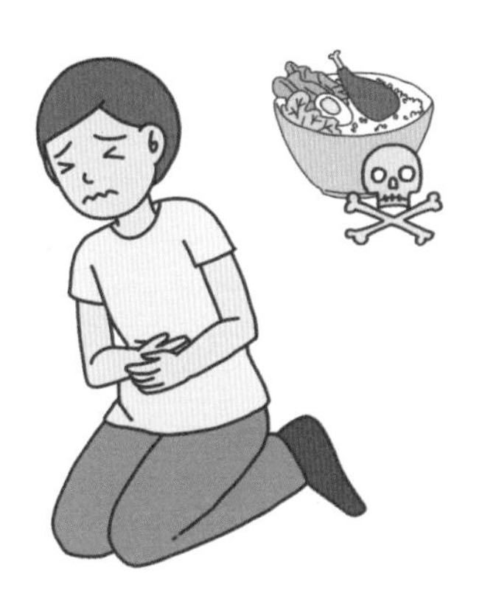

用手指或筷子伸向喉咙深处刺激咽后壁、舌根进行催吐。

2

不可自行乱服药物，应争分夺秒，立即送往医院抢救。

3

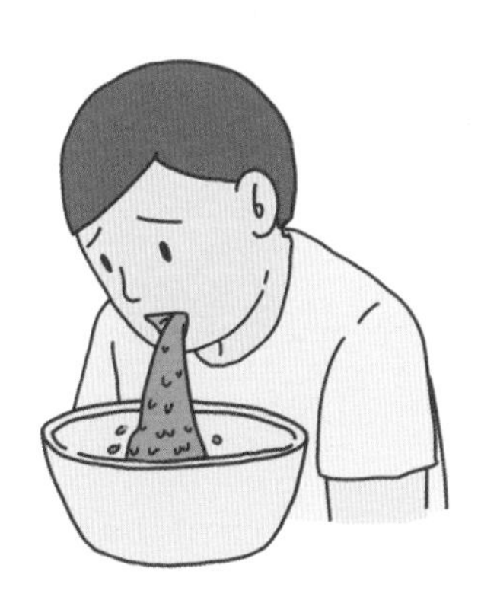

去医院时带上怀疑为有毒食物的样本，或者保留呕吐物、排泄物，供化验使用。和患者一同进餐的人也要一起去医院进行检查。

4

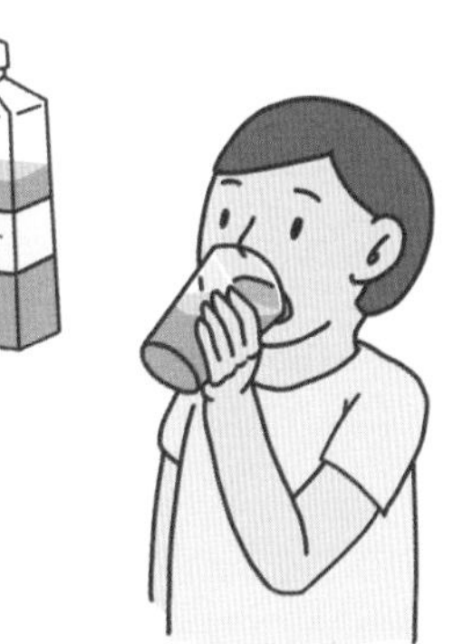

如果患者中毒较轻，神志清醒，可以多饮水、葡萄糖水或稀释的果汁，避免吃奶制品或油腻的食物。

催眠及安定类药物中毒

急性催眠及安定类药物中毒，是指使用该类药物的剂量超过标准而引起的中毒，包括意外、蓄意过量服用及滥用。中毒反应主要为抑制中枢神经系统，并抑制呼吸系统及循环系统，严重者可死亡，是最常见的自杀形式之一。

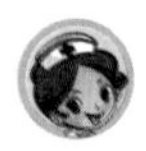

【病情判断】

1 急性催眠及安定类药物中毒可分为轻度、中度和重度：

轻度中毒：嗜睡、判断力及定向力障碍、步态不稳、言语不清，可出现眼球震颤。

中度中毒：浅昏迷、呼吸浅慢，血压仍可正常。

重度中毒：深昏迷，瞳孔缩小，肌张力增高，晚期全身肌张力下降、瞳孔散大、对光反射迟钝、呼吸浅慢不规则、脉搏细弱、血压下降、休克甚至死亡。

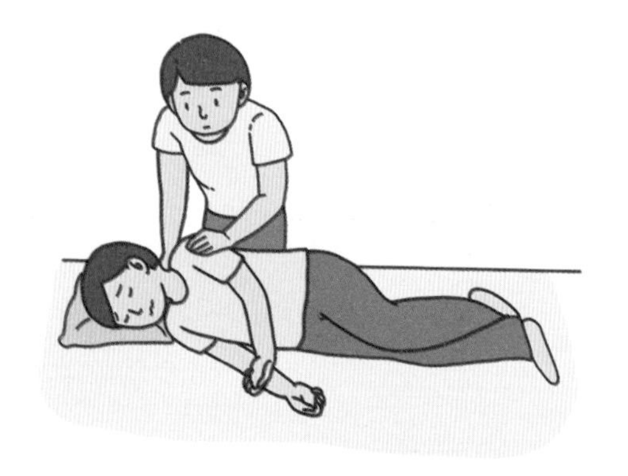

2 回忆患者近期情绪有无异常，查找现场有无催眠及安定类药物、药瓶和遗书。

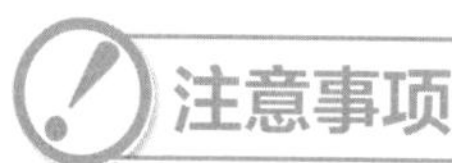

- 采集和携带病人呕吐物或胃内首次洗出液、尿液、药瓶及残留药物等可供进行毒物鉴定的材料一同去医院。
- 昏迷者严禁进行催吐和洗胃。

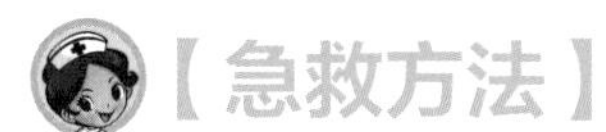

【急救方法】

1

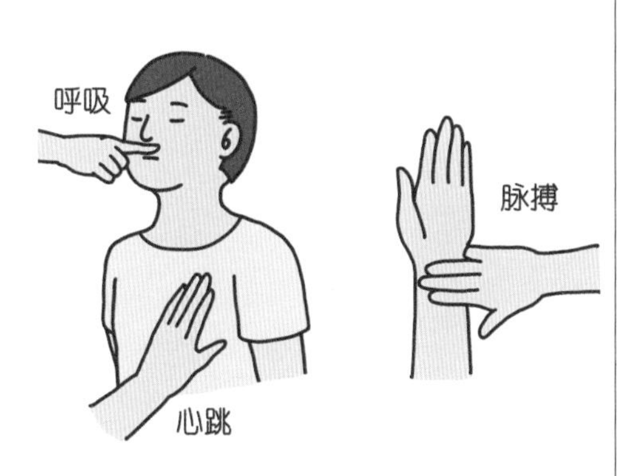

检查病人的呼吸、心跳和脉搏。

2

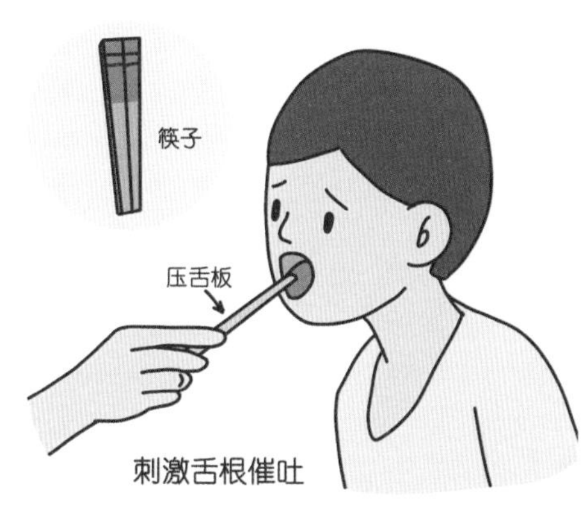

对未昏迷者，立即进行彻底催吐或口服洗胃。

3

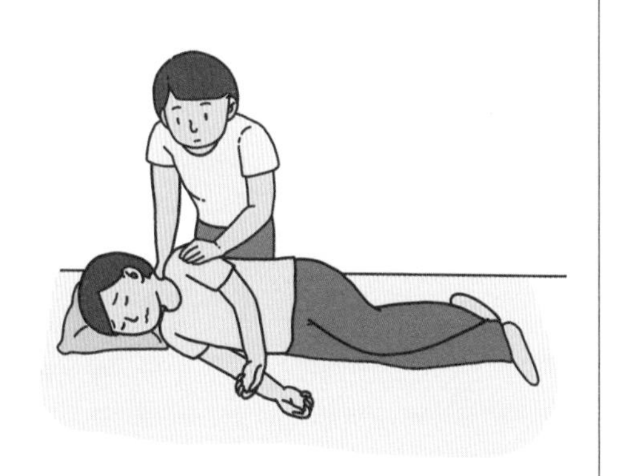

如果病人昏迷，将其摆放成“稳定侧卧位”，保持呼吸道畅通。

4

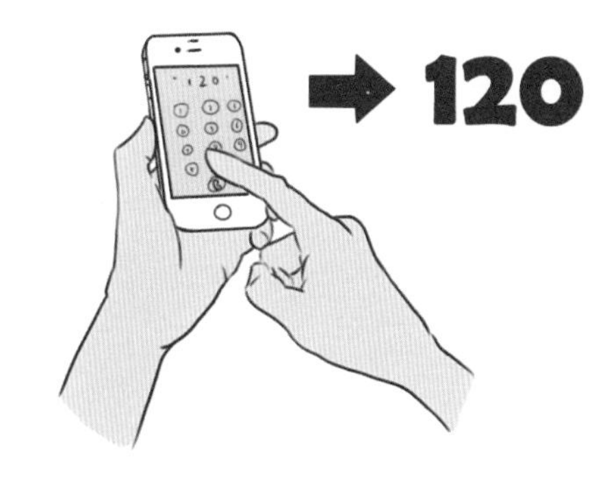

及时拨打“120”急救电话。

煤气（一氧化碳）中毒

煤气的成分主要是一氧化碳，它与血红蛋白的亲和力比氧与血红蛋白的亲和力高，因此能阻碍人体对氧气的吸收，令伤者窒息，并能严重损伤大脑皮质。一氧化碳无色无味，在未确定室内毒气已全部流走时，应远离现场。

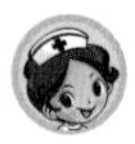

【病情判断】

1 急性一氧化碳中毒往往是在同一环境中，多人同时出现相同或相似的表现。

2 急性一氧化碳中毒按照症状的轻重通常分为三度：

轻度中毒：头晕、头痛、头胀、耳鸣、恶心、呕吐、心悸、乏力、嗜睡等。此时若及时脱离中毒环境，吸入新鲜空气即可缓解。

中度中毒：除上述症状外，还表现为面色潮红，口唇呈樱桃色，脉搏增快，昏迷，瞳孔对光反射迟钝，呼吸、血压发生变化。此时如能及时抢救，亦可恢复。

重度中毒：出现深昏迷，各种反射减弱或消失，肌张力增高，大小便失禁，呼吸浅表，血压下降，瞳孔缩小、不等大或扩大，可发生脑水肿、肺水肿、应激性溃疡、休克，甚至死亡。受压部位可出现类似烫伤的红肿、水疱，甚至坏死。

3 昏迷时间越长，表示中毒后果及后遗症越严重。

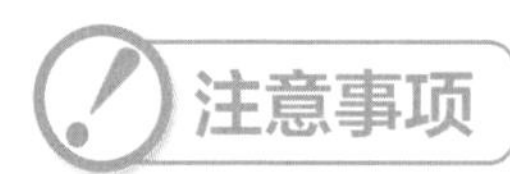

注意事项

- 一氧化碳的比重为0.967，比空气轻，在人的呼吸带以上，抢救者必须低姿爬行进入现场，以防止自己中毒。
- 在“120”医生赶到之前，如已被转移至安全环境的患者呼吸停止，应立即进行心肺复苏。
- 情况较轻的人，应注意保暖，并给予含糖的热饮。

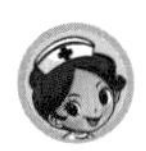

【急救方法】

1

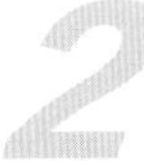

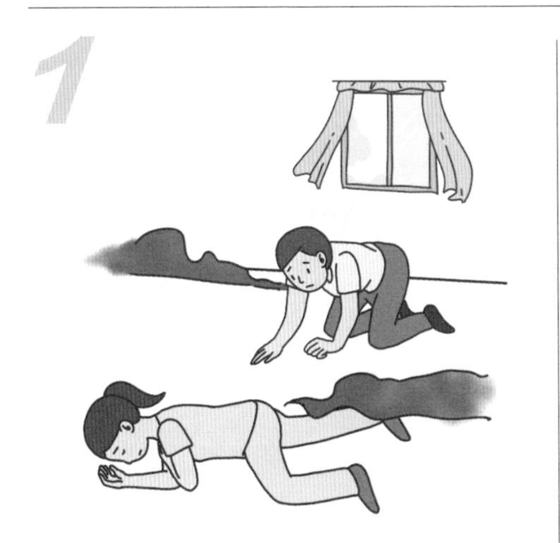

抢救者低姿进入室内，立即打开门窗通风，同时将患者以“爬行法”（**具体操作方法参见本书P085**）转移至空气新鲜流通处。

2

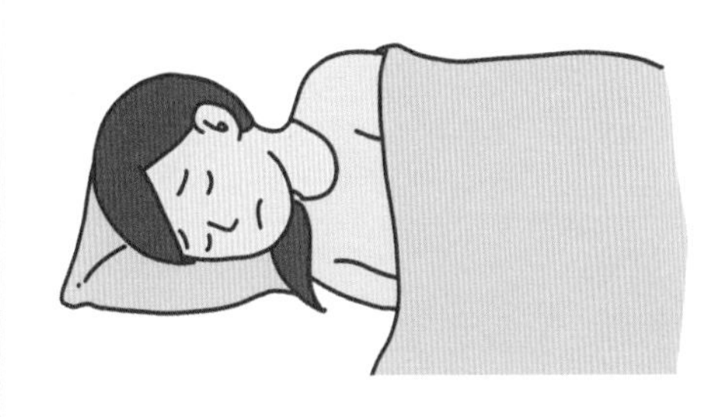

如果患者昏迷，将其摆放成“稳定侧卧位”，保持气道畅通，注意保暖。

3

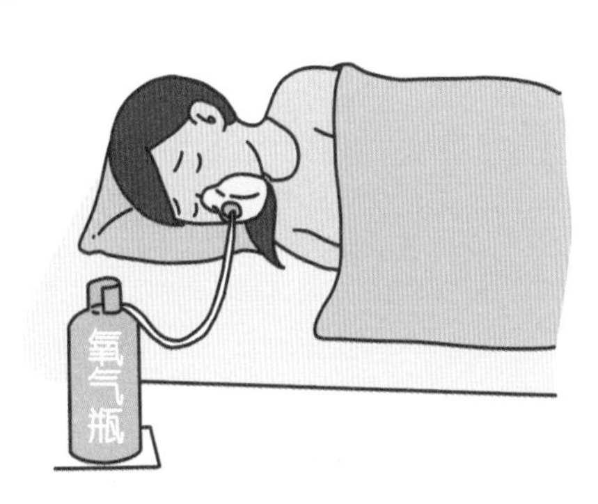

中、重度中毒患者立即吸入高浓度氧。昏迷或抽搐者，可头置冰袋。

4

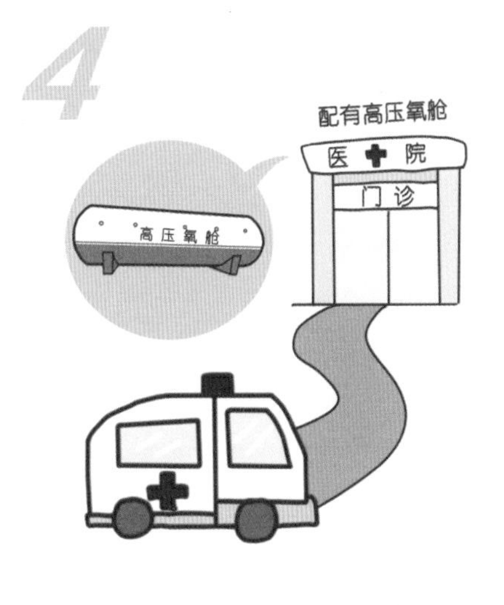

及时拨打“120”急救电话，尽快将患者送至具备高压氧治疗条件的医院（较大的医院）。

烧烫伤

烧伤是指各种热源作用于人体后，造成的特殊性损伤。一般习惯于把开水、热油等液体烧伤称为“烫伤”。烧烫伤在家庭的发生率较高，多发于儿童身上，需要立即进行正确的处理，并及时去医院就诊。

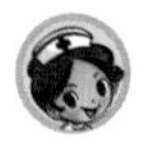

【伤情判断】

烧伤的严重程度取决于受伤组织的范围和深度，局部的变化一般可分为Ⅲ度：

Ⅰ度：烧伤皮肤发红、疼痛、明显触痛、有渗出或水肿，轻压受伤部位时局部变白，但没有水疱。

Ⅱ度：皮肤上出现水疱，水疱底部呈红色或白色，充满了清澈、黏稠的液体，触痛敏感，压迫时变白。

Ⅲ度：由于皮肤的神经末梢被破坏，一般没有痛觉。烧伤后往往要经过几天，才能区分Ⅱ度和Ⅲ度烧伤。

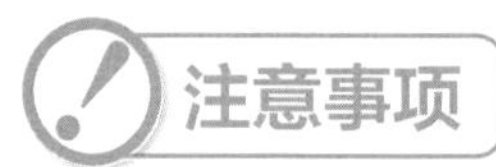

- 千万不要涂抹牙膏、酱油、黄酱、碱面、草木灰等，这些物质没有治疗效果，反而会造成感染，并给入院后的诊断治疗造成困难。
- 不要将水疱挑破，以免发生感染。
- 严重烧伤者可出现呼吸困难甚至窒息，对呼吸停止者需要施行人工呼吸。

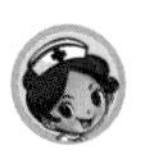

【急救方法】

1

使伤者脱离热源或危险环境，置于安全且通风处。

2

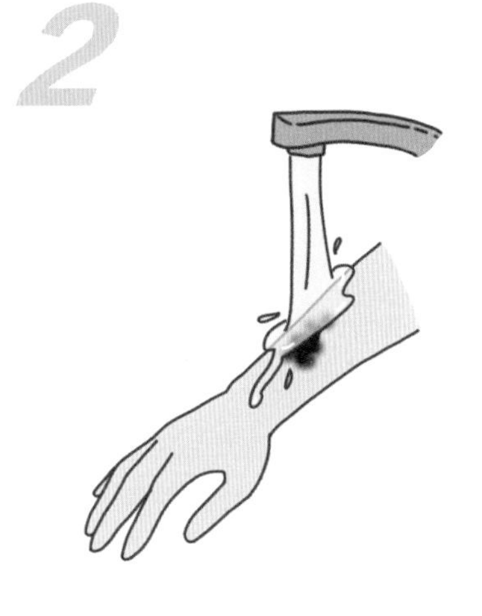

尽快用大量冷水冲洗或浸泡创面 20 分钟左右，以中和余热、降低温度、缓解疼痛。但不宜用冰敷，以免血管过度收缩而造成组织缺血。

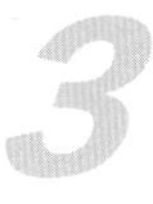

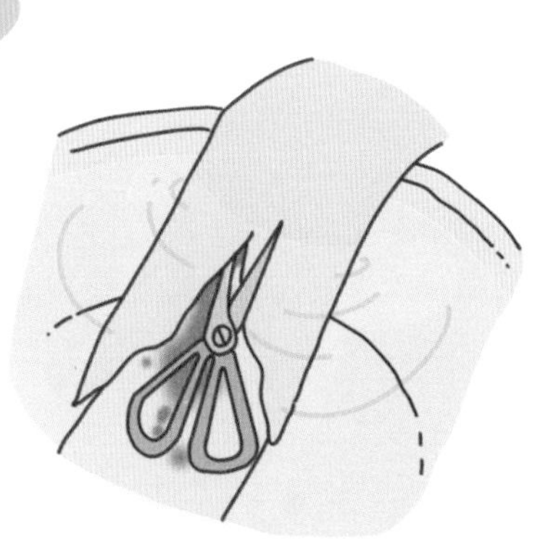

在水中小心地剥除戒指、手表、皮带、鞋及没有黏住伤口的衣服（如有粘连，可用剪刀沿伤口周围剪开），以减轻后续伤害。

4

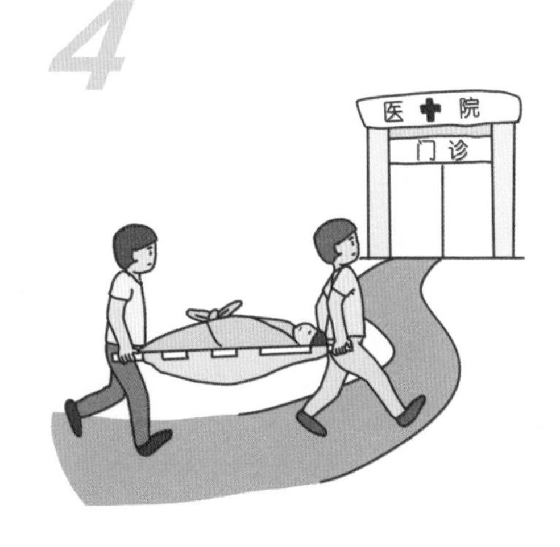

Ⅲ度烧烫伤者，应立即用清洁的被单或衣物简单包扎，避免污染和再次损伤，并迅速送医院。

强酸灼伤

强酸灼伤大多由硫酸、硝酸、盐酸等无机酸引起，主要是引起皮肤灼伤。灼伤的程度与皮肤接触酸的浓度、范围以及伤后是否及时处理有关。此外，某些有机酸也可造成灼伤，但程度较无机酸轻。

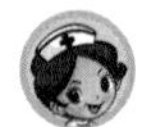

【伤情判断】

1 强酸与皮肤接触后，因细胞脱水、蛋白质凝固而阻止其向深层阻止侵犯，常形成以Ⅱ度烧伤为主的痂膜，其痂皮不容易脱落。

2 酸灼伤引起的痂皮色泽不同：硝酸灼伤为黄色、黄褐色；硫酸灼伤为深褐色、黑色；盐酸灼伤为淡白色或灰棕色。

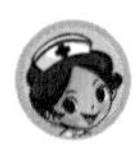

【急救方法】

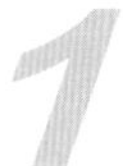

迅速脱去或剪去污染的衣物，创面立即用毛巾搌干，再用大量流水冲洗 20 ~ 30 分钟。

冲洗后以浓度为 5% 的碳酸氢钠液湿敷，再用流水冲洗掉中和液。

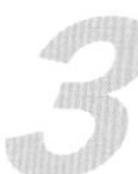

清创，去除水疱，以防酸液残留继续作用。

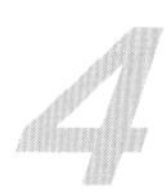

创面采用暴露疗法，外涂浓度为 1% 的磺胺嘧啶银冷霜。

5 消化道被强酸灼伤，立即口服牛奶、蛋清、豆浆、食用植物油 200 毫升，严禁口服碳酸氢钠，严禁催吐或洗胃。

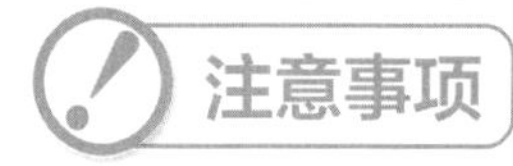

- 头、面部强酸灼伤要重点关注眼、呼吸道的情况，如发生眼灼伤，应首先彻底冲洗。如有酸雾吸入，需注意化学性肺水肿的发生。

强碱灼伤

常见的强碱灼伤为苛性碱（氢氧化钾、氢氧化钠）、石灰（氧化钙）和氨水灼伤。这些碱性物质易溶于水或有强烈的吸水性，与水反应时可生成大量的热，从而灼伤皮肤。

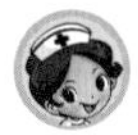

【伤情判断】

1 创面呈褐色，局部疼痛剧烈。碱能使组织蛋白溶解，还可使脂肪皂化，产生热量而使深层组织继续坏死，故创面常呈进行性加深。

2 有时皮肤表现为湿润油腻状，皮纹、毛发均在，但损伤已超过皮肤全层，所以灼伤初期往往会对伤害程度估计不足。

3 强碱类物质的蒸气对眼和上呼吸道有强烈刺激，可引起眼和上呼吸道烧伤。

4 碱烧伤后，组织损伤范围大，早期肿胀明显，失液量大，易引起休克。

【急救方法】

1 立即用毛巾、干布搌干，再用大量冷水彻底冲洗20～30分钟，直至创面无滑腻感。

2 可用弱酸（浓度为3%的硼酸）进行中和，之后再用流水冲洗掉中和液。

3 强碱灼伤后需要适当静脉补液，故处理完创面应尽快前往医院。

4 消化道被强碱灼伤，立即口服食醋、柠檬汁、1%醋酸等，亦可口服牛奶、蛋清、食用植物油200毫升，严禁催吐与洗胃。

注意事项

- 在送往医院的途中，应用无菌纱布或洁净的布类覆盖灼伤创面，以免接触细菌发生感染。

冻伤

冻伤是软体组织受冻并且局部血提供减少时所形成的损伤。当皮肤温度降到-2℃时，就有可能发生冻伤。由于潮湿可加速体表散热，所以冬季湿度大的地区，冻伤发生率较高，面部是最常见的受累部位。

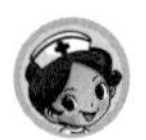

【伤情判断】

1 冻伤按程度可分为四度：

一度冻伤：表现为红斑、水肿、皮肤麻痹和短暂的疼痛，皮损可以完全恢复，仅伴有轻度脱屑。

二度冻伤：有明显的充血、水肿和水疱，疱液清亮。皮损可恢复，但可留有长期的感觉神经病变。

三度冻伤：真皮层全层损伤，伴有血疱形成的蜡状、干燥、木乃伊样皮肤。组织丧失，预后不良。

四度冻伤：全层彻底丧失，包括皮肤、肌肉、肌腱和骨骼的破坏，可导致截肢。

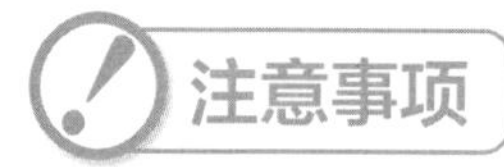

注意事项

- 如果生活的环境较冷，或需要进入低温环境工作，应在易受冻部位涂擦凡士林或其他油脂类，以保护皮肤，防止冻伤。
- 不要用皮肤直接接触大块的冰，以免使皮肤被冰“粘”住，家长尤其应告诫儿童。
- 如果脚部发生冻伤，尽量不要行走，以免加重对受冻组织的损害。
- 如果冻伤发生在户外，救护人员可将伤者的手或脚放进自己的怀中取暖，切勿用手搓、用火烤或用雪擦，这样会加重伤情。

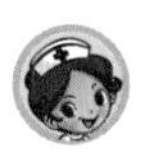

【急救方法】

1

尽快将伤者移至温暖的地方，使其身体迅速升温，并用御寒的衣物盖住冻伤部位，可给予热饮。

2

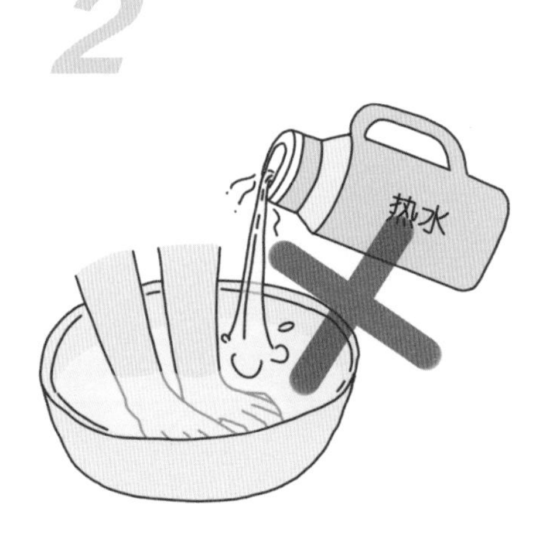

受冻部位不宜立即烘烤或热水浸泡，未破溃的冻疮可用促进血液循环的药物，如 10% 樟脑酯或辣椒酊局部揉擦。

3

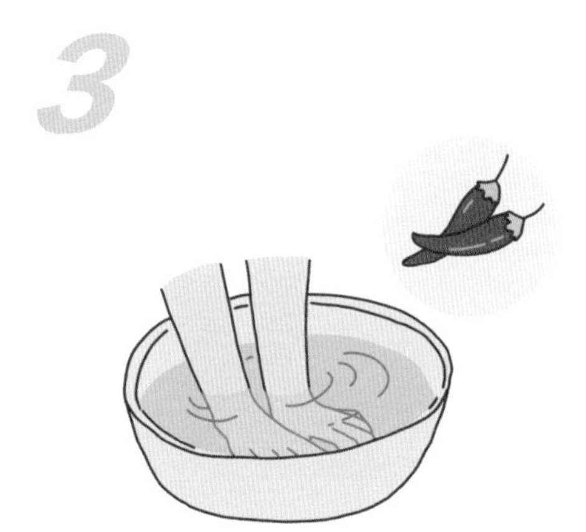

未破溃的部位经以上处理稍微缓解后，可用辣椒煎水局部烫洗。

4

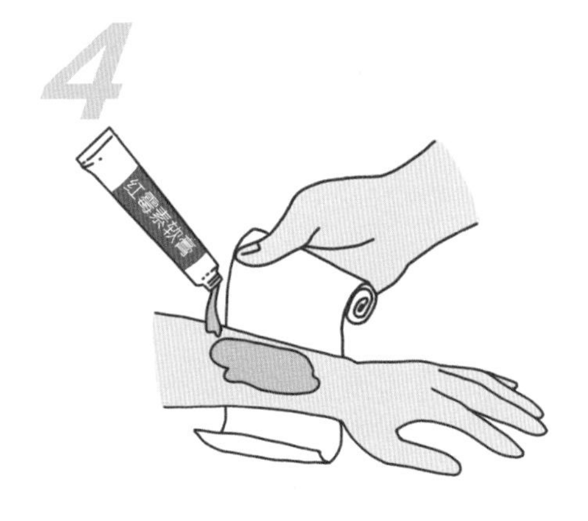

已溃疡时用硼酸软膏、红霉素软膏或猪油蜂蜜软膏（猪油 30%，蜂蜜 70%）等涂擦并包扎，同时内服末梢血管扩张剂（如烟酸）。

猫、狗咬伤或抓伤

猫、狗是家庭中最常见的宠物，一旦被猫、狗咬伤或抓伤，很容易导致感染，甚至染上狂犬病。即使看起来健康的猫、狗，也有5%～10%带有狂犬病毒，而人一旦感染狂犬病毒，发病后死亡率为100%，因此不可掉以轻心。

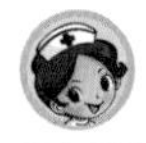

【伤情判断】

1 如果被生病的猫、狗咬伤或抓伤，伤口局部会有麻、痒、痛、蚁走感等异常感觉。

2 如果感染上狂犬病毒，随着时间的发展，主要症状如下：

早期：出现周身不适、低热、头枕部疼痛、恶心、乏力等酷似感冒的症状。

后期：大脑感染病毒，出现一系列神经兴奋与麻痹症状，包括恐惧不安，对声、光、风、痛较敏感，恐水、咽肌痉挛、进行性延髓瘫痪，病人可因呼吸、循环衰竭而死亡。

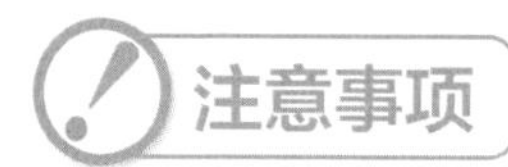

注意事项

- 猫、狗咬的伤口往往外口小、里面深，冲洗时可尽量把伤口扩大，让其充分暴露，并用力挤压伤口周围软组织。冲洗的水流要急，水量要大。
- 狂犬病毒是厌氧的，在缺乏氧气的情况下会大量生长，因此不可包扎伤口。
- 遵循“先清洗，再止血”的原则，不要盲目止血。伤口较深时可用导管深入，用肥皂水灌注清洗。

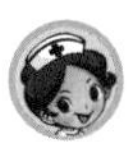

【急救方法】

1

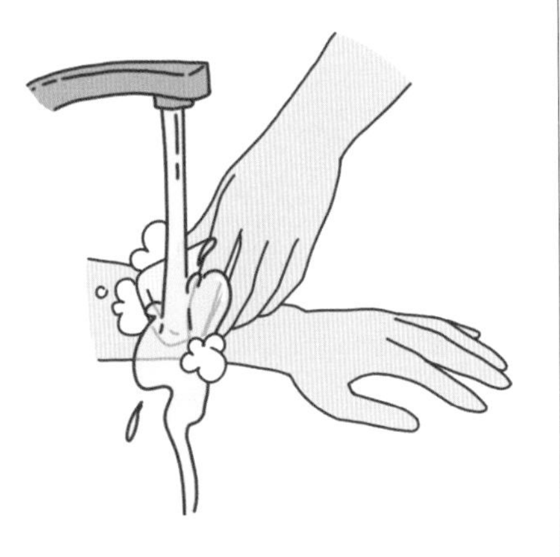

立即用肥皂水不断冲洗、擦拭伤口，再用大量流动的清水冲洗，至少冲洗 20 分钟，同时尽力挤出污血。

2

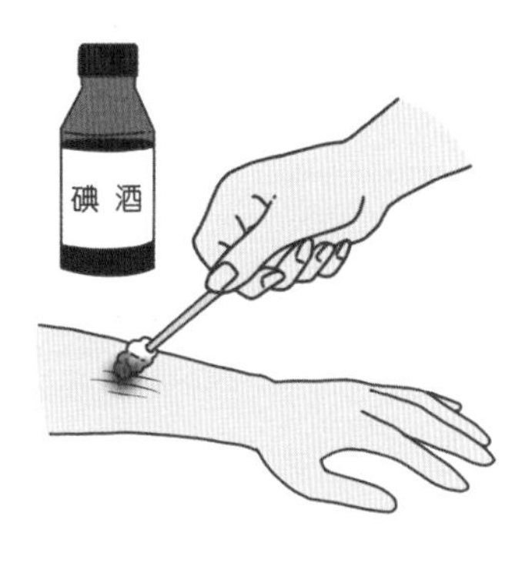

用体积分数为 2% ~ 3% 的碘酒或体积分数为 75% 的酒精进行局部消毒。

3

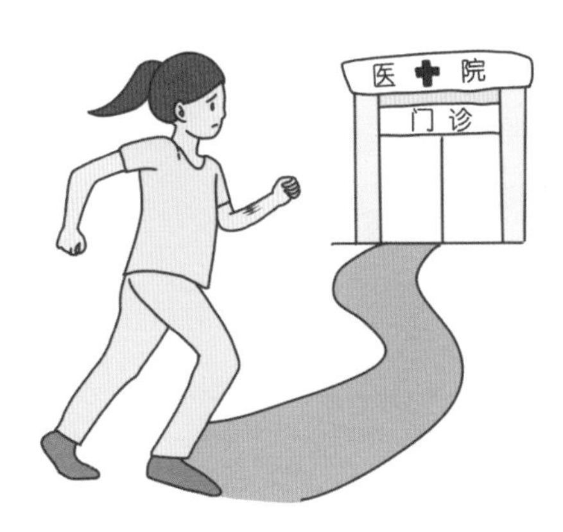

不要包扎伤口（除了伤及血管需要止血外），立即前往医院治疗。

4

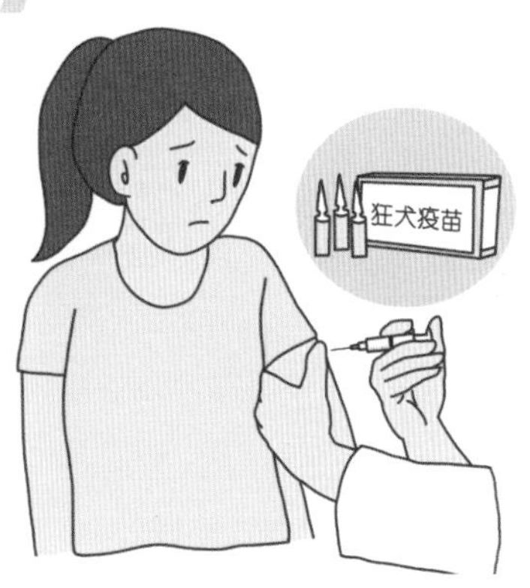

全程注射人用狂犬病疫苗共 5 次，分别为被咬伤当日、第 3 日、第 7 日、第 14 日及第 30 日。

蛇咬伤

毒蛇咬人，会将毒液注入咬伤的伤口，经淋巴液和血液循环扩散，引起局部和全身中毒，乃至威胁生命。蛇毒液的毒作用机制复杂，主要有神经毒、血液毒、肌肉毒等。由于毒蛇毒性甚强，若处理不慎，常危及生命。

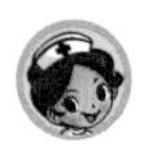

【伤情判断】

1 蛇的毒液种类很多，被不同的毒蛇咬伤后的主要表现也有所不同：

神经毒：银环蛇、金环蛇等分泌。牙痕小，仅有麻痒感，局部症状不明显，1 ~ 3 小时内出现全身中毒症状，如头晕、视力模糊、眼睑下垂、流涎、声音嘶哑、言语和吞咽困难、肢体瘫痪、惊厥、昏迷、休克、呼吸衰竭等。

血液毒：五步蛇、蝰蛇、竹叶青蛇等分泌。局部疼痛、肿胀明显，可迅速蔓延到整个肢体，伴有出血、水疱和组织坏死等，还可伴有畏寒发热、恶心呕吐、心慌气短、心律失常、烦躁不安、血压下降、循坏衰竭、心脏骤停等。

肌肉毒：海蛇等分泌。除具有神经毒作用外，还对横纹肌有严重的破坏作用，可引起急性肾功能衰竭、严重心律失常、周围型呼吸衰竭、猝死。预后恢复期较长。

混合毒：眼镜蛇、眼镜王蛇、蝮蛇等分泌。咬伤后很快出现呼吸衰竭、循环衰竭、肾功能衰竭、严重出血倾向。

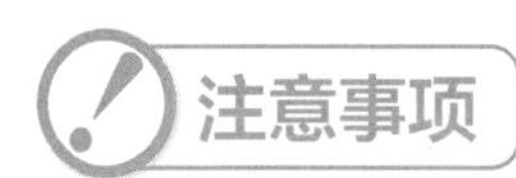

- 被蛇咬伤后的病人切勿饮用酒、茶、咖啡、运动型功能饮料等含兴奋成分的饮料，以免加速毒液的吸收和扩散。

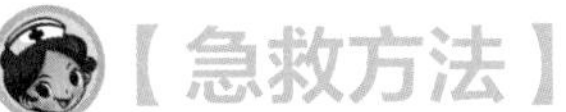

【急救方法】

1

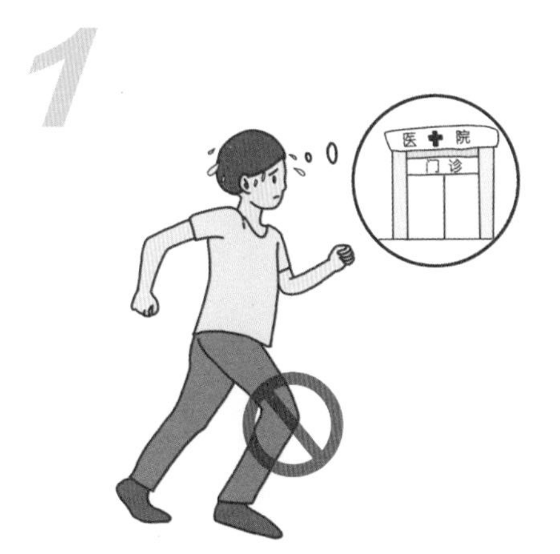

保持镇静：被蛇咬伤者千万不要惊慌，切勿大声惊呼、奔走乱跑，这样会加速毒液的吸收和扩散。尽可能辨识咬人的蛇有何特征，以便于后续专业医护人员有针对性的治疗。

2

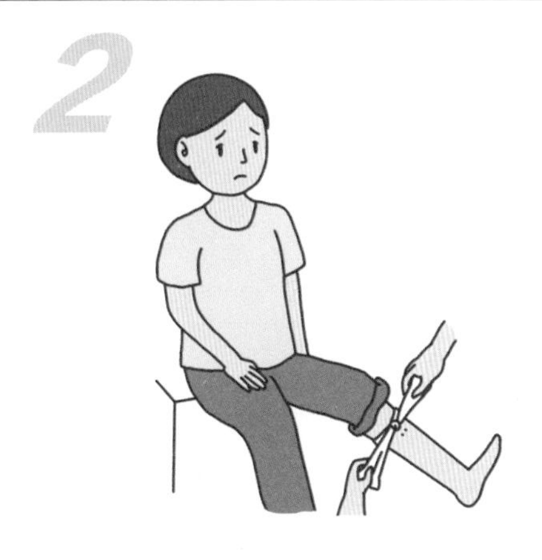

立即缚扎：用止血带或橡皮管（紧急时可用毛巾、手帕、衣服上撕下的布条）缚扎于伤口近心端上 5 ~ 10 厘米处，松紧程度以能通过一指为宜。每隔 1 小时放松一次，每次 30 ~ 60 秒。如果伤处肿胀严重，要检查是否绑得太紧。

3

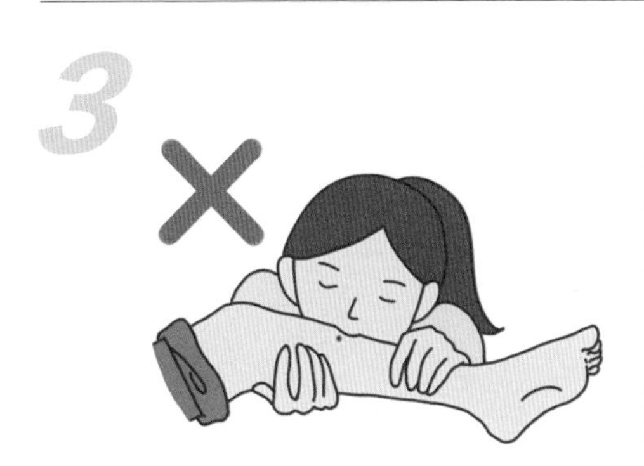

切开伤口：先用肥皂水或清水清洗伤口，再用消过毒的刀片或利器在牙痕处做长 1 厘米的“十”字形切口（切完不要用手挤，待血自己流出），如有条件可用吮吸器将毒液吸出，但救护者不宜用口吸出毒液，以免自己中毒。

4

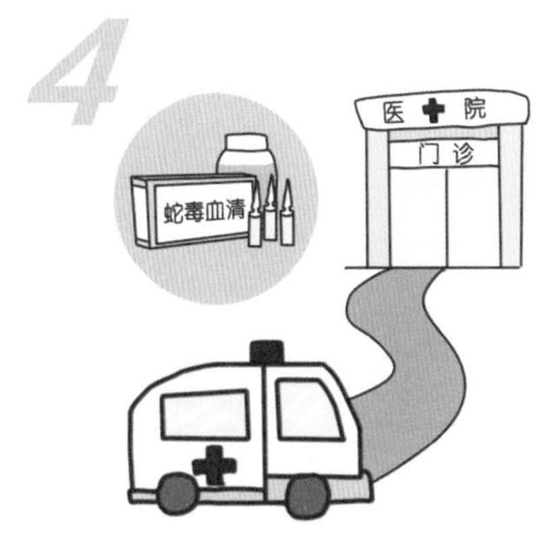

立即送医：分秒必争地将伤者送往有抗蛇毒血清的医疗单位接受救治，途中可口服蛇药片，或将蛇药用清水溶成糊状涂在创口四周。

蜂蜇伤

外出野游时如果被蜂蜇伤，严重的可发生过敏反应，出现荨麻疹、喉头水肿、支气管痉挛等，甚至可因过敏性休克、血压下降、窒息而致命。蜂类毒液的成分复杂，可含有神经毒素、溶血毒素等。

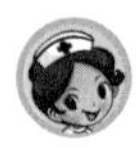

【伤情判断】

被蜂类蜇伤，根据症状轻重，伤者会出现以下反应：

轻症者：伤口有剧痛、灼热感，有红肿、水疱形成，1 ~ 2 天自行消失。如被蜇伤多处，可有发热、头晕、恶心、烦躁不安、痉挛、晕厥等症状。

过敏者：出现麻疹、口唇及眼睑水肿、腹痛、腹泻、呕吐等症状，可伴有喉水肿、气喘、呼吸困难等。

重症者：出现少尿、无尿、心律失常、血压下降、出血、昏迷等症状，甚至可因呼吸、循环等多器官功能衰竭而死亡。

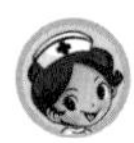

【急救方法】

1 用肥皂水或清水清洗、消毒伤口。冲洗后以浓度体积分数为 5% 的碳酸氢钠液湿敷，再用流水冲洗掉中和液。

2 用消毒针将残留在皮肉内的断刺剔出，以减轻毒性反应。

3 可用南通季德胜蛇药以温水溶化后涂在伤口周围。

4 有过敏反应及休克者，应立即送入医院治疗。

海洋生物蜇伤

水母是目前已知毒性最强的海洋生物之一，其触手表面布满能够分泌毒液的刺丝囊，在每个刺丝囊的外侧顶端都有一个针形触发器，人体若不小心接触到触发器，刺丝囊就会弹射出来，将毒液注射到接触者体表。很多水母的毒素都非常暴烈。

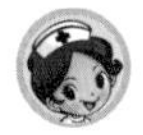

【伤情判断】

水母的触手很长，引起的皮疹多呈线状、条带状、鞭痕状、缠绕状或者锯齿状，数条至数十条不等。若全身多处被刺蜇，可有倦怠、肌肉痛及不安的感觉，还可出现呼吸急促、胸闷、口渴、冷汗及不眠等。对毒素敏感者，出现呼吸困难、肺水肿和血压下降，甚至死亡。

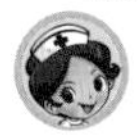

【急救方法】

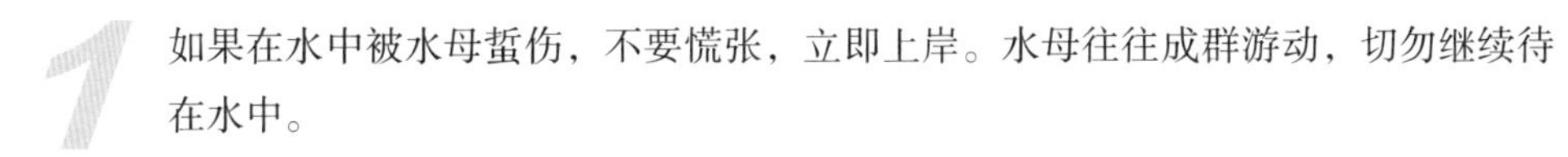

1 如果在水中被水母蜇伤，不要慌张，立即上岸。水母往往成群游动，切勿继续待在水中。

---

2 除去附着在皮肤表面的残存刺细胞，可用干布或干沙将局部用力擦拭干净，把尚未释放的刺细胞彻底清除，也可用木片把附着的刺细胞或触手刮除，还可用无菌生理盐水冲洗伤口以防止刺细胞激活。

---

3 刺细胞失活后，可涂抹剃须膏、苏打及滑石粉，等 1 小时以融合刺细胞，然后用钝器（如汤勺）刮擦，也可用黏附性好的胶带将其粘掉。

4 如果病人出现休克症状，先进行抗休克处理，然后立即送往医院治疗。

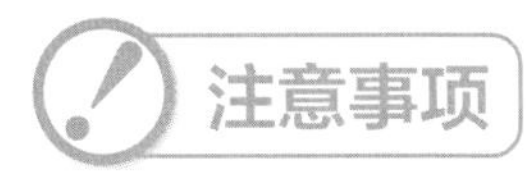

注意事项

- 在沙滩上看到类似水母的搁浅物，千万不要因为好奇靠近观看，更不要用手触摸。

切割伤及擦伤

切割伤及擦伤是最常见的外伤之一。切割伤是受到玻璃碎片、刀刃等锐器的划割而发生皮肤、皮下组织或深层组织破损裂伤，伤情可轻可重。擦伤是被略粗糙的钝器形成机械力摩擦，造成表皮剥脱、翻卷为主要表现的损伤，损伤一般较轻微。

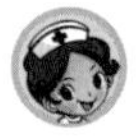

【伤情判断】

1 切割伤的受损部位可能包括皮肤、皮下组织或深层组织，伤口特点是比较整齐，面积小，但出血较多。严重的可切断肌肉、神经等，甚至使肢体断离。

2 擦伤主要是表皮破损，真皮并未受损，伤处可有出血、擦痕、液体渗出及表皮脱落，属开放性伤口。

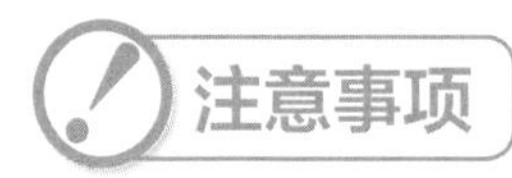

注意事项

- 千万不要用棉花或有絮边、易掉毛的布料覆盖伤口，因为毛絮会粘在伤口上，延缓伤口愈合。
- 如果是伤口很深的切割伤，应尽快就医，有可能需要缝针或注射破伤风疫苗。

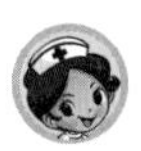【急救方法】

1

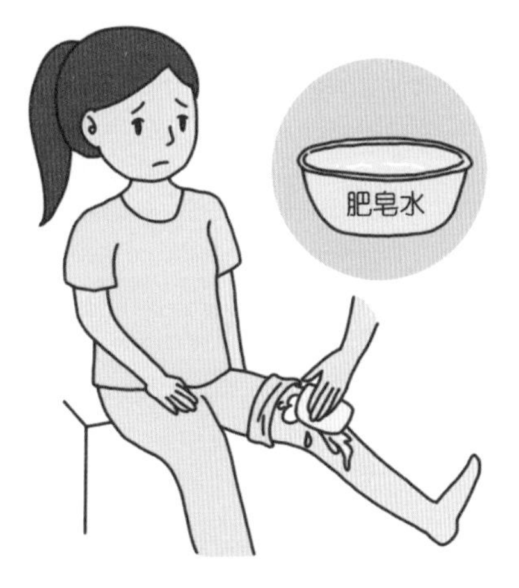

让伤者坐下或躺下，用一块棉垫蘸上肥皂水，轻轻擦洗受伤部位。

2

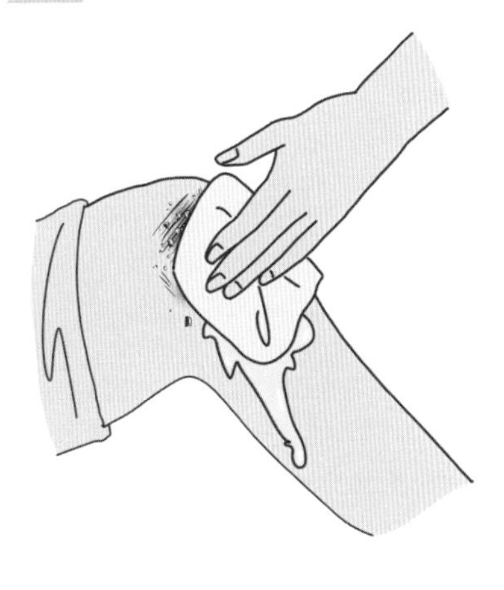

试着擦掉伤口上的污物和细砂粒。

3

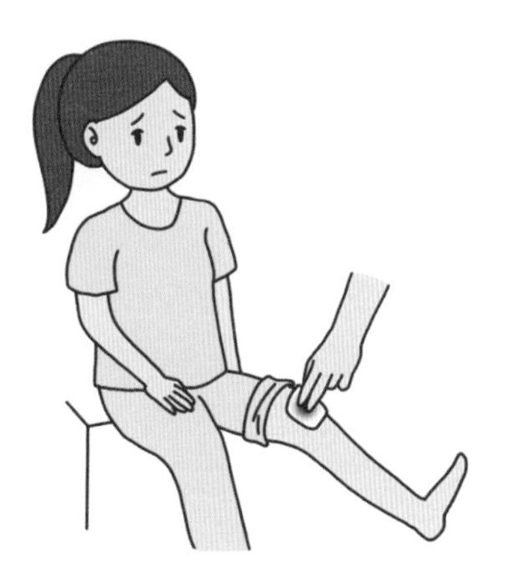

如有出血，可用一块干净的敷料压住伤口，进行按压止血。

4

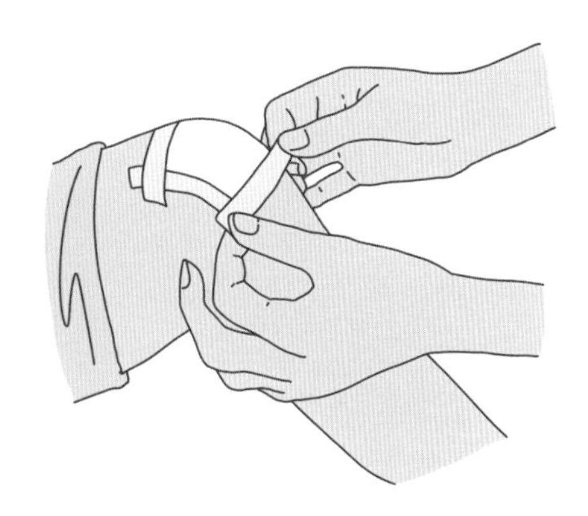

用创可贴贴在伤处，创可贴的敷料要足够大，能覆盖伤口及其周围部位。

挤压伤

挤压伤是身体的四肢或其他部位受到压迫，造成受累身体部位的肌肉肿胀或神经损伤的一种常见外伤，如手、脚被钝性物体如砖头、石块、门窗、机器或车辆等暴力挤压；也可见于爆炸冲击所致的挤压伤；更严重的是土方、石块导致的压埋伤。

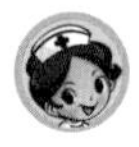

【伤情判断】

1 受伤部位表面无明显伤口，可有瘀血、水肿、紫绀，如四肢受伤，伤处肿胀可逐渐加重；尿少，心慌、恶心，可出现神志不清。

2 挤压伤伤及内脏可引起胃部出血、肝脾破裂出血，这时可出现呕血、咯血，甚至休克。

3 土方、石块长时间挤压导致的“压埋伤”，在挤压解除后可出现以肢体肿胀、肌红蛋白尿、高血钾为特点的急性肾功能衰竭。如不及时处理，后果常较为严重，甚至导致伤患者死亡。

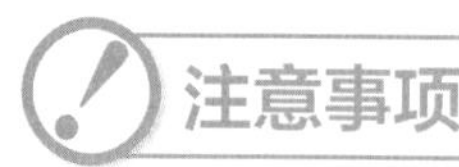

- 在搬运伤者的过程中，应尽量减少肢体活动，必要时可用夹板固定，并让肢体暴露在流通的空气中，切忌按摩和热敷。
- “挤压综合征”是肢体埋压后逐渐形成的，因此要密切观察，及时送医院，不要因为受伤当时无伤口就忽视其严重性。
- 如怀疑有内脏损伤，应密切观察有无休克先兆，并呼叫救护车急救。

【急救方法】

1

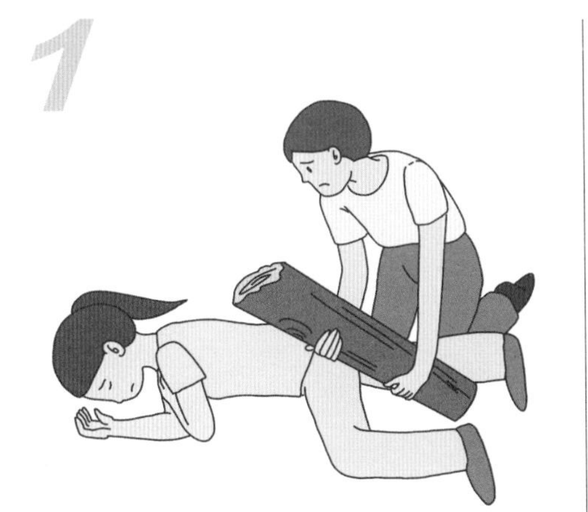

如果事故刚发生，需尽快搬开挤压身体的重物。如果被压时间超过 10 分钟，则不要轻易搬开重物，以免增加发生休克和内脏出血的危险，此时一边安慰伤者，一边及时拨打“120”急救电话。

2

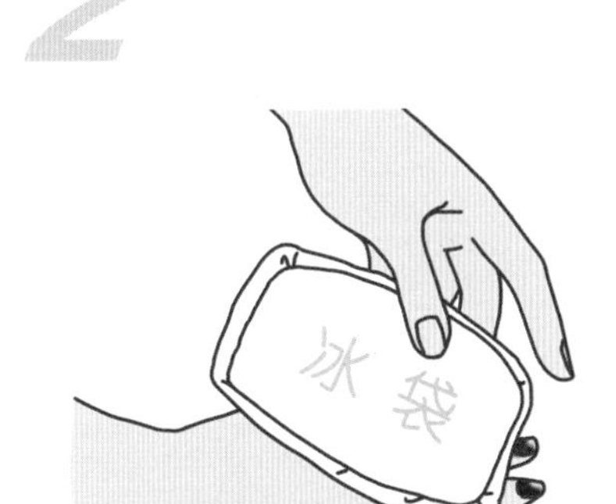

手和足趾的挤伤，指（趾）甲下会因血肿呈黑色，可立即用冷水、冰袋进行冷敷，以减少出血、减轻疼痛。

3

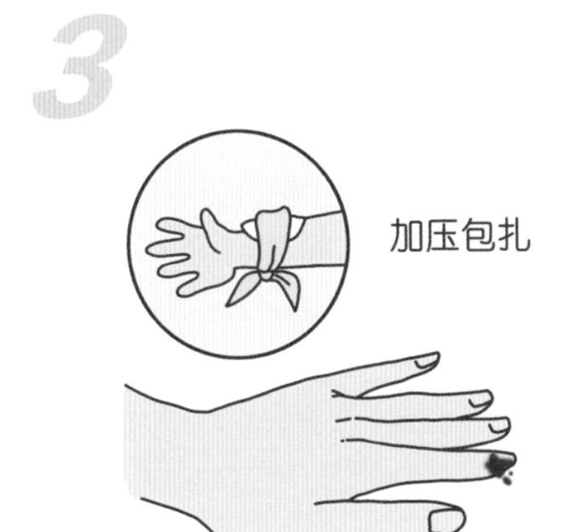

如果有出血，可用手或干净的棉垫用力压住伤口，进行压迫止血，待血止住后再进行包扎。

4

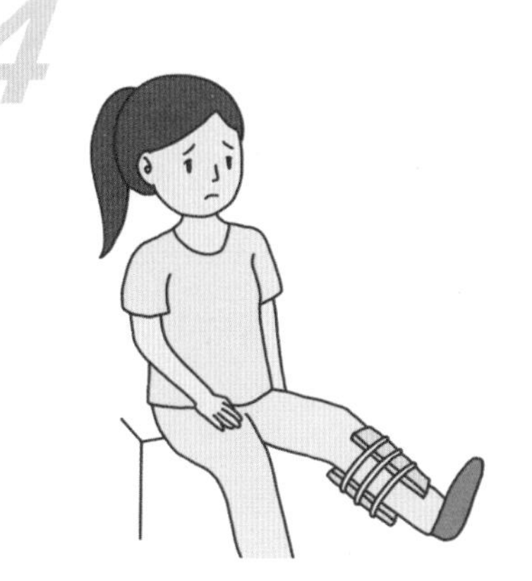

如果怀疑发生了骨折，可用夹板进行固定（**具体方法参见本书 P074 ~ P083**）后及时送医，或拨打“120”急救电话，等待救援人员到来。

踩到碎玻璃

玻璃是生活中常用的物品，玻璃酒瓶、玻璃容器、玻璃装饰品等如果不小心打碎在地上，很难清理干净，往往形成隐患。比如夏季的傍晚，小孩子赤脚在小区的草地上跑来跑去，如果草坪里刚好有个打碎的玻璃酒瓶，意外就会发生。

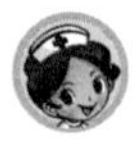

【伤情判断】

1 如果踩到大玻璃碴儿，伤者有严重的痛感，严重者有明显的伤口，甚至流血。

2 如果踩到的是细小的玻璃碴儿，肉眼很难发现，但触摸患处会形成刺痛感。有些伤者自己认为没事，触摸也无刺痛感，可以正常行走，但在走路的过程中会偶尔出现刺痛感。

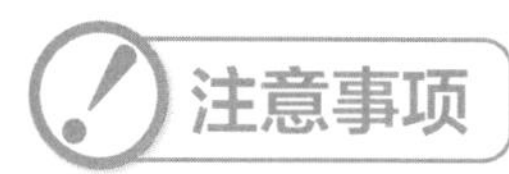

- 若碎玻璃嵌入得太深，自己无法轻易取出，则应做完简单的清洗处理后立即将患者送入医院救治。
- 碎玻璃上有可能带有未知病菌，最好咨询医生是否需要打破伤风预防针。

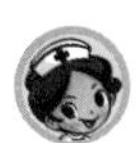

【急救方法】

1

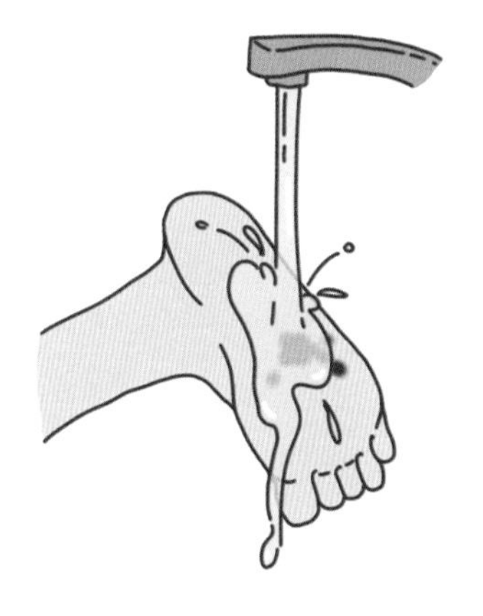

用流动的清水清洗伤口。

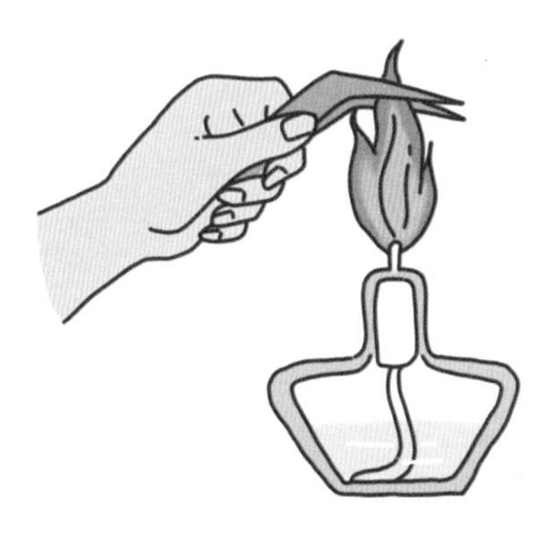

取一把尖头的镊子，用燃着的酒精灯对镊子头部进行高温消毒。

3

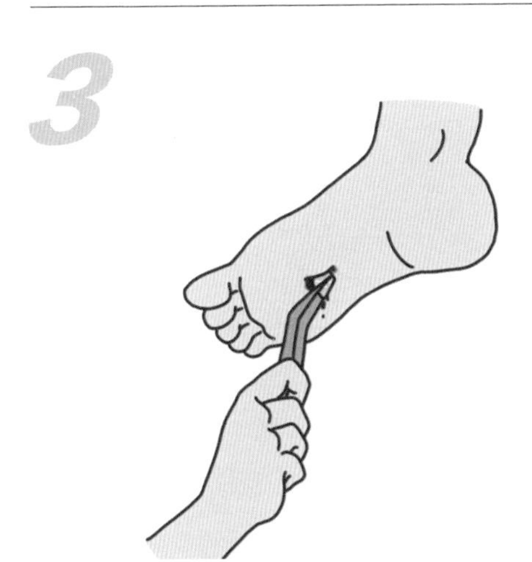

若能看到玻璃碎片凸在外面，可用消过毒的镊子小心取出。若玻璃片刺入的程度较深，可用一根消过毒的针稍微拨开皮肤，再用镊子取出碎片。

4

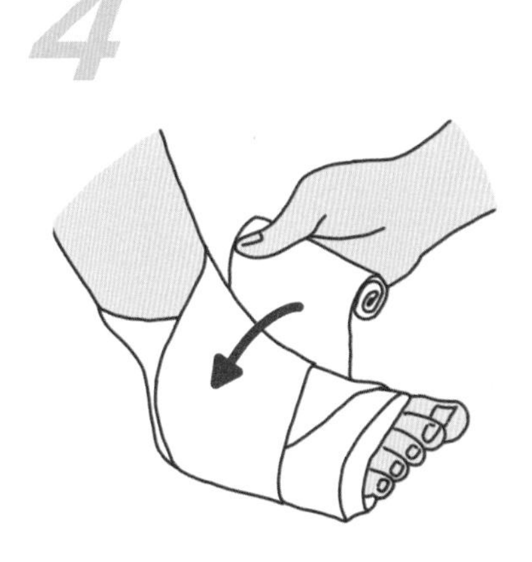

取出碎玻璃后，从两侧挤压伤口，让伤口出血，排出污物，并再次用流水清洗伤口，最后用消毒纱布包扎。

头部外伤

头部外伤多由锐器或钝器伤害所致，裂口大小各异，深度宽度不一，创伤边缘整齐或不整齐，有时也会伴有皮肤挫伤或损害。由于人的头部血管丰富，血管受伤后不易自行恢复或愈合，所以即使伤口很小也会导致严重的出血，严重者有可能发生休克。

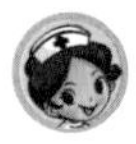

【伤情判断】

1 伤者可能会出现暂时性的或部分意识丧失，伴有面色惨白、皮肤潮湿冰冷、呼吸浅缓细弱、脉搏跳动较快等症状。

2 意识恢复后，伤者可能完全忘记或者根本想不起发生过的意外，只感觉头痛欲裂，并出现恶心反胃、呕吐等不适症状。

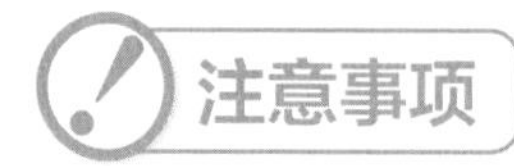

- 如果用绷带固定后，伤口依然流血不止，可用手再次按压伤口，或者使用指压动脉止血法（**具体操作方法参见本书 P047**）。
- 有时头部遭受强力冲撞后没有形成外伤，但有可能造成脑震荡，其表现为意识短暂丧失，很快又恢复，并感到眩晕、恶心。此种情况最好及时送医院进一步检查。
- 头部外伤处理好之后，24 小时内患者身边必须有人陪护，每 2 小时叫醒患者一次，以确保其没有昏迷。如发现患者有异常，应立即送入医院。

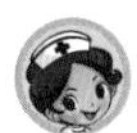

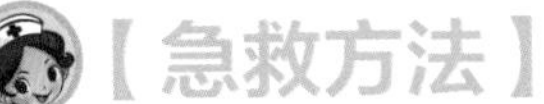

1

头部外伤的出血量比较大，首先应止血。用一块比伤口大的干净棉垫或消毒纱布覆盖伤口，稍微用力按压止血。

2

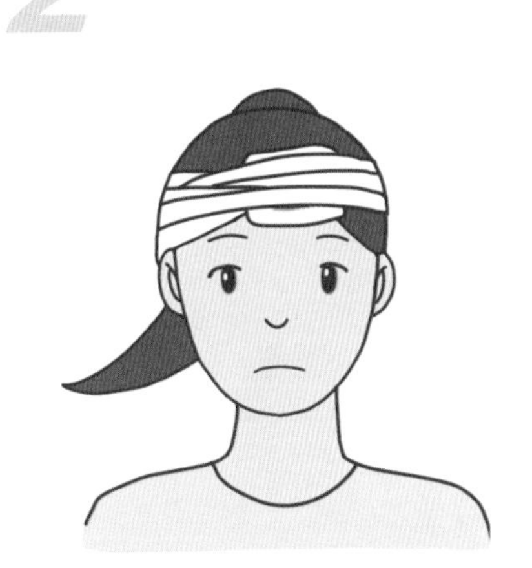

止血后，在伤口处垫一块敷料，再用绷带将敷料固定包扎，不宜过紧。

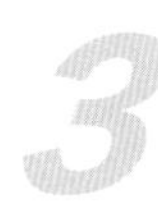

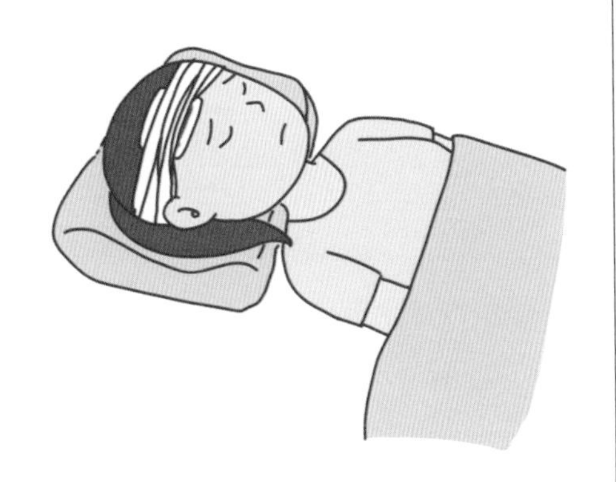

让伤者平卧，将头部和肩膀稍微垫高，观察病情变化。

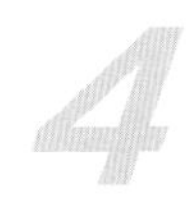

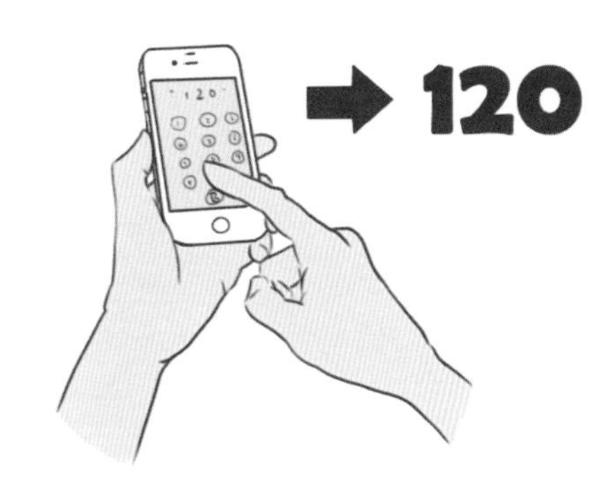

及时拨打“120”急救电话。

眼部外伤

眼睛是人体最暴露的器官之一，稍不注意就会遭受外伤，如被球类、石块、拳头、树枝等造成的钝性外力撞击，或由锐器及高速飞溅物穿破眼球壁引起穿透性损伤，引起眼组织不同程度的损害及生理功能紊乱的病变。

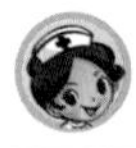

【伤情判断】

1 轻者眼部疼痛、畏光、流泪，眼睑水肿，球结膜下出血。

2 重者有出血，瞳孔散大或变形，晶体脱位，视网膜水肿，视神经挫伤，伴有头痛、头晕，视物模糊或复视，甚至失明。

注意事项

- 用温水冲洗无法清除眼内的异物时，不要再尝试其他方法，应立即用干净纱布覆盖眼部，前往医院诊治。
- 如果伤情较严重，如发生眼球出血、瞳孔散大或变形、眼内容物脱出等症状时，应首先用清洁的纱布将眼部包扎起来，并快速送往医院抢救。

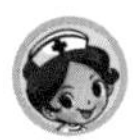

【急救方法】

1

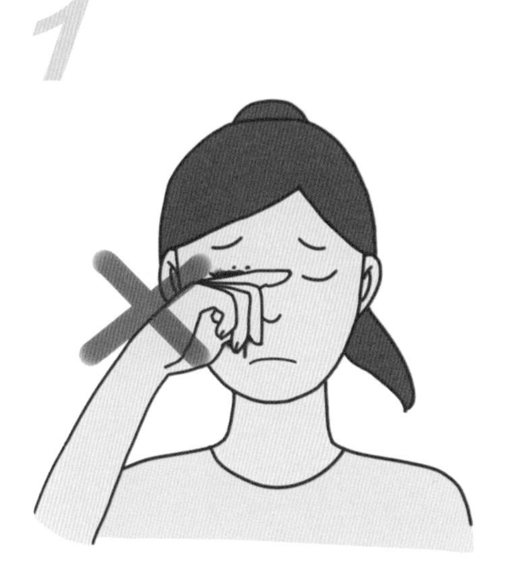

询问或检查伤者眼内是否有异物，如有异物可用温水冲洗，冲洗伤者不要用手揉眼睛。

2

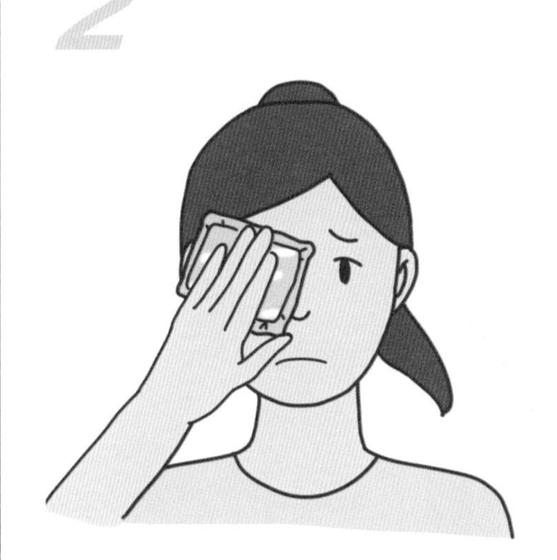

轻者早期可冷敷，48 小时后改为热敷。

3

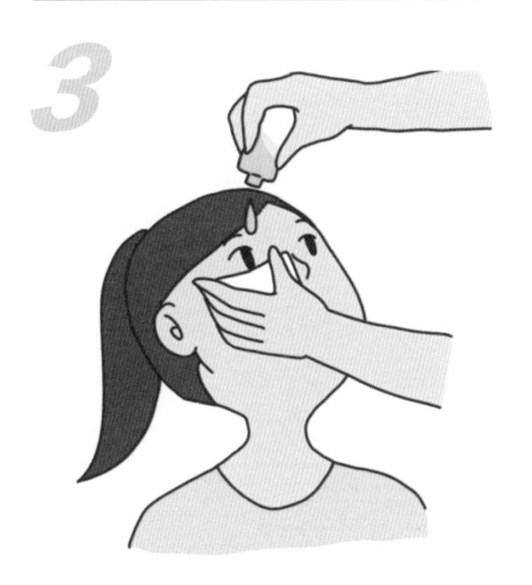

可滴消炎眼药水 1 ~ 2 滴预防感染。

4

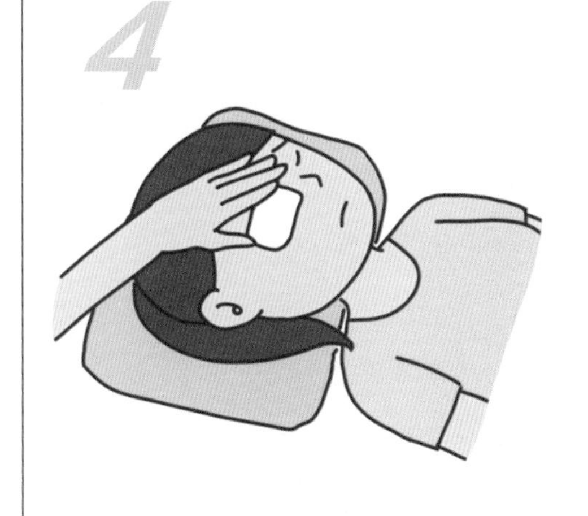

用干净纱布盖住伤侧眼部，及时到医院进行治疗。

耳部外伤

耳郭暴露于头颅两侧，易遭外伤。常见的耳郭外伤有挫伤、切伤、咬伤、撕裂伤、冻伤和烧伤。使用利器（火柴杆、发夹和毛线针等）挖耳和外耳道压力急剧变化（炮震、高位跳水、打耳光等），以及车祸、坠跌、打击颞枕部等均有可能引起耳部外伤。

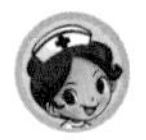

【伤情判断】

1 耳郭伤：挫伤有皮下瘀血、血肿；撕裂伤有皮肤撕裂，软骨破碎，部分或完全切断。早期伤口出血，局部疼痛。合并感染后出现急性化脓性软骨膜表现。

2 外耳道外伤：皮肤肿胀、撕裂、出血，软骨或骨部骨折可致外耳道狭窄。

3 中耳外伤：流血、耳聋、耳鸣、耳痛，偶有眩晕。鼓膜呈不规则穿孔，穿孔边缘有血迹，有时可见听小骨损伤脱位。

4 内耳外伤：轻者出现感音耳聋、耳鸣、眩晕、恶心、呕吐、眼震及平衡障碍。严重者耳内出血，鼓膜呈蓝色，流出淡红色血液，或清亮液体，有时合并面瘫。

注意事项

- 耳部外伤常合并颅脑外伤、颌面外伤等，应注意观察伤者的神志、呼吸、心跳、脉搏、血压、瞳孔有无异常，及其他神经系统情况、全身情况等。
- 如果从耳内流出的是稀薄的液体分泌物，则有可能是头部受伤，需要进一步检查确诊。

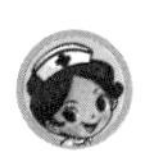

【急救方法】

1

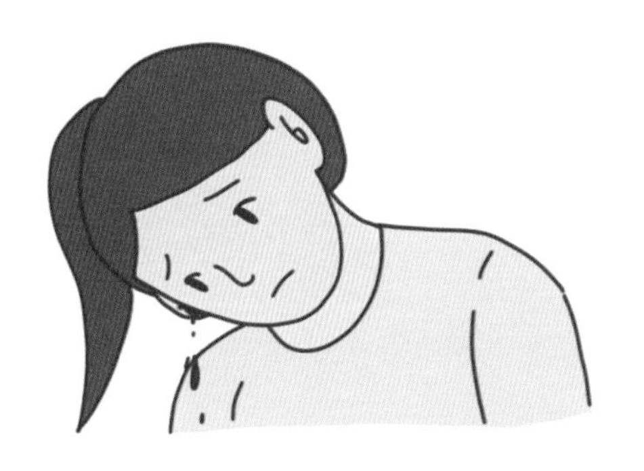

如发生耳内出血，帮助伤者呈半侧立位，将头倾向患耳一侧，让血流出。

2

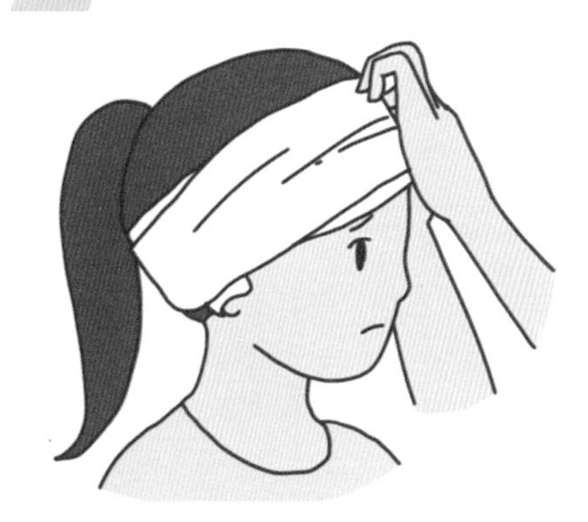

血流出后，用一块湿棉垫垫在患耳上，并用绷带轻轻包扎好，注意不要塞住外耳道。

3

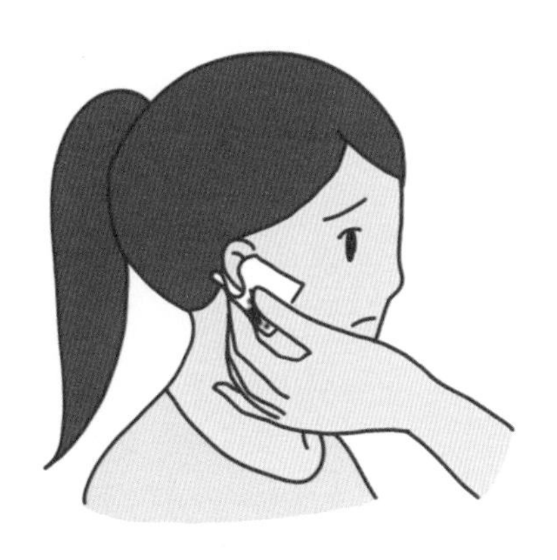

如果是耳郭出血，并可见明显的伤口，可用一块干净的棉垫压住伤口 10 分钟止血。

4

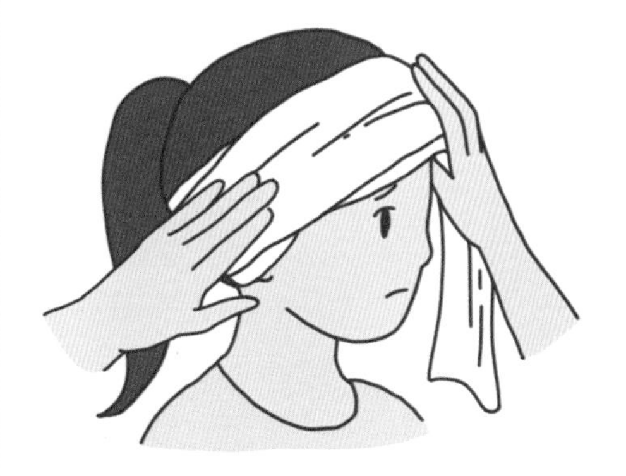

止血后，用无菌敷料盖在耳郭上，并用绷带轻轻地包扎好。

口腔外伤

口腔在外力的作用下极易导致口腔软、硬组织的损伤，又由于在这个部位血管丰富、神经密集，所以受伤后不但疼痛明显，而且容易发生继发性感染。猛烈的外力或突然咬到硬物，还有可能导致牙齿断折或脱落，称为“牙折”。

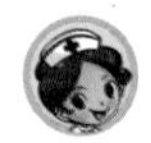

【伤情判断】

1 口腔出血：创伤程度较重时很容易发生复合伤，并可影响到颅脑而发生颅底骨折或颅脑损伤，且由于在正常时口腔、鼻腔等就存有大量细菌，所以也容易并发感染。严重时伤者有可能发生休克。

2 牙折：牙齿因外力作用发生不同程度的折断缺损，多见于儿童，以上前门牙最为常见。多发生在运动时相撞或突然跌倒，上、下牙由于外力直接打击或槽牙突然咬到沙、石等硬物而导致，按损伤与牙髓的关系可分为露髓和未露髓两大类。

注意事项

- 口腔出血时不要漱口，以免影响血液凝固。
- 如果脱落的是恒牙，可以重新植入，不要清洗脱落的牙齿，将其泡在牛奶里，一并带去医院；如果是儿童脱落了乳牙，则无需重新植入，但要找到脱落的牙齿，以证实没有被儿童吞下去。

【急救方法】

1

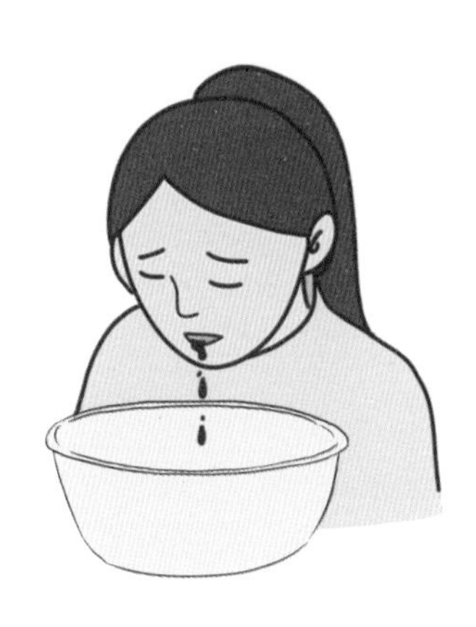

伤者取坐位，在胸前放一个较大的容器，让伤者将头垂在容器上方，便于口腔内的血和分泌物滴在容器里。

2

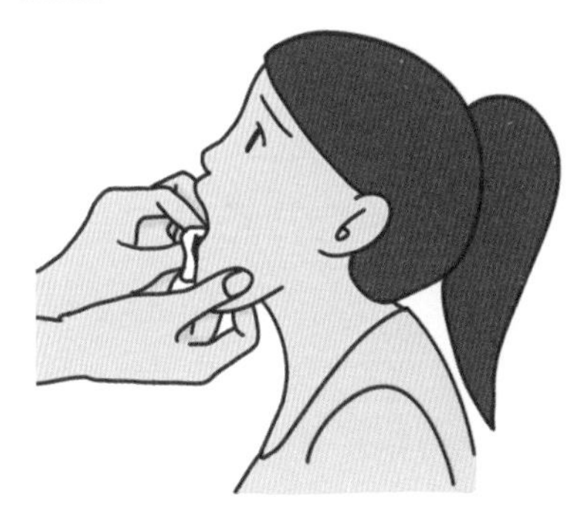

将一块棉垫盖在伤口上，用大拇指和食指捏住约 10 分钟，进行压迫止血。

3

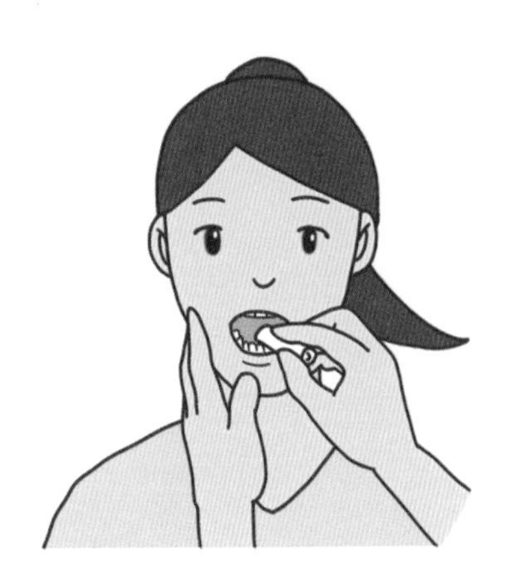

如果有牙齿脱落，可将棉垫压在脱落的牙齿的牙床上，注意棉垫必须高于相邻的牙齿。

4

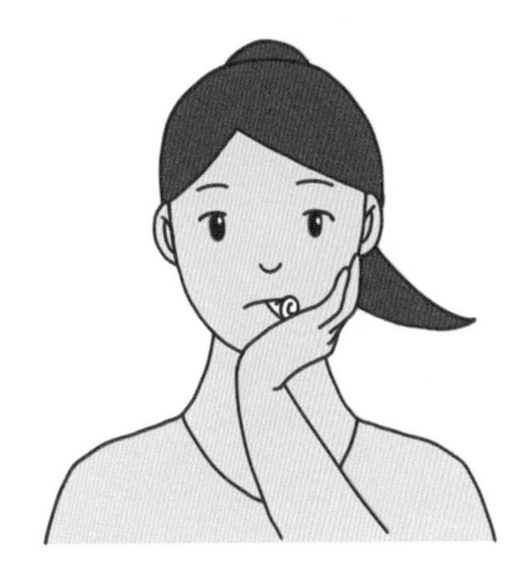

让伤者用自己的手托住下颌，同时咬住棉垫，并立即就医。

胸部外伤

胸部外伤有可能引起严重的内脏损害，肺脏一般会首当其冲。胸部受伤后，患者常出现呼吸困难、休克、气胸等并发症状，需要根据具体情况进行及时处理。处理胸部外伤的关键是密封伤口，防止空气进入胸腔。

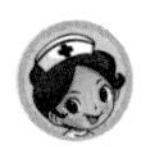

【伤情判断】

根据损伤暴力性质不同，胸部损伤可分为钝性伤和穿透伤。

钝性伤：由减速性、挤压性、撞击性或冲击性暴力所致，多有肋骨或胸骨骨折，常合并其他部位损伤，容易误诊或漏诊；心肺组织广泛钝挫伤后继发的组织水肿常导致急性呼吸窘迫综合征、心力衰竭和心律失常，钝性伤病人多数不需要开胸手术治疗。

穿透伤：由火器、刃器或锐器致伤，损伤范围直接与伤道有关，早期诊断较容易；器官组织裂伤所致的进行性血胸是病人死亡的主要原因，相当部分穿透性胸部损伤病人需进行开胸手术治疗。

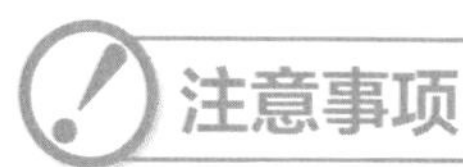

- 如果伤情较重，应第一时间寻求专业医护人员的帮助。
- 对神志不清的患者，应密切关注其呼吸和脉搏，如发生呼吸骤停，应本着“先救命，后治伤”的原则，立即实施心肺复苏术。
- 无论伤情是否严重，现场处理后都应及时送入医院，检查是否有其他并发症，以及是否需要进一步治疗。

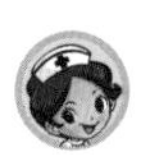

【急救方法】

1

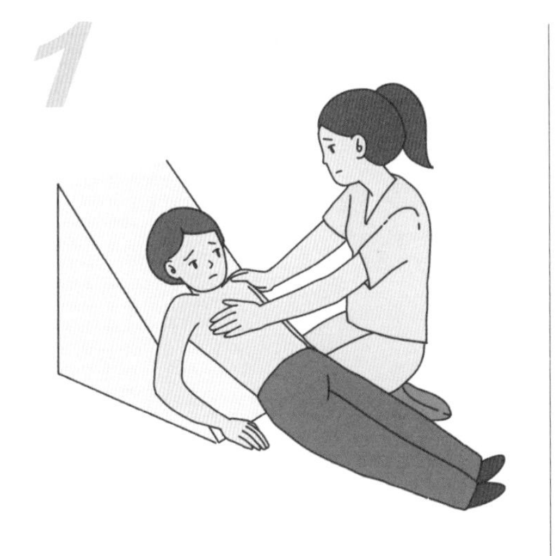

一边用手掌盖住伤口，一边扶伤者躺下，呈半卧位，垫起上半身。

2

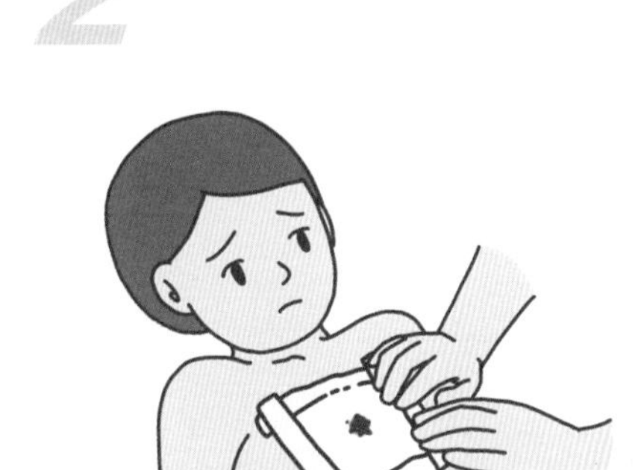

支撑好伤者的背部后，用无菌纱布或干净的棉垫盖住伤口，并用胶布固定。

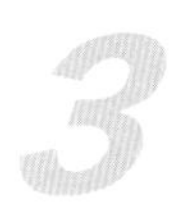

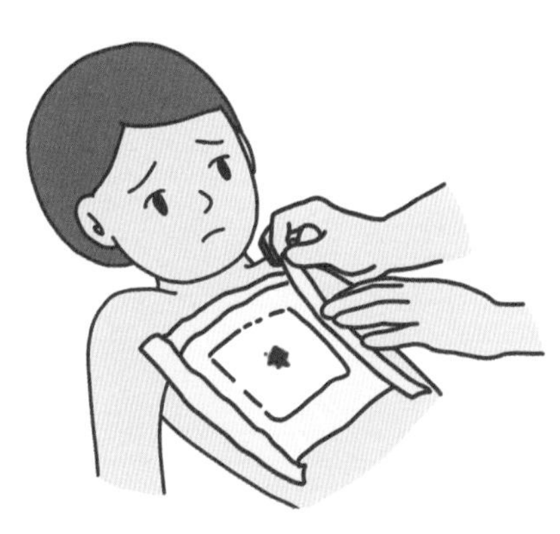

用比包扎纱布更大的保鲜膜覆盖在伤口上，用胶布固定其上、左、右三条边，使其密封。

4

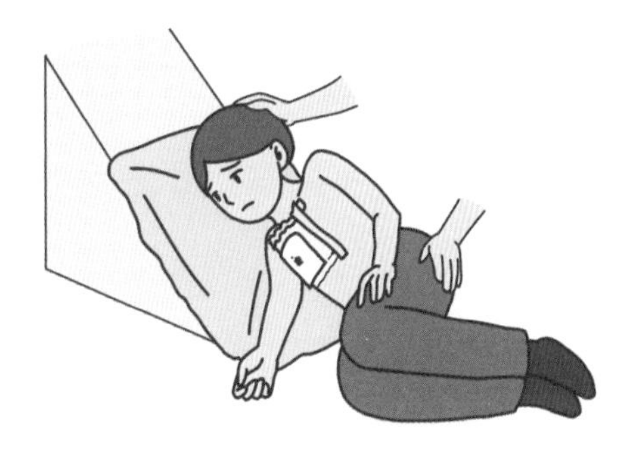

将伤者摆成半侧卧位（上半身依然被垫起），靠近伤侧的半边身子朝下，并在身下垫上软垫。

腹部外伤

多数腹部损伤同时有严重的内脏损伤，如果伴有腹腔实质脏器或大血管损伤，可因大出血而导致死亡；空腔脏器受损伤破裂时，可因发生严重的腹腔感染而威胁生命。早期正确的诊断和及时合理的处理，是降低腹部外伤死亡率的关键。

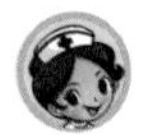

【伤情判断】

1 以下原因可能导致腹部外伤：撞击、压砸、锐器刺伤、吞食金属类异物、高处坠落、剧烈爆炸引起的气浪、水浪的冲击、化学性损伤（如腐蚀性的强酸、强碱或毒物等的损伤）。

2 腹痛：伤者腹部有压痛、反跳痛，疼痛较重且呈持续性、进行性加重的趋势，同时伴有恶心、呕吐等消化道症状。

3 休克：早期是由于疼痛和失血造成，晚期是感染导致的中毒性休克。

4 感染：伤者可出现高热、寒战、血中白细胞升高等感染性症状。

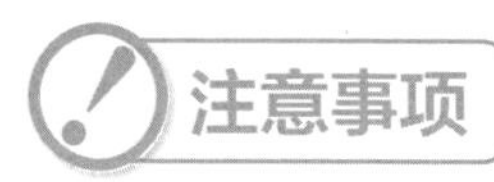

- 以最快的速度获得“120”医生的帮助，这是腹部外伤急救的关键。如果现场不止一人，可让其他人立即拨打急救电话，同时自己开始抢救伤者。
- 在进行现场急救的同时，要不断安慰伤者，避免其过于紧张。
抢救者全程都应密切关注伤者的呼吸和脉搏，随时准备进行心肺复苏术。

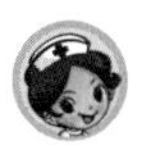

【急救方法】

1

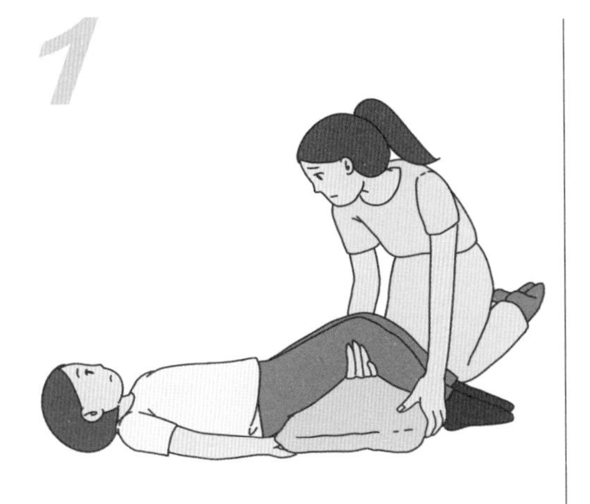

让伤者平躺在地上，用软靠垫、枕头、背包、卷起的外套等垫高伤者的腘窝处，使其双膝自然弯曲。

2

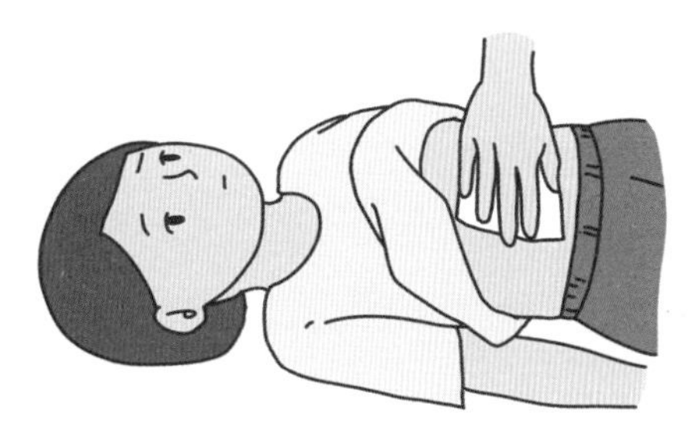

用一大块无菌敷料盖住伤口，如果伤者咳嗽或呕吐，就压住伤口片刻。如果肠子等内脏外露，先用无菌保鲜膜盖上，再放敷料，切勿自行将内脏塞入体内。

3

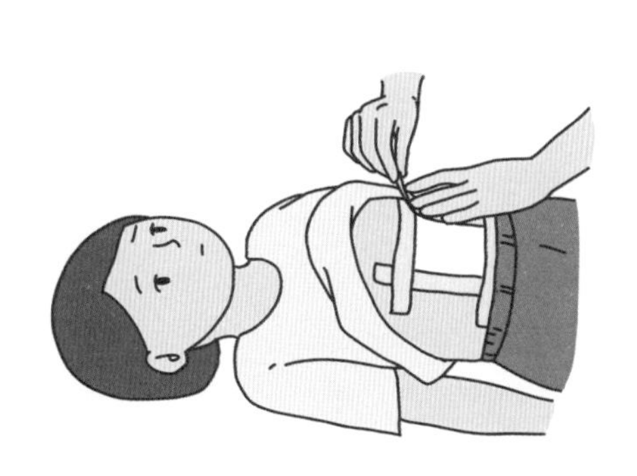

用胶布轻轻地固定住敷料，观察伤者有无休克体征，并及时拨打“120”急救电话。

4

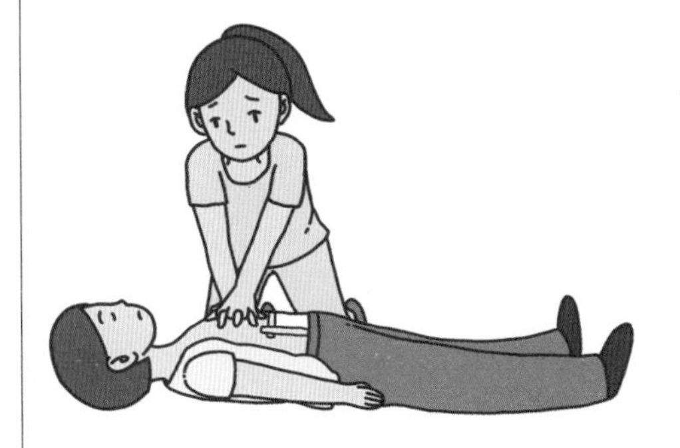

如果在等待医生到来期间，伤者意识丧失、呼吸停止，应立即进行心肺复苏术。

利器扎入身体

身体里扎入利器，在日常生活中也经常遇到，这时首先不要惊慌，不要让伤员活动，更不要拔除利器，以免引起大出血，而应尽量采取固定措施，使异物相对稳定，避免继续深入，防止损伤加重。

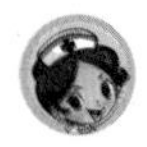

【伤情判断】

1 利器扎入身体，伤口一般会立即出血，如果血液喷涌而出，说明扎入的部位有大血管，情况较危及。

2 利器如果扎入较深，还会造成体内脏器的损伤。如利器扎入胸背部，易伤及心脏、肺、大血管；利器扎入腹部，易伤及肝、脾等器官；利器扎入头部，易伤及脑组织。

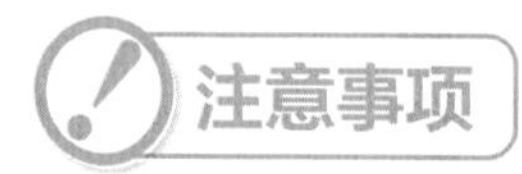

- 异物处理完毕之后，可能还需要注射破伤风疫苗，应听从医生的诊治。
- 固定好利器之后，抓紧时间将伤员送往医院，千万不要耽搁。

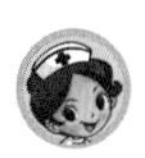

【急救方法】

1

如果家里有绷带，可在异物两侧各放置一卷绷带。如果没有绷带，可将毛巾折叠成合适的大小代替。

2

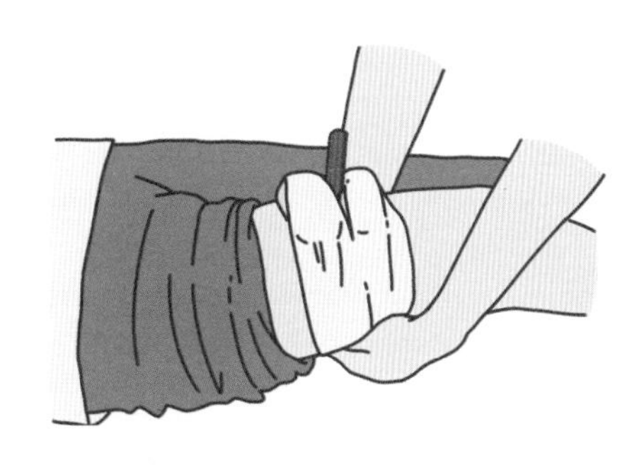

用绷带做“8”字加压包扎（**具体方法参见本书P055**），也可将三角巾折叠成条带装，在中间剪一大小适当的豁口，从上往下套住异物，再做加压包扎。

3

加压包扎　　止血带

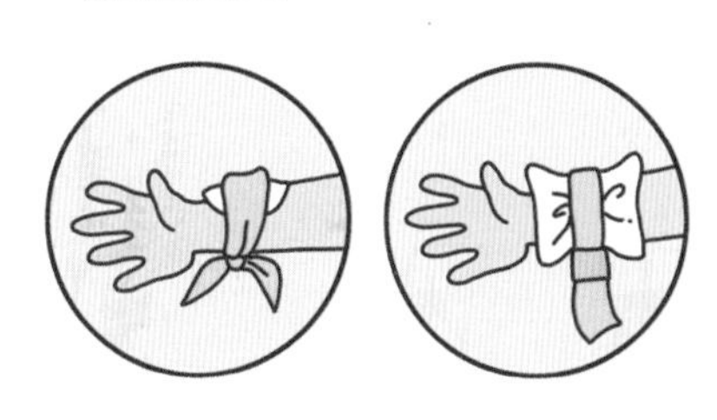

如不小心已将异物拔出，应立即压迫出血部位进行止血，然后加压包扎，如出血严重可结扎止血带。（**具体操作方法参见本书P051-P053**）

4

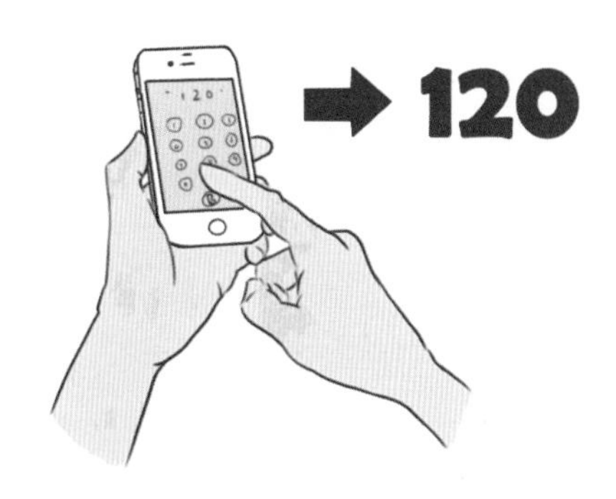

立即拨打“120”急救电话。

肢体断离

臂、手、手指、腿、足、足趾等肢体，包括其他部位的断离、缺损，也是外伤事故中有可能发生的。一旦发生，应立即采取有效的急救方法，正确的处理能为后续断肢再植创造有利的条件，避免遗憾。

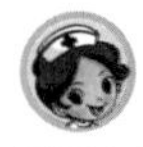

【伤情判断】

1 残肢端立即流血，断离的肢体越大，流血量越多，因此急救的第一步是采取止血措施。

2 伤员可能因剧烈疼痛及精神刺激发生休克，出现面色苍白、四肢发凉、伴有大汗、意识模糊、脉搏细弱、呼吸急促等表现，甚至进入昏迷状态。

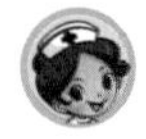

【急救方法】

止血带

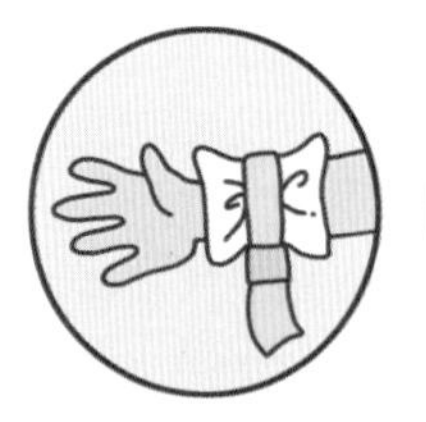

指压止血

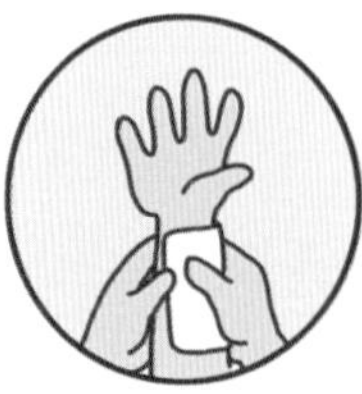

立即采取有效的止血措施，如压迫止血、结扎止血带等，达到满意的效果后，再将断肢的残端进行包扎（**具体操作方法参见本书 Part2 第四节**）。

2 千万不要用水或酒精等清洗、消毒、浸泡断肢，必须保持其干燥。

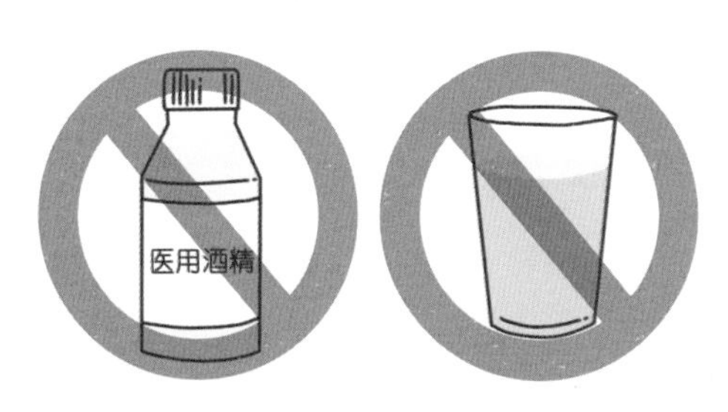

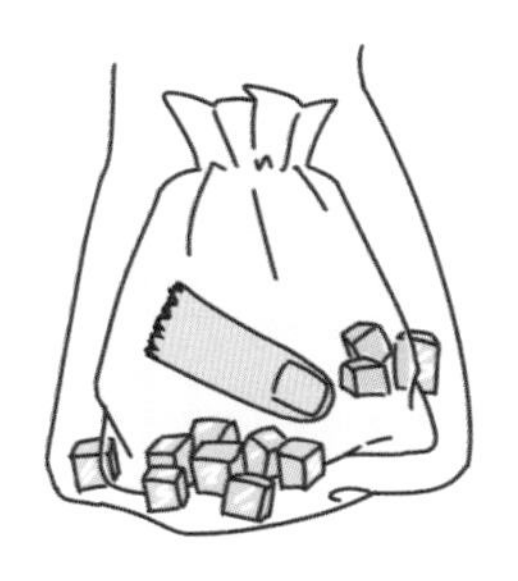

3 对断肢进行低温保管。肢体保存温度在4℃左右为宜，具体操作方法如下：

①将断肢用毛巾或多层布类包裹好，再放入双层塑料袋内，最后将塑料袋密封好。

②另取一塑料袋，装入冰块，或者冰棍、冰激凌。

③将装有断肢的塑料袋放入装有冰块的塑料袋内。

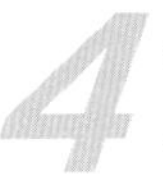

将包扎处理后的伤员连同断肢一起迅速送往医院。

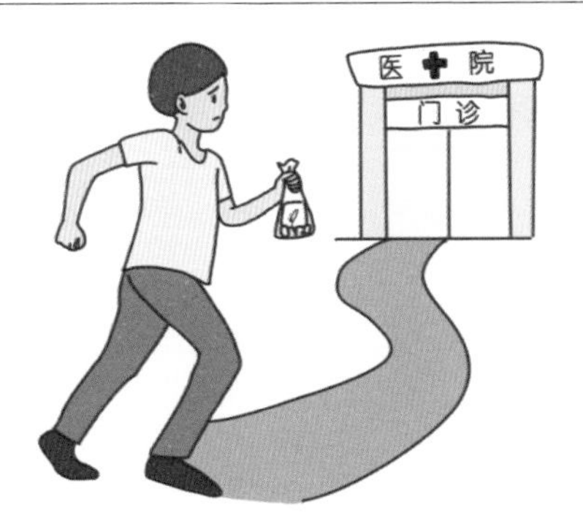

注意事项

- 将断肢低温保管好之后，可以用记号笔在塑料袋上记下当时的时间，如“9 点 20 分”，以便医生进行后续治疗。
- 断肢保管的温度不宜过低，以 4℃左右为宜。如 0℃对大肢体的血管影响较小，而对手指等血管较细、位置较浅的部位影响较大，导致那些部位血管过度收缩，会使术后血流再通恢复缓慢，往往数小时才能再通。

瘀血及肿胀

摔倒或受撞击后，并不一定会发生外伤或骨折，有时受伤部位会很快出现瘀血和肿胀。这是因为在外力作用下，皮下毛细血管发生破裂，血液从毛细血管破裂处外渗至皮下，形成淤青。因皮下神经丰富，所以疼痛感明显。

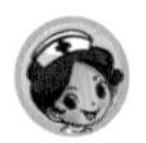

【急救方法】

将患处用枕头支撑并抬高，保持放松。

如果肿胀严重，可用冷水浸湿的毛巾、冰袋等冷敷在患处 30 分钟，必要时用绷带将其固定在患处。

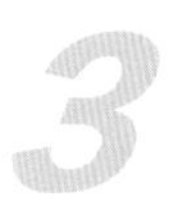

在 24 小时之后，可以用温水热敷患处，以促进局部血液循环，促进瘀血消散。

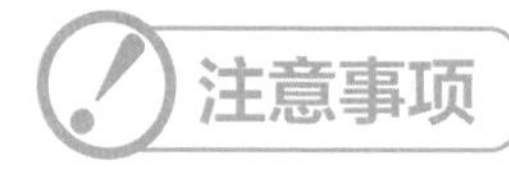

- 一般皮下瘀血机体会慢慢吸收，时间大约需要两周。但情况较重者需要及时就医，因为有些慢性瘀血有可能导致器官硬化等严重的后果。

内脏出血

当受到巨大外力撞击后，如果没有看见出血和外伤，但伤者出现休克症状时，有可能发生了内脏出血。内脏出血往往较危及，现场救助者需要立即拨打“120”急救电话，以获得医疗人员的救助，在等待期间可采取相应的现场急救措施。

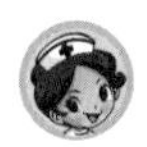

【伤情判断】

1 受撞击部位有典型“擦伤”症状，衣物或皮肤上可能留有冲击物形状的印记。

2 伤者皮肤苍白、冰冷，出汗，脉搏逐渐减弱，呼吸表浅、急促，有呻吟或叹息声，口渴，有可能意识丧失。

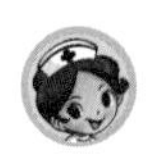

【急救方法】

1 立即拨打“120”急救电话，并记住撞击物的形状及大小，以便于向医生描述。

2 如果伤者意识清醒，让其平躺，用衣物、背包等垫高伤者的双腿，以利于静脉回流。

3 为伤者保暖，盖上一些衣物。

4 对于丧失意识的伤者，要保持气道通畅，可摆放成“稳定侧卧位”。

5 密切关注呼吸和脉搏，随时准备为呼吸骤停的伤者进行心肺复苏术。

头部骨折

头部骨折包括颅骨骨折和面部骨折，是指头部骨骼中的一块或多块发生部分或完全断裂所致的疾病。头部骨折多发生于车祸、地震、塌方、摔伤等作用于头部的意外伤害中，多由于钝性冲击引起，严重者可造成颅骨内的组织结构损伤，影响预后。

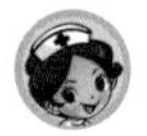

【伤情判断】

1 颅骨骨折：主要表现为头部创伤或瘀伤，轻者出现头皮肿胀、裂伤，但神志清楚。重者颅内血肿，脑挫裂伤，伤者出现头痛、面色苍白、出汗、呕吐等症状，视觉、听觉、嗅觉受损，反应程度逐渐变差，双眼瞳孔大小不一或对光反应异常。

2 面部骨折：伤者面部可能会变形，口鼻流血，脸上出现肿胀及瘀伤，还可能引起气道受肿胀、流血及撕脱的黏膜阻塞，发生呼吸困难或呼吸骤停。

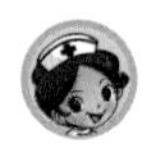

【急救方法】

1 颅骨骨折的伤者如果意识清醒，可让其躺下，取下头部佩戴物，将头部垫高，进行头部包扎后送往医院。

2 颅骨骨折的伤者如果不省人事，应立即检查呼吸、脉搏，将伤者摆放成稳定侧卧位，必要时进行心肺复苏。

3 清除口鼻内的异物，保持气道畅通。若伤者一侧耳朵有液体流出，应将头偏向该侧，用敷料盖住耳朵（勿塞住耳孔），并用绷带固定。

4 面部骨折的伤者可将其摆放成稳定侧卧位，使没有受伤的一侧面部朝下，用软垫垫高颈部，以减轻面部压力，同时用敷料吸收口鼻分泌物，可冷敷肿胀处。

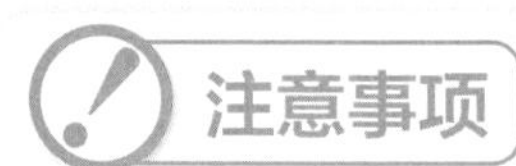

- 对伤者进行完初步的处理后，应每隔 10 分钟记录伤者的呼吸、脉搏及反应程度，并送往医院检查是否还有其他的创伤。
- 颅骨骨折的伤者，如果脑组织膨胀溢出，需要用皮带圈在脱出组织周围盖住敷料进行包扎，并用软的物品固定伤者头部。
- 面部骨折的伤者需要检查其头部、颈部是否也发生了损伤。

上肢骨折

上肢骨折是指肩部、锁骨、上臂、肘部、尺桡骨、前臂、腕部、手部等地方的骨头发生部分或完全断裂的疾病，是最常发生的骨折之一。上肢骨折需要及时正确的处理，以便日后维持手部动作的灵活性和协调性，恢复日常生活活动能力与工作能力。

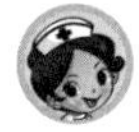

【伤情判断】

1 疼痛和压痛：伤处剧烈疼痛，活动时疼痛加重，有明显的压痛感。

2 肿胀：由于出血和骨折端的错位、重叠，会有外表局部肿胀的现象。

3 畸形：骨折时伤肢会发生畸形，呈现缩短、弯曲或转向。

4 功能障碍：骨折后原有的运动功能受到影响或完全丧失，活动幅度受到限制。

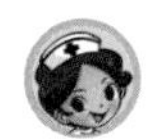

【急救方法】

1 锁骨骨折：让伤者坐下，将受伤一侧的手臂轻轻斜放于胸前，用软垫垫在受伤一侧的腋下，用“三角悬臂带”或“小悬臂带”（**操作方法参见本书 P070、P069**）将手臂固定于胸前，送往医院。

2 上臂、前臂及手腕骨折但肘部可以弯曲：让伤者坐下，若上肢麻痹、无力，伸直手臂等到恢复，然后再用夹板固定（**不同部位的夹板固定法参见本书 P074—P083**）并包扎。保持坐姿，每 10 分钟检查一次伤者的活动能力及血液循环。

3 上臂、前臂骨折且肘部不可以弯曲：不要强行屈曲或拉直伤者的手肘，让伤者仰卧，将受伤的手臂放于躯干旁，放适量软垫，小心地承托固定。

4 手掌及手指骨折：用软垫保护受伤的手，再进行固定和包扎。

注意事项

- 将伤者送往医院的过程中，保持伤者的坐姿或卧姿，不要随意移动。

肋骨骨折

直接或间接暴力均可能引起肋骨骨折。直接暴力骨折多发生在肋骨直接受击打的部位，尖锐的骨折端向内移位；间接暴力骨折发生在暴力作用点以外的部位，多见于肋骨角或肋骨体部，骨折端向外移位。

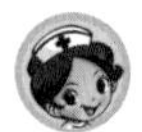

【伤情判断】

1 受伤处疼痛，深呼吸、咳嗽或变动体位的时候压痛感重。

2 骨折处有压痛及挤压痛，可能有明显的伤口，也有可能听到空气吸进胸腔的声音。

3 伤者有可能咳出鲜红色和有泡沫的血，更有可能内出血，甚至休克。

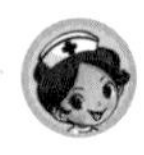

【急救方法】

1 观察伤者意识是否清楚，检查呼吸及受伤情况。

2 如果伤情不严重，可用悬臂带承托伤侧手臂，并送往医院。

3 如果有明显的伤口，应立即用敷料盖住伤口，再用不透气的胶袋、保鲜膜、锡纸等盖在敷料上，然后在胸部与伤侧手臂之间放软垫，用悬臂带承托住，保持伤者半坐卧姿送往医院。

4 胸部有伤陷时，如果有伤口，按以上方法处理，然后放软垫于受伤部位，用悬臂带承托，再用阔带将手臂固定于胸前，让伤者半坐卧，身体略向伤侧斜倾，保持这个姿势送往医院。

- 如果有明显的伤口，处理的重点是密封伤口，避免空气进入胸腔。密封包扎后不要随意移动患者。

脊柱骨折

脊柱由多块脊椎骨组成，脊柱骨折的常见损伤有颈椎、胸椎、腰椎骨折。脊柱骨折最大的危险是伤及脊髓神经，一旦脊髓受伤，很有可能引起身体瘫痪，造成永久的损伤。脊柱骨折发生后，如没有进行正确的固定则不要随意搬运伤者。

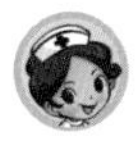

【伤情判断】

1 以下原因可导致脊柱骨折：多数由间接外力引起，如由高处跌落时臀部或足着地、冲击性外力向上传至胸腰段等；少数由直接外力引起，如房子倒塌压伤、汽车压撞伤或火器伤等。

2 脊柱骨折发生时会有剧烈的痛楚，肢体出现异常，例如灼热、麻痹或失去感觉，运动功能丧失，大小便失禁，呼吸困难，甚至发生休克。

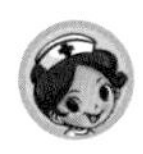

【急救方法】

1 检查伤者的意识、伤情，尤其是肢体活动是否受限。

2 如果伤者昏迷不醒，检查其呼吸、脉搏，必要时进行心肺复苏。

3 不要移动伤者，除非有特殊需要，才能将伤者翻转。翻转时要用适当的方法，避免对伤者造成二次伤害。

4 用头颈支架加强颈部的固定，然后将伤者水平抬至担架上，固定好之后再搬运。

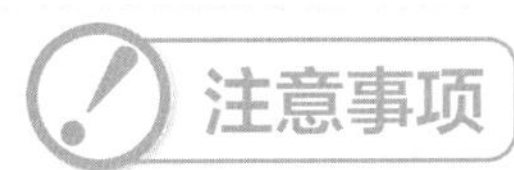

- 如不能确定伤者的伤情，第一时间拨打“120”急救电话，不要随意移动、翻转伤者。

骨盆骨折

骨盆保护着很多重要的器官，如果骨盆骨折，很有可能伤及内脏，如膀胱、尿道等，严重时可能会导致内出血，甚至休克。骨盆骨折多由车祸、撞击、摩托车事故、高处坠落、严重挤压等导致，救治不当有很高的死亡率。

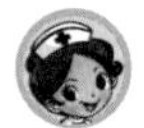

【伤情判断】

1 骨盆骨折时，伤者可能无法走动和站立，可能造成膀胱、直肠、尿道受损，引起出血，产生受伤部位疼痛、肿胀，有腹痛、腹胀、下腹疼痛加剧、排尿困难等症状。

2 可能有内出血，甚至休克。

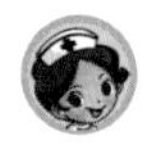

【急救方法】

1 让伤者仰卧，双腿伸直。若伤者感觉膝盖稍弯曲舒服一些，可用靠垫、枕头、背包、衣物等在膝部下方垫起。

2 此时伤者不宜小便，应告诉伤者。

3 用三角巾将受伤部位包扎好，将伤者水平抬至担架上，保持双腿屈膝，用条带将双膝固定在一起，并在膝下垫上靠垫或枕头。

4 抬起担架，将伤者轻轻搬运至医院。

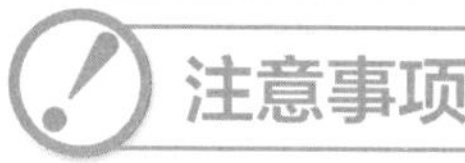

- 将伤者抬至担架上时，需要至少四个人分别同时抬起伤者的头肩部、胸背部、腰臀部、双下肢，合力抬起，再同时放下，始终保持伤者的身体呈水平移动。

下肢骨折

下肢包括大腿、膝部、小腿、踝及脚部。下肢骨折，很有可能造成行动不便，严重者可能引起永久性损伤。下肢骨折是最容易发生的骨折之一，常见于运动损伤、车祸、高空坠落、压砸、打击、冲撞、滑倒等意外，正确的处理有助于后期的恢复。

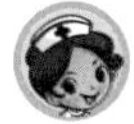

【伤情判断】

1 下肢骨折一般会感到疼痛，出现瘀伤、肿胀，脱位会引起外侧隆起，严重者可能露出断骨。

2 小腿骨折可能出现腿部畸形，骨折线常为斜型或螺旋型，胫骨与腓骨多不在同一平面骨折，此外软组织损伤常较严重。

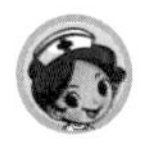

【急救方法】

1 大腿骨折或关节脱位：让伤者躺下，按大腿骨折法进行固定（**参见本书P077**），并检查足部感觉、脚趾活动能力及血液循环，及时将伤者送往医院。

2 膝部骨折及脱位：用枕头垫在膝下，以让伤者感觉舒服为度，用软垫包裹膝盖周围，再用绷带包扎好，检查好足部感觉、活动能力及血液循环，送往医院。

3 小腿及足踝骨折：按小腿骨折法进行固定（**参见本书P079**），送往医院就医。

4 足部骨折：抬高受伤的脚进行冷敷，送往医院。

注意事项

- 包扎时，脚部或脚趾应尽量露出，以便在包扎完之后，每隔10分钟检查一次足部感觉、活动能力及血液循环，如包扎过紧，需要松绑并重新包扎，以防造成神经、血管、肌肉等组织的损伤。

肌肉拉伤

肌肉拉伤，是肌肉在运动中急剧收缩或过度牵拉引起的损伤，在长跑、引体向上和仰卧起坐练习时容易发生，是最常见的运动损伤之一。肌肉拉伤轻者仅少许肌肉纤维扯破或肌膜分裂，重者可能导致肌肉被撕裂，甚至断裂。

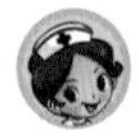

【伤情判断】

1 受伤局部疼痛、压痛，活动时加剧。

2 肌肉可能出现肿胀及剧烈痉挛，有瘀伤出现，引起功能障碍。

3 发生肌肉断裂时，有肌肉的部位可能出现不规则的隆起或凹陷。

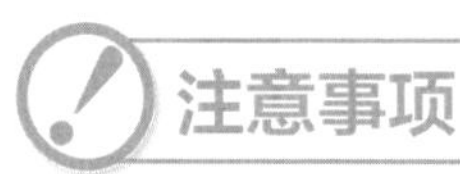

- 肌肉拉伤严重者，如肌腹或肌腱拉断者，应抓紧时间去医院做手术缝合。

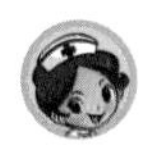

【急救方法】

1

让伤者以最舒适的姿势休息，稳定受伤部位。

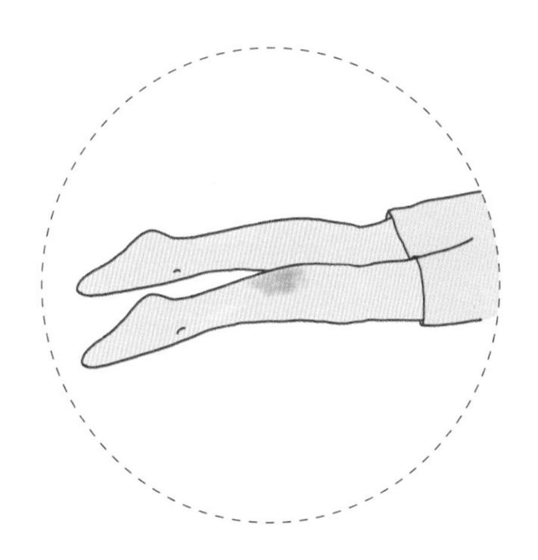

2

用冷水、冰袋敷在伤处，以减轻肿胀、瘀伤和疼痛。

3

用较厚的软垫包裹受伤部位，并轻柔地用有弹性的绷带包扎伤处。

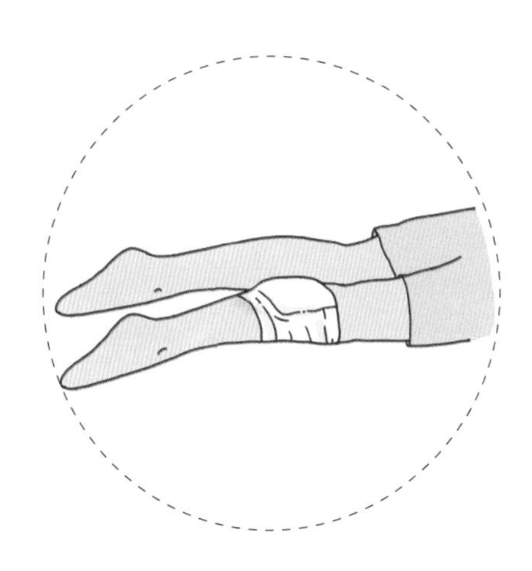

4

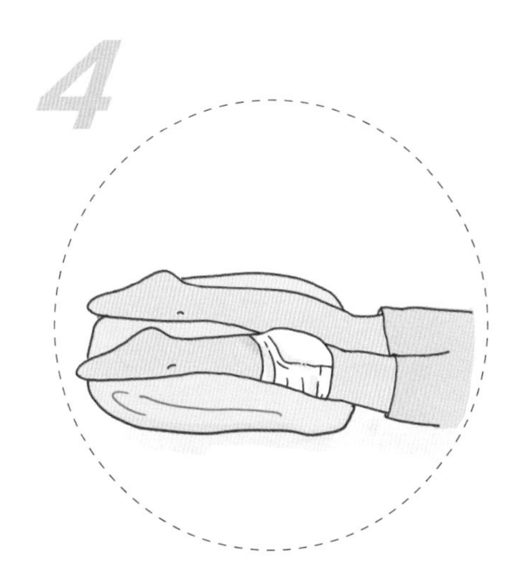

把受伤部位抬高至心脏水平位置，可减少肿胀和瘀伤。

韧带拉伤

韧带是连接骨与骨的纤维样的致密结缔组织，它附着于骨骼的可活动部分，但限制其活动范围以免损伤。韧带是可弯曲，但不能超过一定的生理范围。韧带组织不易再生恢复，一旦发生损伤，早期处理非常重要，处理不当易转成慢性疾病，或遗留功能障碍。

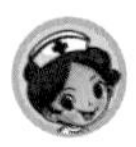

【伤情判断】

最容易发生关节韧带拉伤的部位在膝关节、手指关节和踝关节。关节部位疼痛，活动时剧烈，活动困难，关节肿胀，可有瘀伤，关节有可能脱位。

【急救方法】

1 让伤者立即停止运动，以最舒适的姿势休息，避免使受伤的关节再负重。

2 用冷水冲受伤部位，或用冰块局部冷敷，以减少肿胀、疼痛，每次15～20分钟，每天3或4次。

3 用绷带对受伤部位进行加压包扎，以减少出血、淤血，绷带的松紧程度以不阻塞血液循环为宜。

4 抬高受伤的部位至心脏水平位置，可减少肿胀，促进血液回流。

注意事项

- 若怀疑为韧带完全断裂或并发骨折，在加压包扎后应及时送医诊治，必要时拨打“120”急救电话。

关节脱位（脱臼）

关节脱位就是俗称的“脱臼”，是指构成关节的上下两个骨端失去了正常的位置，发生了错位，多因暴力作用所致，以肩、肘、下颌及手指关节最易发生。关节脱位如处理不当，可导致永久性或惯性脱位。此外，关节脱位的同时还有可能发生骨折。

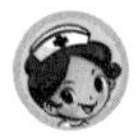

【伤情判断】

1 受伤的关节部位疼痛、无力，不能活动或活动时疼痛更加明显。

2 可因出血、水肿导致关节明显地肿胀、变形、缩短或者延长，关节处明显畸形。

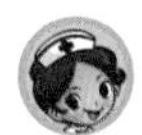

【急救方法】

1 用双手稳定及承托住脱位部位，再用绷带把脱位固定好。

2 肘关节脱位时，伤者需平卧，救助者固定患者伤肢，握住前臂向远侧顺上肢轴线方向牵引。复位后上肢需用石膏固定3周。

3 桡骨头半脱位时，救助者一手握住患肢，另一手轻握腕部做轻柔的牵引及旋转前臂，后轻旋时可听到桡骨头清脆声响或弹动，即为复位。复位后需用绷带悬吊前臂1周。

4 髋关节脱位很容易发生休克，若伤者已经休克，应平卧，将头侧向一边，保持气道畅通，注意保暖，并及时送往医院救治。

注意事项

- 除老年肌肉松弛导致的脱位外，一般均需麻醉后在肌肉松弛的状态下进行复位。
- 如果救助者对复位操作没有把握，不要随意操作，应寻求专业医护人员的帮助。
- 手法复位不成功则需进行手术开放复位。

踝关节扭伤

踝关节扭伤在日常生活中极为常见，这是由于踝关节构造复杂、肌肉薄弱、负重大，同时人们在行走、奔跑、跳跃、运动、劳动等活动中都需要频繁使用踝关节，如果喜爱穿高跟鞋或厚底鞋，发生踝关节扭伤的概率就更大。

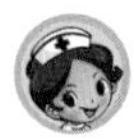

【伤情判断】

1 踝关节扭伤极易判断，包括足内翻所致和足外翻所致两种。前者较为多见，主要造成踝关节外侧副韧带不同程度的损伤；后者较少发生，主要导致踝关节内侧副韧带损伤。

2 受伤部位局部可出现不同程度的疼痛、压痛明显、关节活动不灵活、肿胀、皮肤青紫，严重者可出现骨折、畸形等。

注意事项

- 受伤后 48 小时内，可每 2 ~ 3 小时冷敷一次，每次 15 ~ 20 分钟，至皮肤感觉麻即可。
- 受伤后切忌推拿按摩受伤部位，切忌立即热敷，热敷需在受伤后 24 ~ 48 小时后开始进行。
- 如已发生或怀疑发生骨折，需用夹板固定后再进行包扎。

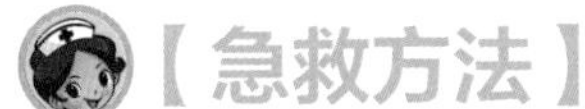

【急救方法】

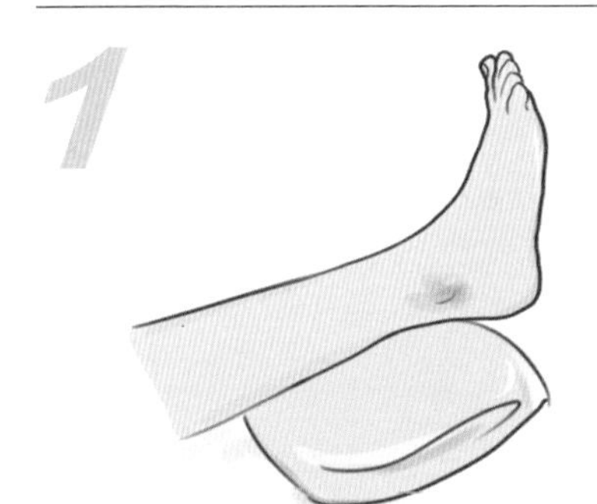

立即停止行走、运动或劳动，取坐位或卧位。同时，可用枕头、被褥或衣物、背包等把足部垫高，以利静脉回流，从而减轻肿胀和疼痛。

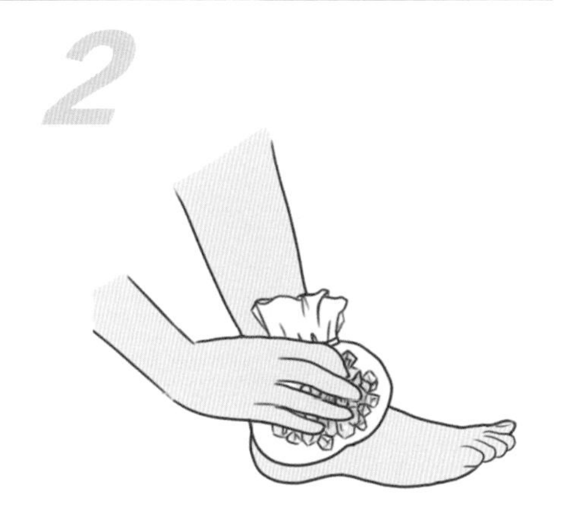

立即用冰袋或冷毛巾敷局部，使毛细血管收缩，以减少出血或组织液渗出，从而减轻疼痛和肿胀。

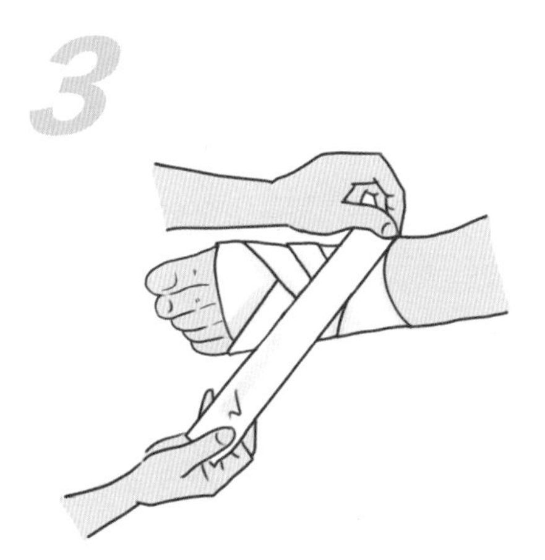

冷敷后，用绷带、折叠成条带的三角巾等布料做踝关节“8”字形加压包扎，使受伤的外踝形成足外翻，或受伤的内踝形成足内翻，可减轻疼痛。

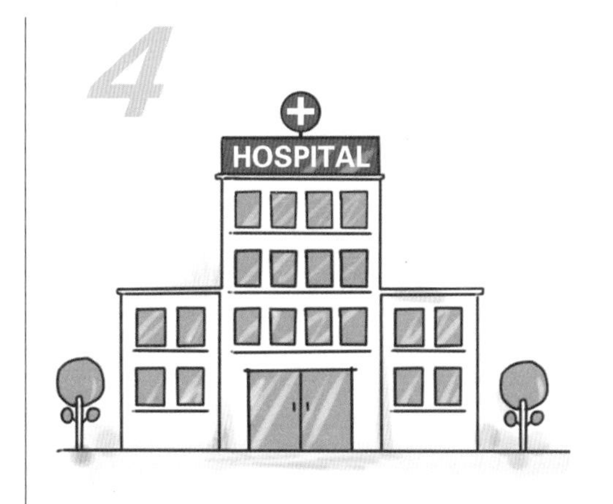

把伤员送往医院进一步诊断治疗，必要时拨打“120”急救电话。

抽筋

抽筋是指肌肉突然不由自主地收缩痉挛，可引起疼痛，通常是由于运动前热身不足、剧烈运动和肢体保持同一姿势过久所致。此外，大量出汗、腹泻或呕吐引起水分及电解质大量流失导致脱水，以及缺钙、受凉、局部神经血管受压也会引起抽筋。

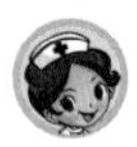

【伤情判断】

肌肉强直，一阵阵地抽动，无法放松，并且由这组肌肉牵动的关节不能自由活动。

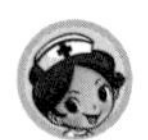

【急救方法】

抽筋的急救方法主要有两步：

1 小心地舒展、拉长抽筋部位的肌肉，使肌肉充分放松。

2 用推或揉的方法按摩抽筋部位的肌肉，然后可用毛巾热敷在抽筋部位。

手臂抽筋：伸直抽筋的手臂，将手腕向手背方向伸展，用健侧手慢慢扳直手指，然后按摩手臂抽筋部位的肌肉。

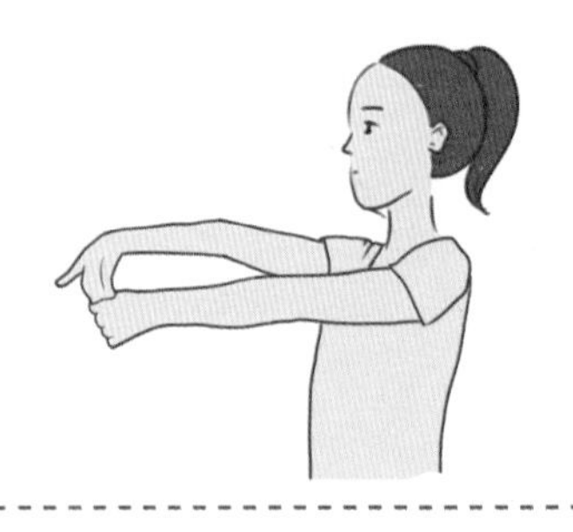

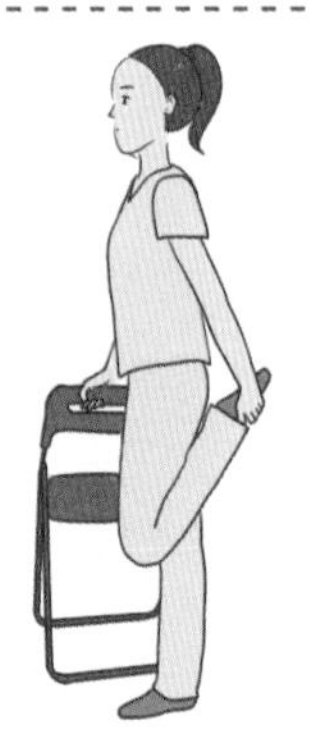

大腿抽筋：如果是大腿前侧的肌肉抽筋，可将腿屈膝向后上方弯曲，同时用同侧手握住脚背，将脚尽量拉向臀部。如果是大腿后面的肌肉抽筋，可以请他人协助，向前抬高抽筋的腿，使膝部伸直，同时按摩抽筋处的肌肉。

小腿抽筋：将抽筋的腿伸直，救助者抓住其脚尖，慢慢地朝膝盖方向向上推，并轻轻按摩抽筋处的肌肉。

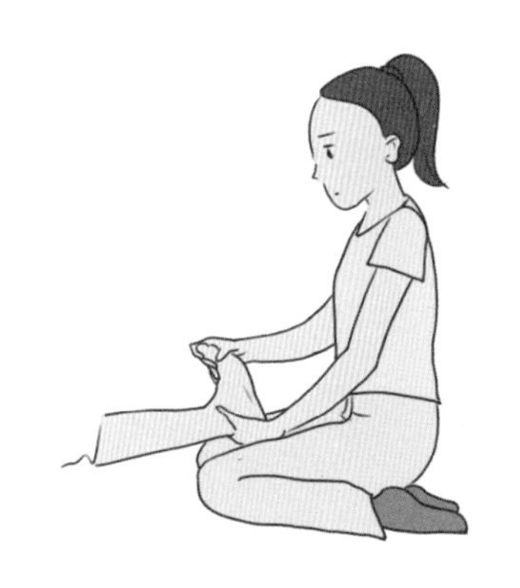

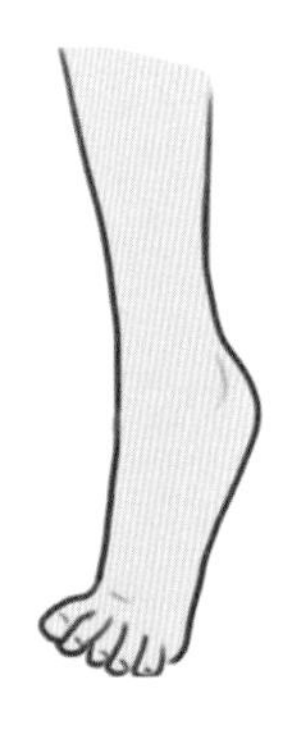

脚趾抽筋：将抽筋腿的脚后跟向上抬起，以脚尖站立，使肌肉放松。或由他人协助，将抽筋腿的脚趾向上推，待肌肉放松后，按摩脚掌。

手指、手掌抽筋：将手握成拳头，然后用力张开，又迅速握拳，如此反复进行，并用力向手背侧摆动手掌。

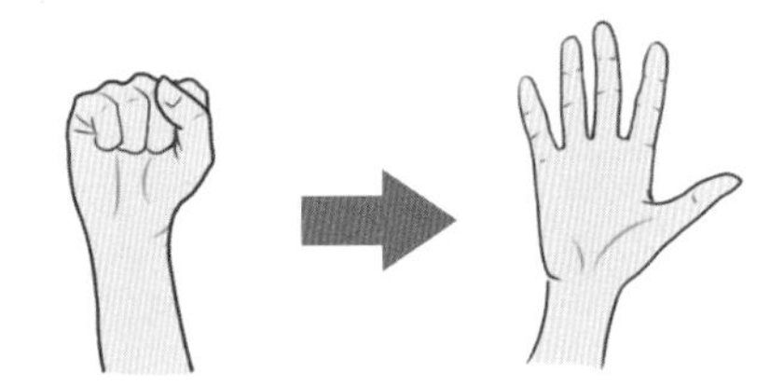

注意事项

- 按摩抽筋的肌肉时要轻柔，不要用拍打、叩击等刺激的方法按摩。
- 如抽筋是由缺水引起的，可给予患者清水和一般的电解质饮料。
- 抽筋严重者需要及时获得医疗救助，可注射安定剂。

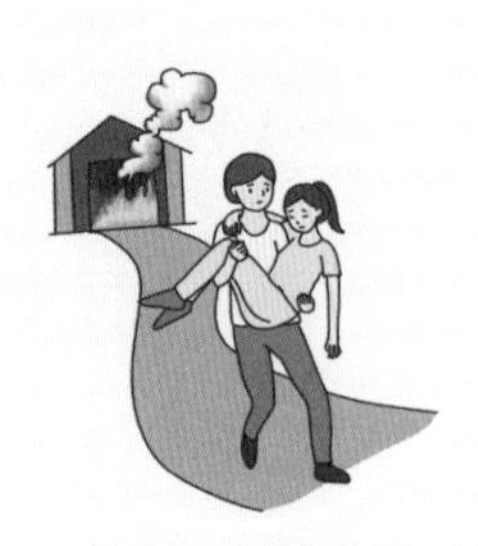

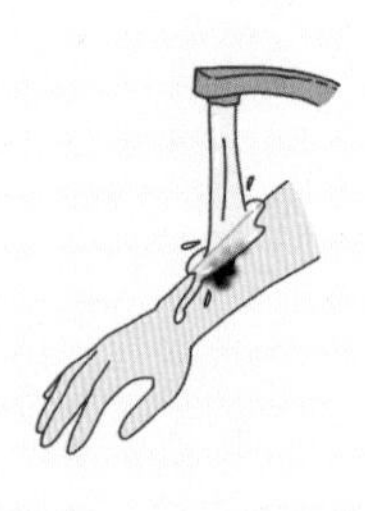

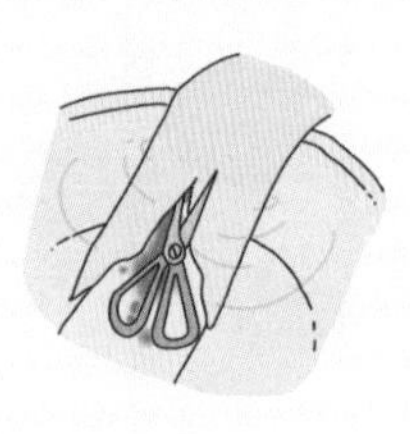

Part 5

突发事故及灾难
的家庭急救

现代社会人们生活便捷，但为我们提供便利的现代化设施也有可能突然出现故障和意外，酿成一些突发事故，比如家用电器失火、私家车着火、燃气泄漏、电梯故障、交通事故，等等。在深感担忧的同时，如果能学会一些急救常识，能令我们面对突发事故时获得更多的求生机会。此外，地震、台风等自然灾害中的应急措施也是现代人必须掌握的常识。

家庭失火

由于家庭用电量的增加，家庭失火发生的频率越来越高，一旦发生失火，如果扑救不及时，再加上一般家庭都缺乏灭火器以及在场人惊慌失措等因素，最终可能导致重大生命财产损失。

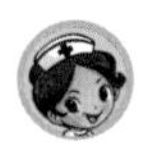

【急救方法】

1 家用电器着火：先立即切断电源（可直接拉电闸，以免发生触电），再用湿棉被或湿衣物将火压灭。老式电视机起火时，要从侧面靠近电视机，以免显像管爆炸伤人。

2 炒菜时油锅起火：迅速盖上锅盖即可灭火。如没有锅盖，可将切好的蔬菜倒入锅内灭火。切忌用水浇，以防燃着的油溅出来，引燃厨房中其他可燃物。

3 液化气罐着火：可用浸湿的被褥、衣物等捂住，还可将干粉或苏打粉用力撒向火焰根部，在火熄灭的同时关闭阀门。

4 酒精火锅着火：切勿用嘴吹，可用茶杯盖或小菜碟等物盖在酒精罐上灭火。

5 衣服着火：不要挥舞手臂或跑动，这样会助燃，应立即用大衣或毛毯裹在身上，并躺倒滚动几圈，以扑灭火苗。

6 如果家里火势较大，需要逃生时，一定要沉着冷静，用湿毛巾捂住口鼻，身体尽量贴近地面，背向烟火方向迅速离开。

7 如果逃生通道被切断、短时间内无人救援时，应关紧迎火的门窗，用湿毛巾、湿布、床单等物堵塞门缝，用水淋透房门，防止烟火侵入。

注意事项

- 开门逃生时，先感觉一下门的温度，如果门是凉的，就打开门离开此房间；如果门是热的，千万不要打开它，这时应打开窗户呼救，如果楼层不高，可用绳子或床单绑在窗沿上逃生。
- 如果火势无法自己扑灭，一定要及早拨打“119”火警电话。
- 家庭应备好火灾逃生“四件宝”：家用灭火器、应急逃生绳、简易防烟面具、手电筒，并将它们放在随手可取的位置。

私家车失火

私家车起火有多方面的原因。私家车内空间狭窄，线路、汽油等各种易燃易爆品相互交错，一旦着火，车辆将可能会在短短几分钟内付之一炬。逃生时间短，是私家车起火急救时最大的困难所在。

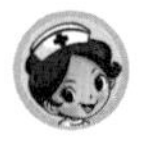

【私家车起火的先兆】

一般情况下汽车自燃前会有一些征兆，比如开车时车身有异味、冒出浓烟、仪表灯不亮等，遇到这些情况要马上找安全的地方停车检查。尤其不要忽视“仪表灯不亮”这一项，这表明可能已经发生了线路短路，如果不及时发现和处理，很容易导致车辆起火。

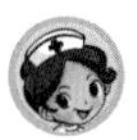

【急救方法】

1 引擎处冒出浓烟：如果引擎处突然冒出浓烟或闻到异味，驾驶员应迅速停车，告诉乘坐人员打开车门下车，并切断电源，用随车灭火器灭火。立即拨打“119”火警电话。

2 引擎处蹿出火苗：情况比较危急，这时千万不要打开引擎盖，否则会加大火势，可以拉开锁止扳手，从缝隙处往里面喷灭火剂，等火苗消失后再打开引擎盖进行下一步处理。

3 私家车加油过程中起火：立即停止加油，疏散人员，并迅速将车开出加油站，用灭火器或衣服、毛毯将油箱上的火焰扑灭。

4 私家车被撞后起火：先设法让车内所有人逃出到安全区域，保障人员安全之后，再进行灭火，或拨打“119”火警电话。

注意事项

- 私家车起火千万不能用水灭火，这样会让汽油浮在水面上并到处迸溅，加大火势。
- 由于现在生产的汽车一般都装备三元催化反应器，而这个位于排气管上的装置温度很高。如果停车的时候位置不当，比如靠近可燃物，就可能发生火灾。因此在寻找停车位时务必注意看清周围是否有可燃物或高温源。
- 经常对私家车进行安全检查，包括有无漏电、漏油、重要元件老化等。尤其要注意检查灭火器是否已经过期，并及时更换。

私家车落水

周末开车去野外郊游是很多家庭的休闲活动之一，但野外的自然环境比较复杂，为驾驶私家车增添了许多隐患。一旦发生车辆落水的情况，不要因为爱惜车而放弃最宝贵的逃生时间和机会，应采取正确的自救和救人措施。

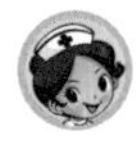

【事故特点】

汽车落水后，通常会在水面上漂浮 1 ~ 2 分钟，车头部位首先下沉。因此驾驶员和车内人员必须在几秒钟之内评估形势，并选择正确的方法逃生。

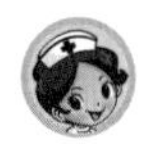

【急救方法】

1 保持清醒的头脑，迅速解开安全带，可用刀子或尖锐的物品割断。

2 立即用手机打电话给“120”及“119”求救（可能需要大型救援设备），争取时间。打开所有车灯，以便救援者顺利找到。

3 如果水还没有淹没后座，赶紧从车的后座逃生，可以让坐在后座的人先出去，前面的人再小心地爬到后座逃生。

4 如果水已经开始淹没车子，这时是无法打开车门的，不要徒劳尝试，赶紧伸出头去深吸一口气，然后关上车窗与通风管，防止车厢内进水。

5 如果车内已经无法阻止进水，可等待车内即将进满水的一刹那（车内外水压持平），深吸一口气，打开车窗、车门，迅速趁机游出去。

6 如果车辆有天窗，最好在车顶未沉没时，赶紧从天窗逃生。

注意事项

- 如果车内已经在不断进水，那么在车内外水压持平之前是无法打开车门的，不要拼命挣扎，以免耗尽车内的氧气，并保存体力等待机会游出去逃生。
- 如果实在无法打开车门，可使用车内的逃生锤或高跟鞋砸开车窗，注意挡风玻璃是砸不破的，砸侧窗玻璃时，碎玻璃会被水冲入车内，要注意避免被划伤。
- 离开车的时候，尽量保持面部朝上。

公路交通事故

私家车在高速公路上行驶时，由于车辆行驶速度快，驾驶员的动态视力会有所下降，视野变窄，因此判断能力减退，平衡感觉也会有所变化，容易发生交通事故。只要是司机，都需要掌握正确的公路交通事故急救措施。

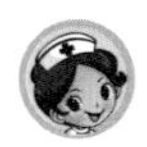

【急救方法】

1 发生事故后应立即停车，保护现场，同时拨打“110”报警电话或“122”交通事故报案电话，清楚地表达案发时间、方位、后果等，并协助交通警察调查。

2 有死伤人员的交通事故，应先救人，同时让人立即拨打“120”急救电话。

3 切勿立即移动伤者，除非现场环境危及生命，如汽车着火、即将爆炸。

4 驾驶员务必将失事车辆的引擎关闭，拉紧手刹或用石头固定车轮，防止汽车滑动。开启危险报警闪光灯，在来车方向150米以外设置警示标志。

5 事故发生后，应注意保护现场，可以将重要物证或现场情况拍下来，以便给事故责任划分提供可靠的证据，并尽快向交通执法部门介绍。

6 先查看伤者，再检查车辆，对伤者实行先救命后治伤的原则。

注意事项

- 私家车内应常备应急物品，如医药箱、照明灯、手电筒、装汽油的空桶及吸油器、毛毯、零钱及电话卡、口哨、小型灭火器、刀子及其他工具等。
- 若出事现场周围有水沟、草丛，应仔细查看是否有被遗漏的伤者。

地铁、列车意外事故

地铁、列车都是在封闭状态下运营的大型载客交通工具，因设备故障、技术行为、人为破坏、不可抗力等原因，均可能发生重大意外事故。地铁、列车发生意外时，工作人员会立即前来援救，但个人也需要了解一些相关的急救措施。

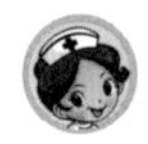

【急救方法】

1. 列车因停电滞于轨道时，乘客应耐心等待救援人员到来，千万不要扒车门、砸玻璃，甚至跳车。救援人员将打开前进方向右侧的车门并打开临时悬梯，引导乘客顺次下车疏散，乘客切勿拥挤。

2. 列车运行中发现可疑物时，应迅速使用车厢内的报警器报警，并远离可疑物，切勿自行处理。

3. 列车运行中遇到火灾事故时，首先使用车厢两端的报警器通知司机，然后取出车厢中座椅下的灭火器扑灭初起火灾。列车司机会停车开门疏散乘客，如果车门损坏无法打开，乘客可利用安全锤、高跟鞋等物品破门、破窗而出。

4. 列车运行中如遇到爆炸事故，乘客应迅速使用车厢内的报警器报警，并尽可能远离爆炸事故现场。

5. 列车运行中遇到毒气袭击时，乘客应迅速使用车厢内的报警器报警，并远离毒源，站在上风处，用手帕、餐巾纸、衣服等捂住口鼻，尽可能遮盖住裸露皮肤。

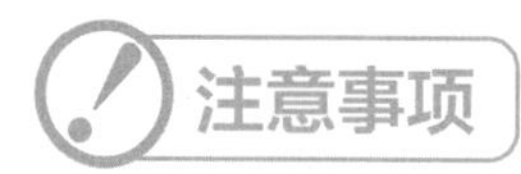

注意事项

- 发生事故疏散撤离时，应注意服从车站工作人员的指挥，沿着指定路线有序撤离，不要拥挤冲撞。
- 即使全部停电，列车上还有应急通风设备，可维持 45 分钟～ 1 小时，因此就算被关在密闭的车厢里，也不必担心会出现呼吸困难，可安静等待救援。

飞机失事

飞机起飞后的6分钟和着陆前的7分钟之内是最容易发生意外事故的，空中较为常见的紧急情况有密封增压仓失压、失火和机械故障等。飞机意外事故来得比较突然，掌握正确的自救和急救方法，关键时刻能救自己和他人的生命。

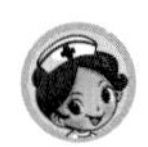

【急救方法】

1 紧急情况发生时，乘客应时刻听从乘务员指挥，不要慌乱。

2 遇空中减压，应立即戴上氧气面罩；飞机在海洋上发生险情时，要立即穿上救生衣。

3 将眼镜和假牙摘掉，衣裤里的尖锐物品都应丢进垃圾袋，女性应脱去高跟鞋。

4 背好降落伞，如果没有降落伞，可将保暖用的小毛巾被的4个角两两打成死结，当作微型降落伞使用，避免头部先着地。

5 飞机迫降到地面前，保持正确的防撞击姿势，先将座位调到直式状态，一只手的掌心按在前面的椅背上，另一只按在第一只手的手背上，头部夹在两臂之间。或者将胸部贴到大腿上，将头部埋在两腿之间，手腕交叉放在小腿前方，双脚用力踩在地板上。

6 飞机迫降后，充气逃生梯会自动膨胀，这时要听从工作人员指挥，迅速有序地由紧急出口滑落至地面。

7 如果在高空中从机舱内被甩出，要尽量四肢张开，头部向上弓起，挺胸向地面，这样可以增大身体与空气的摩擦，起到减速作用。如果下面是水，尽量将身体调整为笔直，让脚先入水；如果头朝下，要将双手伸直并握拳，以保护头部。

注意事项

- 如果是正常气流导致的机身颠簸，空乘人员会告知乘客，无须担心。但如果机舱内出现烟雾、飞机急剧下降、伴随飞机的轰鸣声突然消失、飞机在飞行时突然产生巨响等情况，则可能有危险发生。
- 乘坐飞机时，尽量穿舒适的运动服，不要随身携带钢笔、小刀等物，如果空难发生，这些物品在冲击力的作用下会成为危险品。
- 上飞机后按照乘务员的要求系好安全带，认真学习飞机上播放的安全知识视频。

家用燃气泄漏

一般家庭用的气体燃料，主要是煤气、液化气、天然气三种。燃气泄漏是由意外导致燃气从管道、钢瓶中泄漏在空气中，有可能引发中毒、火灾或爆炸，需要立即采取急救措施，避免生命及财产损失。

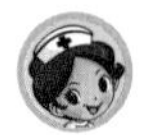

【燃气的种类及危险性】

1 煤气：成分以一氧化碳为主，含有一定比例氢气，容易造成一氧化碳中毒。

2 液化气：全称是液化石油气，主要以短链烷烃为主，一般放到罐或钢瓶中运输。由于其密度大于空气，因此泄漏后容易积存在低洼处，且易形成爆炸混合物，爆炸事故率较高。

3 天然气：主要成分是甲烷，比重轻，泄漏时容易散发。甲烷本身无毒，但泄漏后遇明火可能引起爆炸事故。

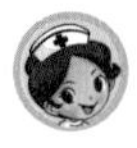

【急救方法】

1. 当闻到强烈的煤气、天然气或液化气的异味时，迅速关闭燃气总阀门，不要试图寻找泄漏源。
2. 切勿点火，迅速熄灭一切火种，如香烟、蜡烛。严禁开、关电器用具，包括电灯、换气扇、门铃。
3. 立即打开门窗通风。
4. 让现场所有人员转移到没有燃气异味的安全场所，给燃气公司服务部门打电话报修。
5. 待修理妥当、气味散尽后再回到屋内。

注意事项

- 绝不可用火柴或打火机点火的方法寻找燃气器具或管线的漏气处。
- 不要进入燃气异味浓烈的房间，以免燃气中毒。
- 不要自行维修燃气器具，遇到问题一定要打电话给燃气公司上门检查和维修。
- 记住家中燃气总阀门的位置，学会怎样关闭。如果阀门太紧，不要强行转动，应找燃气公司派人来处理。

被困电梯

电梯是用来运载的工具，在现代社会的使用频率非常高，由于其依靠电力驱动，而且需要升至高处，一旦出现故障，很有可能发生危险事故。被困在电梯中的时候，知道一些正确的应对方法，将十分有益。

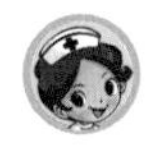

【急救方法】

1 当发现电梯不正常时（如急速降落），快速把每一层的按键都按下。

2 如果电梯速度不正常，如突然加速或者失去控制，应抓住电梯内的把手，或背贴不靠门的内墙，两腿微微弯曲（女士要将高跟鞋脱掉），上身向前倾斜，以应对可能受到的冲击。

3 保持镇定，立即用电梯内的警铃、对讲机或电话与管理人员联系，等外部人员救援。如果报警无效，可以大声呼叫或间歇性地拍打电梯门。

4 电梯进水时，应将电梯开到顶层，并通知维修人员。

5 如果乘梯途中发生火灾，应将电梯在就近的楼层停梯，并迅速利用楼梯逃生。

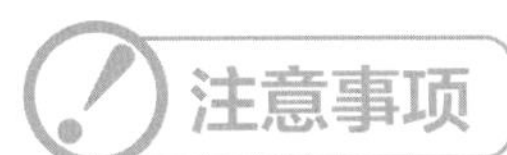

注意事项

- 电梯停运时，不要强行扒开电梯门爬出，以防电梯突然开动，造成更大的危险。
- 发生地震、火灾、水灾等紧急情况时，严禁使用电梯逃生，应改用消防通道或楼梯。
- 遇上电梯失控，如溜车、上冲、上下震荡，千万不要过于害怕，这时首先要防止碰伤，抓牢护栏或贴紧墙壁。

高空坠落

现代社会中，在高楼生活和工作的人很多，如果不慎从高空坠落，因受重力和冲击力的影响，人体的器官组织会受到不同程度的直接或间接损伤。此外，伤者还会出现昏迷、呼吸困难、面色苍白等情况，严重者当场死亡。

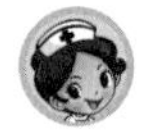

【不同身体部位损伤的表现】

1 坠落时足或臀部先着地：外力沿脊柱传导到颅脑，导致颅脑损伤。

2 坠落时仰面：背或腰部受冲击，可引起腰椎前纵韧带撕裂、脊柱裂开或椎弓根骨折，易引起脊髓损伤。

3 坠落时腹面朝下：可导致胸、腹腔内脏组织器官发生广泛的损伤。

4 坠落时后脑勺着地：易导致脑干损伤，出现较重的意识障碍、对光反应消失，可有严重并发症。

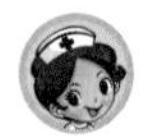

【急救方法】

1 抢救者立即拨打“120”急救电话，告知救援人员伤者的伤情和事发地点。

2 如果事发地点较危险，还有发生意外的可能，抢救者要在保障自身安全的前提下，立即将伤者移出危险地带。尽量平抬，避免二次伤害。

3 去掉伤者身上的钥匙、腰带及口袋中的硬物，松开衣扣。

4 检查伤者口腔、鼻腔内是否有异物，包括假牙，并及时去除，保持气道畅通。

5 检查伤者的呼吸、脉搏，如果停止，立即进行心肺复苏。

6 用正确的方法为伤者处理外伤。**（外伤处理法可参见本书第二章第四节）**

7 如果是自己发生高空坠落，要尽量不断去抓住身边的物体，以逐步减少冲击力，着地时尽量用四肢保护内脏，并避免头部着地，尽量用身体两侧着地。

注意事项

- 如果有条件，在处理完外伤后，可给伤者进行静脉补液、补血，然后送往医院。
- 检查伤者衣物时，如发现心脏病药、降压药、胰岛素等药品，要留存样本，并及时告知前来救援的医护人员，以便其了解伤者身体状况，实施进一步的救治。

地震

地震是地球上破坏力最大的灾难之一，严重的地震瞬间可以使城市化为废墟，导致几十万人的伤亡。迄今为止，人类尚无法准确地预测地震，但近些年来各地区地震频发，因此每个人都有必要学习在地震中自救和救人的相关常识。

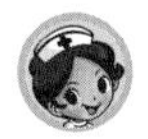

【逃生及急救方法】

1. 通常来说，一次地震的持续时间不超过1分钟，最初的10～15秒（平均12秒）是逃生时间。

2. 一般来说，12秒之内很难逃到安全地带，此时需克服恐惧，就地自蔽，切勿贪恋任何财物。

3. 蹲下或坐下，尽量蜷曲身体，降低重心；抓住桌腿等牢固的物体；重点保护头颈、眼睛、口鼻。

4. 不要点明火，甚至不能打手机，因为空气中可能有易燃易爆气体。

5. 千万不要躲在阳台、外墙，更不能靠近楼梯、电梯，这些地方最危险。

6. 应选择易于形成三角空间、开间小、有支撑的地方，如墙角、家具旁边。

7. 如果地震发生时在厨房、过道或贮藏室，应快速关闭电源和煤气阀门，然后躲在墙角。

8. 如果在私家车内，应抓牢扶手，降低重心，蹲在座位附近，等地震过后再下车。

9. 被困时，设法保持呼吸道通畅，尽可能用毛巾、衣服捂住口鼻，防止烟尘造成窒息。

10. 若无力自救脱险时，尽量减少体力消耗，等待救援，大声呼喊不如用砖石有节奏地敲击水管、暖气管或坚实的墙壁，敲击时不宜用力太大，以防引起塌方。

注意事项

- 首先确保自身安全，听从专业救援人员的指导。
- 先救近，后救远；先救易，后救难；先挖掘，后救治；先救命，后治伤。

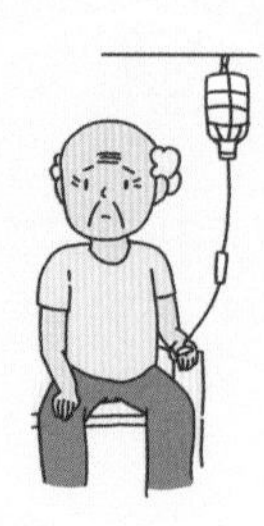

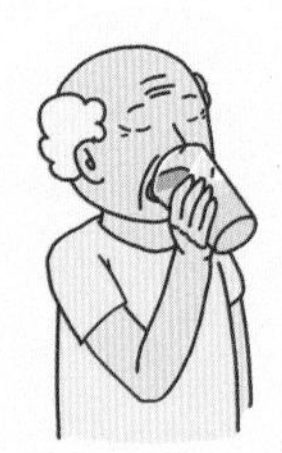

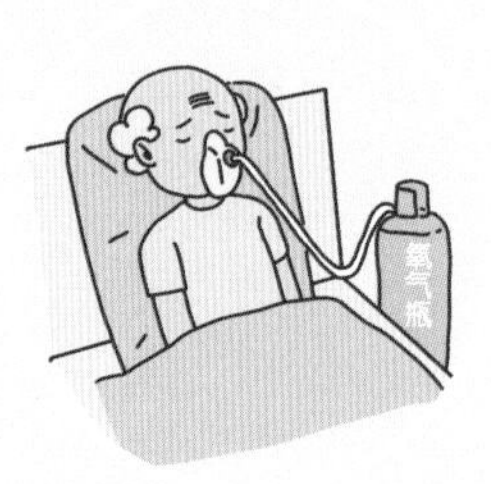
氧气瓶

Part 6

特殊人群的家庭急救

在家庭成员中，孕产妇、儿童、老年人总是需要多一些关爱和照顾，他们一旦出现急症或意外，也往往更加令人担心。比如，孕妇发生意外流产、儿童突发高热惊厥、老年人不明原因地跌倒等等。遇到诸如此类的情况，家人自然成为“第一救助者”，保持冷静，采取正确的救治措施，是保障家人健康、家庭幸福的关键。

意外流产

妊娠不足 28 周，胎儿体重小于 1000 克，而自然终止者，称为意外流产。发生在孕 12 周以前称早期流产，12 周以后称晚期流产。意外流产给女性带来的伤害很大，务必及时正确地处理。

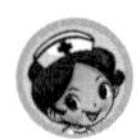

【病情判断】

1 先兆流产：阴道少量出血，色鲜红或褐色，伴轻度下腹痛或腰酸下坠感，宫颈口未开。

2 难免流产：阴道流血量增多，阵发性腹痛加剧，宫颈口大开，羊水流出，可见胚胎组织。

3 不全流产：妊娠物部分已排出体外，尚有部分留在子宫内，子宫收缩差，阴道流血多且持续不止，阵发性腹痛。

4 完全流产：全部妊娠物已自宫腔内排出，阴道流血逐渐减少，腹痛感明显减轻。

5 过期流产：又叫稽留流产，指胚胎或胎儿在宫内死亡2个月以上尚未排出，阴道流血可有可无，可多可少。

6 习惯性流产：连续 3 次或以上流产。

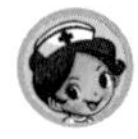

【急救方法】

1 让孕妇躺在床上休息，注意对其进行心理安慰。

2 拨打“120”急救电话，向医生说明孕妇的症状，询问医生在等待救护车期间应如何处理。

3 收集阴道排出物，用容器装起来供医生检查。

4 如果阴道大量出血，腹部剧痛，并有块状物排出，出血不止，可能为不完全流产，有条件的话可选服缩宫剂，保留块状物并立即送医院处理，以防大出血引起休克，危及生命。

注意事项

- 意外流产容易导致女性出现多种子宫并发症，一定要去正规医院进行详细的检查和治疗，切勿掉以轻心。
- 流产发生后，孕妇要多休息，避免负重、避免远游、尽量少乘坐交通工具。

早产

早产是指妊娠满28周至不足37周间分娩者，此时娩出的新生儿称早产儿，体重1000～2499克。国内早产占分娩总数的5%～15%。早产的原因有多种，而且根据早期、中期、晚期等时间段的不同，原因会各异。

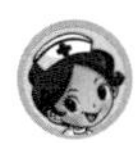

【病情判断】

1 孕妇感到腹部阵痛。痛感由后腰部开始蔓延至下腹部，初期为每30分钟痛1次，随后间歇时间缩短、越来越频繁，痛感也逐渐加剧。

2 阴道流出清亮的羊水，这是由胎膜破裂所导致的。

3 阴道可能渗出少量鲜血。

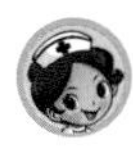

【急救方法】

1 家人应立即拨打“120”急救电话，如果离医院较近，赶紧送孕妇去医院救治。

2 来不及去医院，可让产妇平卧在干净的卧具上，采取胸式浅呼吸，以减轻阵痛。

3 当胎儿的头、肩部露出时，用双手轻轻托住，使其慢慢分娩出。

4 胎儿落地一定啼哭，如不啼哭，多因嘴里有羊水，应当吸出。

5 待脐带不搏动时，在距婴儿腹部数厘米处用消毒线结扎，最好等医生来切断脐带。

6 如果婴儿没有呼吸，应做口对口的人工呼吸。

注意事项

- 处理时要做到无菌操作。为防止新生儿得破伤风，仍需要立即请医生注射破伤风抗毒素。
- 脐带结扎时，应用消毒过的线在脐带靠近婴儿肚脐的根部先绕一圈扎紧，打两个死扣，再绕一圈再打死结。还要在靠近母亲这边距第一道结扎线3厘米多的地方，再用线结扎一道，打好死扣。在两道结扎结的中间把脐带切断，并用消毒布包扎脐带断头。
- 胎盘多在15～30分钟内娩出，若长时间仍未娩出，应引起注意，及时就医。
- 分娩结束后，一定要将孕妇和婴儿送去医院进行检查。

妊娠高血压综合征

妊娠高血压综合征，简称妊高征，是妊娠期特有的疾病。患者在妊娠20周以后，出现高血压、蛋白尿、浮肿等症状，严重时出现抽搐、昏迷、心肺肝肾功能衰竭，甚至有可能发生母婴死亡的意外。

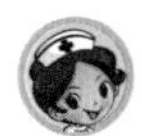

【病情判断】

1 轻度妊高征：血压大于等于140/90毫米汞柱（1毫米汞柱≈0.133千帕），或较基础血压升高30/15毫米汞柱，可伴有轻微蛋白尿及水肿。

2 中度妊高征：血压超过轻度妊高征，范围小于等于160/110毫米汞柱，尿蛋白（+），可伴有水肿，患者无自觉症状。

3 重度妊高征：

①先兆子痫：血压大于等于160/110毫米汞柱，蛋白尿（++），24小时尿蛋白量超过5克，可有水肿，并出现头痛、眼花、胸闷等症状。

②子痫：在先兆子痫的基础上发生全身突然抽搐、昏迷，发作时眼球固定、瞳孔散大，全身肌肉强直，牙关紧闭，口吐白沫，呼吸暂停，面色青紫，0.5～2分钟后全身肌肉强烈抽动，继而昏迷。

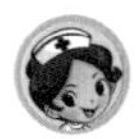

【急救方法】

1 轻度妊高征时，让孕妇左侧卧位休息，饮食宜选富含蛋白质、易消化的食物，补充钙、铁，不必限盐。

2 中度以上妊高征应紧急住院治疗，防止子痫及并发症发生。

3 如有条件，对头痛、眼花、视力模糊等先兆子痫的孕妇，可给予镇静药物，并用硫酸镁解痉，低分子右旋糖酐扩容，肼苯哒嗪降压。全身水肿、肾功能不全、尿少时用利尿剂。

4 孕妇发生抽搐时用筷子缠以纱布放置在上下臼齿间，尽快送医院救治。

注意事项

- 妊高征严重者，须听从医生的建议，适时终止妊娠，以免危及生命。

产后出血

胎儿娩出后24小时内出血量超过500毫升者，称为产后出血，多发生于产后2小时内。晚期产后出血是指分娩24小时以后，在产褥期内发生的子宫大量出血，多见于产后1～2周。产后出血是导致孕产妇死亡的四大原因之一。

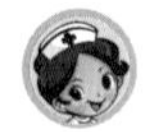

【病情判断】

1 胎儿娩出或胎盘娩出后阴道出血，可为短期内大出血，亦可长时间持续少量出血，或阴道出血不多但子宫底增高，宫腔内积血。

2 产妇自觉头晕、心慌、恶心，继而出冷汗、口渴、打哈欠、面色苍白、呼吸短促、烦躁不安、脉细弱、血压下降，出现休克早期症状。

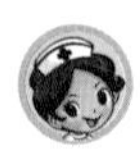

【急救方法】

1 胎盘娩出前出血量多，要尽快剥离出胎盘。

2 胎盘娩出后出血量多，检查子宫颈、阴道壁是否有损伤。

3 按摩子宫底，刺激子宫收缩，或者按摩、针刺合谷穴、三阴交穴、足三里穴。

4 如出血不止，可用右手拇指、食指及虎口于产妇耻骨联合上方压迫子宫动脉，辅助止血，或于子宫底上方用手压向后腹壁，压迫主动脉止血。如有条件可使用缩宫剂。

5 休克症状出现时，立即给予休克急救措施（**参见本书P096**），并迅速送往医院救治。

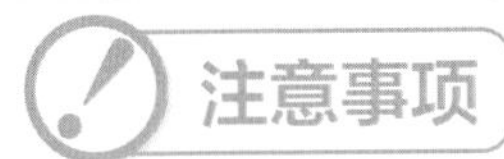

- 造成产后出血的原因比较多，包括产妇子宫收缩不良、前置胎盘或胎盘剥离后有部分胎盘组织残留在子宫、产道裂伤未缝合完全等等。
- 为防止分娩12小时以后的出血情况，产后应在产房内由助产士观察2小时，2小时后如无异常才能回到母婴同室休息。

急性乳腺炎

急性乳腺炎是乳腺的急性化脓性感染，是乳腺管内和周围结缔组织炎症，患者多是产后哺乳的女性，尤以初产妇更为多见，哺乳期的任何时间均可发生，但以产后 3 ~ 4 周最为常见，故又称产褥期乳腺炎。

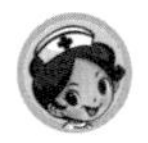

【病情判断】

1 患者感觉乳房疼痛，局部皮肤出现红点或红线。

2 随着炎症的发展，患者可有寒战、高热、脉搏加快等症状，患侧淋巴结肿大、压痛。

3 局部表现可有个体差异，一般起初呈蜂窝组织炎样表现，数天后可形成脓肿。脓肿向外溃破，深部脓肿还可穿至乳房与胸肌间的疏松组织中，形成乳房后脓肿。感染严重者，可并发脓毒症。

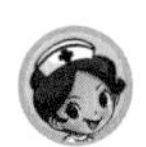

【急救方法】

1 患侧乳房要暂停哺乳，用手掌侧面按摩乳房，由乳房外周顺乳管向着乳头方向轻轻按摩。

2 用吸奶器尽量吸出淤积的乳汁，用乳罩托起乳房可减轻疼痛。

3 早期可冷敷乳腺消肿止痛，稍后可用浓度为 25% 的硫酸镁湿热敷，以促进炎症消退。

4 外敷鱼石脂软膏或用中药如仙人掌汁、捣烂的鲜蒲公英敷贴可减轻肿胀，并起到消炎、止痛的作用。

5 及时去医院诊断治疗。

注意事项

- 初产妇哺乳无经验，乳汁多，婴儿往往不能把乳汁吸尽，致使有多余的乳汁淤积在乳腺小叶中，有利于细菌生长繁殖，因此尽量用吸奶器吸出淤积的乳汁。
- 如有乳头破损要停止哺乳，用吸奶器吸出乳汁，在伤口愈合后再行哺乳。

倒经

月经期，在子宫以外部位如鼻黏膜、胃、肠、肺、乳腺等部位发生出血，称为倒经，亦称“代偿性月经”“周期性子宫外出血”。倒经多见于青春期女性，反复发作不愈，往往会导致月经周期紊乱，严重者会引起贫血症而影响身体健康。

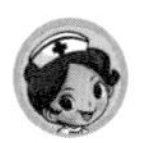

【病情判断】

1 月经量少，甚至无月经。

2 除阴道流血外，鼻子或口腔也会流少量的血，有些人还可出现外耳道流血、眼结膜出血、吐血、便血等，持续天数不等，多发于月经来潮前1～2天或行经期间，且像月经来潮似的具有周期性。

3 常伴有全身不适、精神不畅、烦躁不安、下腹部胀痛等症状。

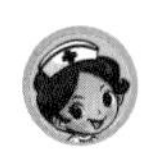

【急救方法】

1 患者出现鼻出血或吐血时，可让患者坐在椅子上，头向后仰。

2 用冷毛巾敷于前额和鼻梁骨上。

3 用手指分别按压鼻翼两侧的迎香穴，可起到止血的功效。

4 服用中西药调理止血。

5 积极治疗的同时还要改善生活规律，使月经恢复正常。

注意事项

- 患者平时饮食宜清淡，不宜食用辛辣刺激及煎烤的食物，以免伤阴津，引血妄行。

小儿高热惊厥

高热惊厥是儿科的一种常见病，根据统计，3% ~ 4%的儿童至少发生过一次高热惊厥。小儿高热惊厥的发生是由于大脑发育不完善，对刺激的分析鉴别能力差，较弱的刺激就可使大脑运动神经元异常放电，引起惊厥。

【病情判断】

1 高热，体温急遽上升，在38℃以上，常见在39 ~ 40℃。

2 一般在开始发热后24小时内出现抽搐现象，但亦有在抽搐后才被发现有发热的。

3 抽搐常在高热急遽上升时出现，但也可在退热时出现，通常有以下表现：突然尖叫、失去意识；眼球上翻、凝视或斜视；口唇青紫，口吐白沫，牙关紧闭；面部及手脚不停地抽动，或是突然全身松软无力；严重者大小便失禁。

4 痉挛时间可从数十秒到数十分钟，大多少于10分钟。发作过后患儿一般精神状态良好，少数患儿有嗜睡表现。

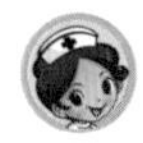

【急救方法】

1 立即将患儿平卧在通风凉爽处，脱去厚衣物，解开衣扣、腰带，头侧向一边，清理口腔异物，保持气道通畅。有条件者可吸氧。

2 可用物理方法降温，如用冷毛巾敷在患儿前额、腋下、肘窝、腹股沟处，或用30% ~ 50%酒精擦拭腋下、后背及四肢内侧。

3 用手指掐按人中穴、印堂穴、合谷穴、内关穴。

4 呼吸停止时应立即进行口对口人工呼吸，并拨打“120”急救电话。

注意事项

- 小儿高热惊厥发病多在6个月 ~ 5岁之间，1 ~ 2岁以上儿童较多见。
- 儿童如发生急性感染疾病，如急性扁桃体炎、中耳炎、上呼吸道感染、肺炎、消化道感染等疾病时，要多加留意，有可能突然发生高热惊厥。
- 即使惊厥很快停止，也应立即将患儿送往医院进行全面检查。

儿童过度换气综合征

儿童过度换气综合征是急性焦虑引起的生理、心理反应，发作时患者会感到心跳加速、心悸、出汗、因为感觉不到呼吸而加快呼吸，导致二氧化碳不断被排出而浓度过低，引起次发性的呼吸性碱中毒等症状。

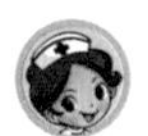

【病情判断】

1 患儿发病前有精神创伤史，或精神紧张，过度劳累。

2 发病时呼吸加深加快，患者自觉呼吸费力。

3 有胸闷、压迫感或窒息感，可有胸痛、心悸、心动过速等。

4 四肢末端及颜面麻木，手足抽搐，肌肉痉挛甚至强直，也可有头痛、头晕、意识障碍。

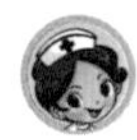

【急救方法】

1 让患儿离开令其感到压力的情境，如争吵的现场，转移到通风、有阳光或让人心情平静的地方。

2 安慰患儿，告诉他已经离开刚刚的情境了，现在很安全，减轻其精神负担，消除恐惧心理。

3 帮助患儿减慢呼吸频率，如采用“7-11呼吸法则”，即吸气7秒，呼气11秒。

4 对于焦虑症状较明显的患儿，可适当使用镇静剂。

5 如果5 ~ 10分钟之后，情况仍没有好转，需送往医院诊断是否患有其他内科疾病。

注意事项

- 二氧化碳排出体外的速度过快，会让血液变成碱性，出现抽筋、麻木等不适症状。
- 将患儿送往医院之后，要告知医生、护士有无药物过敏史，有无心脏病、发热、感染、气喘等慢性病，以及一个月内有无全身麻醉、骨折、长期飞行等经历。
- 如果患儿本身有恐慌症，或是多次发生过度换气综合征，建议及早到精神科治疗。

老人低温烫伤

低温烫伤是指虽然基础温度不高，但皮肤长时间接触高于体温的低热物体而造成的烫伤。当皮肤接触近60℃的温度持续5分钟以上时，就有可能造成低温烫伤。老年人皮肤功能退化、感觉迟钝、行动不灵活，使用热水袋时极易发生低温烫伤。

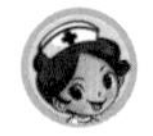

【伤情判断】

1 低温烫伤常发生在人体下肢。由于是低温热源的持续作用，损伤不仅限于皮肤浅层，会逐渐发展为真皮深层及皮下各层组织烫伤。

2 低温烫伤和高温引起的烫伤不同，创面疼痛感不十分明显，仅在皮肤上出现红肿、水疱、脱皮或者发白的现象，面积也不大。烫伤皮肤表面看上去烫伤不太严重，但创面深，严重者甚至会造成深部组织坏死，如果处理不当，严重者会发生溃烂，长时间都无法愈合。

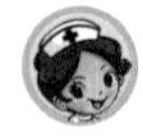

【急救方法】

1 立即用凉水对着烫伤处冲5～10分钟，或者用凉毛巾、冰袋进行冷敷。

2 不要用酱油或牙膏涂抹烫伤处，这样容易引起烫伤处感染。

3 及时就医诊治。低温烫伤的严重程度难以用肉眼辨别，严重者无法通过局部换药治愈，有可能需要手术切除坏死组织，应尽早寻求专业治疗，以免延误病情。

4 在使用热水袋取暖时，水温不易过高，热水袋外面最好用布包裹隔热，或放于两层毯子中间，使热水袋不直接接触使用者的皮肤。

5 如果用电热毯，温度不要设得过高，也不要整夜使用，更不要长时间地贴近暖气片等取暖设备。

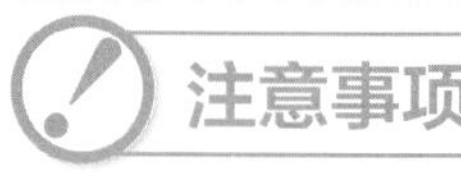

- 低温烫伤的人，一般是晚上睡觉不易苏醒的人和感觉迟钝的人，以致发生烫伤还不自觉，不少烫伤到了很严重的程度才被发现。
- 患有糖尿病、脉管炎或中风后遗症，长期卧床的老人需特别注意，不要长时间接触温度超过体温的物品。

老人跌倒

跌倒是我国伤害死亡的第四位原因，而在65岁以上的老年人中则为首位。老年人跌倒死亡率随着年龄的增长而急剧上升。除了导致老年人死亡外，跌倒还导致大量残疾，并且会给老年人带来恐惧心理，降低其活动能力。

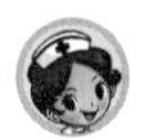

【病情判断】

1 有些疾病会导致老人突然跌倒，如心脏病、高血压、低血糖等发作，尤其出现头晕、晕厥等情况，就会跌倒，同时还可能发生各部位的跌伤。

2 一些非疾病的原因，如走路绊倒、被撞倒，以及由于紧张、惊吓而诱发心脏病、高血压急症也有可能导致老人跌倒。

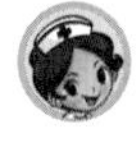

【急救方法】

1 判断意识前，不要轻易移动患者。轻拍老人双肩，分别在双侧耳旁大声呼喊，如老人无任何反应，应用5～10秒观察胸部是否有起伏，以判断呼吸是否存在。

2 如果老人意识丧失，但呼吸存在，应将其摆放成稳定侧卧位，检查口腔中是否有呕吐物，用手指清理干净。并拨打“120”急救电话。

3 如果老人意识丧失，呼吸也停止或呈喘息样呼吸，应立即做心肺复苏术，并叫人拨打“120”急救电话。

4 如果老人意识清楚，应询问其跌倒的情况。首先应怀疑是否为“急性脑血管病”，询问相关症状，其次可询问有无头晕、心慌、胸痛等。

5 不要给老人喂水、喂饭、喂药等，以防止窒息。

6 检查有无局部外伤，及时采取止血、包扎、固定等措施。

7 如因车祸、高处坠落等外界暴力原因，导致老人颈部、背部、腰部剧烈疼痛，应考虑有脊柱损伤的可能，此时禁止搬动老人，以免加重损伤，立即拨打“120”急救电话说明情况，请专业急救医生处理。

附录 1：家庭急救的误区

1. 心肺复苏术，做错也比不做强

遇到心脏骤停的病人，有些人担心自己没有经验，或顾忌压断肋骨，而不敢做胸外心脏按压。关于这一点，只需记住“不按压肯定死，按压就有可能活”，切勿放弃对生命的抢救。最好能用正确的方法操作，但是做错也比不做强。

2. 抢救溺水者不要控水

有些人可能从电视里看过对溺水者进行控水的画面，但在现实急救中，控水完全是多余的操作，一方面延迟进行心肺复苏的时间，另一方面可能造成胃内容物反流、甚至误吸。正切地操作是：判断病人的意识，打开气道，如无呼吸即刻进行人工呼吸和胸外按压。

3. 硝酸甘油不可滥用

硝酸甘油是缓解心绞痛的首选药物，但不可滥用。如果发生胸痛时，收缩压（高压）低于 100 毫米汞柱，则不能服用硝酸甘油，以免使血压进一步下降，加重心肌缺血。急性心肌梗死往往伴有低血压，甚至休克，含服硝酸甘油是有危险性的。

4. 发生急性腹痛，确诊前勿用止痛药

急性腹痛可提示很多身体脏器的问题，不排除是某些大病的征兆，在医生进行确诊之前，切勿乱服止痛药，以免掩盖真实病情，造成误诊、漏诊，延误抢救甚至危及生命。

5. 被猫、狗咬伤后，不要心存侥幸

被猫、狗咬伤后，虽然发生狂犬病的概率很低，但是一旦发病，死亡率则是 100%，因此切勿存在侥幸心理，及时到医院进行处理，按要求注射疫苗。

6. 被毒蛇咬伤，不要用手挤压伤口

毒蛇咬伤后不要用手挤压伤口，若手法不当，反而会促进毒素的扩散，更不能用嘴吸，因为吸出量会很少，而且可能加重损伤，或造成抢救者自己中毒。

7. 这些“第一反应”不能信

有人跌倒后，不要贸然扶起，应检查确认后，采用相应的方法处理；气道被异物卡住时，千万不要让病人直立拍背，以免异物卡入更深；鼻出血不要向后仰头，以免血液误入气道或食管；眼内进异物，可以用清水冲洗，但不能用手揉眼；扭伤或挫伤应冷敷，切不可热敷、按摩；内脏脱出不能还纳，否则会增加感染的机会；切勿给任何原因导致的昏迷病人喂药、喂水，以防窒息。

8. 这些“土方法”不能用

烧烫伤应先用冷水持续冲洗，然后送往医院，切忌涂抹牙膏、黄酱、酱油、草木灰等，以免使创面感染，增加救治的难度；鱼刺卡喉时，切不可吞咽馒头、米饭等食物，也不可喝醋；不可给煤气中毒的病人灌醋、酸菜汤，这样既不能解毒，还有可能发生窒息。

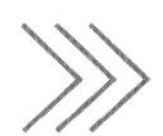

附录 2：哪些情况必须拨打“120”

1. 胸痛：多见于急性心肌梗死，也可见于肺梗死、主动脉夹层动脉瘤、张力性气胸，这些都是最凶险的急症，可迅速危及生命。

2. 呼吸困难：呼吸困难往往出现于很危及的病症，如急性左心衰、重症哮喘、气胸等。

3. 心慌：指突然心率增快到120次/分钟，可导致头晕、晕厥、胸痛、血压下降，甚至休克，也可能是猝死的危险信号。

4. 血压急剧增高或急剧降低：血压突然增高，可能会导致急性脑血管病、急性左心衰等；血压急剧下降，则应考虑发生了休克。

5. 高血压病人突然头痛：高血压病人突然剧烈头痛，并出现呕吐，可能是急性脑血管病的前兆，或已经发生急性脑血管病，情况十分危急。

6. 肢体瘫痪：一侧肢体、一个肢体、双下肢或四肢瘫痪，都可提示发生了急性脑血管病，或神经系统的严重疾病。

7. 昏迷：也就是“叫不醒了”，可见于心脏骤停、急性脑血管病、颅脑损伤、低血糖症、各种急性中毒等。

8. 抽搐：可见于癫痫大发作、癔病、小儿高热惊厥等，也可见于心脏骤停发生的瞬间。

9. 急性腹痛：可见于急性胰腺炎、急性阑尾炎、消化道穿孔、肠梗阻、宫外孕破裂、急性心肌梗死等，都需要及时入院治疗，其中有些可迅速危及生命。

10. 出血：包括外伤出血、呕血、咯血、便血、尿血等。

11. 突然排尿困难：突然少尿、无尿或排尿困难，可能是泌尿系统出现问题，也见于休克。

12. 有人服毒：如发现有人服用过清洁剂、洗涤剂、杀虫剂、安眠药等，千万不要等到出现症状再打急救电话，以免延误抢救。

13. 触电、溺水、自缢、割腕等。

14. 其他发病突然、症状明显、痛苦较大的急症或严重意外伤害。

附录 3：儿童家庭意外伤害的危险因素

1. 有儿童的家庭，室内地面最好铺木地板，如果是水泥地面，最好铺上地毯；卫生间、厨房的地面应铺防滑材料。儿童的头部摔在水泥地面和木地板上，结果是不一样的。

2. 房门的设计应向外开（即开门动作为“拉”而不是“推”），以免突然推门时，将站在门后的儿童推倒或撞伤。房门不要安装弹簧合页，也不要装玻璃门。

3. 家具应选择圆角的，或者套上柔软的护套。不买折叠椅，因为它很容易造成儿童摔伤或夹伤。婴幼儿的床不宜太高，而且床周围必须安装较高的护栏。

4. 窗户、阳台、楼梯处均应安装竖向护栏，高度应高于120厘米，栏间距离不大于10厘米。桌椅不要摆放在护栏附近，以免儿童爬上桌椅，意外坠楼。

5. 剪刀等锐器以及药品、洗涤用品、清洁用品应放在儿童拿不到的地方，最好是高处，放在抽屉中也可能被儿童翻到。家庭饮水、进餐不要选择玻璃、陶瓷制品，以免打碎时造成扎伤、割伤。

6. 桌面不要铺桌布，以免儿童将其扯下，桌上的物品坠落，导致砸伤、烫伤等。浴缸、浴盆、水桶不用时要把里面的水倒空，以免发生溺水意外。

7. 电源插座、开关的位置应在160厘米以上，避免儿童接触；电线不得暴露在外面；电风扇、电热器等应安装防护罩。

8. 家中不要种植有毒的、带刺的植物，以免儿童误食或刺伤。不要摆放玻璃鱼缸，更不要养性情凶猛、有危险性的宠物。

9. 不要给儿童玩或食用过小的，或带尖、带刺、带骨、带核的物品、食品，如玻璃球、纽扣、别针、硬币、花生、瓜子、黄豆、杨梅、荔枝等，以免造成气道、鼻腔、外耳道异物阻塞。

10. 收好家中所有的塑料带，最好放在一起，并放在儿童拿不到的地方，以免孩子套在头上取不下来，造成窒息。

11. 洗澡前，先放凉水、后放热水，澡盆或浴缸周围不要放热水瓶、热水壶。成人饮用热饮时，千万不要将儿童抱在怀中，以免孩子突然伸手抓翻热水杯，造成烫伤。

12. 儿童不要坐在私家车前排；开关汽车电动窗时要注意看着，防止卡住、夹伤儿童。此外，任何时候都不可把孩子单独留在车内。